치질왕
신종석

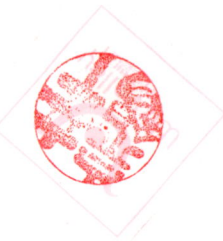

치질왕 신종석

신종석 지음 / 손현수 그림

2004년 12월 24일 1판 1쇄 펴냄

펴낸이 반경희
기 획 김희철
편집&북디자인 성진우 · 배정영
마케팅 김병훈

펴낸곳 위즈밸리
등록번호 제22-2360호
등록일자 2003년 6월 19일
주소 서울특별시 서초구 양재2동 379-1
전화 02-575-9669 / 팩스 02-573-2240
홈페이지 www.wizvalley.com
전자우편 webmaster@wizvalley.com

ⓒ 2004 신종석 · 손현수
이 책에 실린 모든 글과 그림의 저작권은 저자에게 있습니다.
저자의 서면 허락 없이는 내용의 일부 혹은 전부를 사용할 수 없습니다.

ISBN 89-956047-0-0 07510
값 10,000원

치질왕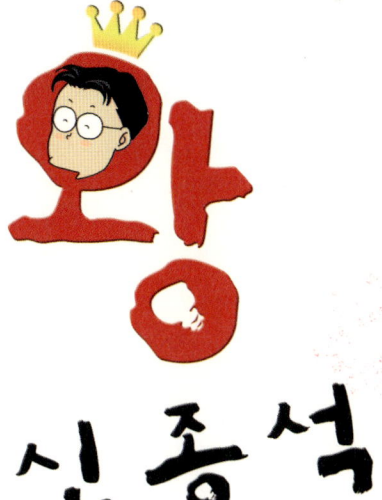

신종석 지음 · 손현수 그림

신종석

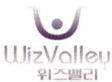
위즈밸리

머리말

시간이란 참 빨리도 지나가네요…….

11년 전, 그러니까 1994년에 『치질·치루, 이렇게 완치된다』라는 책을 펴냈습니다. 몇 년을 준비한 책이 출판되어 받아봤을 때 얼마나 감동이 되던지, 그리고 그 서문을 읽으면서 몇 번이나 눈물을 글썽거렸는지 모릅니다.
제목을 정할 때에도 상당히 고민을 많이 했고, 서문은 또 얼마나 쓰고 지우기를 반복했었는지…….

이제 새 책의 출간을 앞두고 서문을 쓰다 보니 그때 생각이 많이 납니다.

촌놈이 서울 올라와서 성공해보려고 참 노력도 많이 했지요. 풍채 좋은 전형적인 한의사의 모습이 아니기에 무시도 많이 당했고, 한의사가 치질 수술을 한다는 말에 다들 고개를 살래살래 흔들던 시절이었습니다.
그래서 환자분들께 한방 수술에 대한 믿음을 주기 위해서 책을 쓰기 시작했었고, 책이 나온 후에 환자가 몰려드는 꿈도 수도 없이 꾸었습니다. 당시 28살의 어린 나이에 어떻게 그런 생각을 했었는지, 지금 생각해봐도 신기할 때가 많습니다.

지금 생각해보면 웃음이 나오는 일도 많았지만, 그때는 정말 절박한 심정으로 책을 썼습니다. 이제는 환자분들께 확실한 믿음도 드리게 되었고, 5만부 이상 판매된 치질 책은 제 책이 유일하다고 하더군요.

성공의 기준은 사람마다 다르겠지만, 저는 제가 성공했다고 자부합니다.

또한 저는 인생에 운이 세 번 찾아온다는 말을 믿지 않습니다. 운은 노력하는 사람에게는 매 년 찾아오는 것 같이 느껴져서 말입니다.

제가 성공에 대한 확신을 가진 것은 오직 한가지, 제가 배운 의술에 대한 믿음뿐이었습니다.

치질로 고생하던 재수시절, 무면허 의사인 스승님께 수술을 받고 완치된 후 제 인생의 목표를 정하고 정진하기 시작했습니다. 그때 그런 결정을 할 수 없었다면 오늘의 저는 존재할 수 없었을 것입니다.

치질 환자로서 아파보았기 때문에 동병상련의 자세로 환자들에게 임했고, 스승님으로부터 수천 년 동안 비전되어온 의술을 전수받음으로 인해서 오늘에 이른 것입니다.

스승님과는 전생에 큰 인연이 있었던 것 같습니다.

서울이며 대구며 전국의 유명한 양방 병원들을 찾아다니셨지만 고치지 못했던 아버님의 치루를 스승님께서는 한 달 안에 못 고치면 환불한다는 장담 하에 완치시켜주셨고, 나중에는 아버님을 따라간 제 치질까지 고쳐주셨습니다.

처음 스승님께 찾아갔을 때에는 아무런 기구도 없는 가정집에서 무면허로 진료한다는 사실에 믿음을 갖지 못했지만, 결국 다른 병원에서는 고칠 수 없었기에 다시 찾아뵙게 되었지요.

치질 수술을 받을 때 항문에 불이 난 것처럼 느껴지던 엄청난 통증, 수술 후 열흘 동안 고생고생하면서 재진 다니던 일, 수술한 지 보름 후에 항문 밖으로 튀어나온 또다른 치질 때문에 재수술을 받던 일 등이 생각나네요. 기침만 해도 전신이 아파오고, 진통제를 먹어도 아파서 견딜 수가 없는데 왜 그리 시간은 더디게 지나가는지……. 그때는 보름이 15년처럼 느껴지는 것 같았습니다.
하지만 한 달 정도 지나서 완치가 된 후 배변할 때 '하늘을 날아가는 듯한 느낌' 이라는 것을 알게 되었고, 이것만 배우면 성공할 수 있을 것 같은 예감이 머리 속을 스쳐 지나갔습니다.

수술을 받고서야 똥꼬가 얼마나 중요한지도 알게 되었고, 항상 찝찝하고 불편했던 것이 사라지니 몸과 마음이 모두 건강해지는 느낌이 들었습니다.

그래서 당장에 달려가 "저를 제자로 삼아주십시오." 라고 말하자, 너무도 쉽게 "그래라."며 허락해 주시더군요. 스승님도 저를 마음에 들어 하셨던 것 같습니다.

이렇게 몸과 마음을 건강하게 해주시고, 뛰어난 의술을 배울 수 있게 해주신 스승님께 이 자리를 빌어 깊은 감사를 드립니다.

이후 대학에서 한의학을 전공하면서 스승님께는 치질 수술에 대한 모든 것을 배워갔고, 결국 한의사가 되었습니다. 그러나 지금처럼 인정을 받기는 쉽지 않았습니다. 우선 한의사가 수술을 한다는 것 자체가 일반인들에게는 이해가 되지 않는 것 같았습니다.

하지만 알고보면 수술은 한방에서 먼저 시작한 것입니다. 마취도 마찬가지고요.
양방에서 마취는 약 160년 전(1846년) W.모턴이 공개실험에 성공한 에테르 마취가 최초이지만, 한방에서는 지금으로부터 1800년 전 중국 한나라 말기의 화타라는 분이 마비산이라는 마취약을 개발해서 뱃속의 종양을 제거하는 수술이나 위장을 절개했다가 다시 꿰매는 등 그 당시로는 상상도 할 수 없을 만큼의 외과 수술을 성공시켰습니다.

삼국지의 관운장이 독화살을 맞았을 때 뼈를 도려내고 독화살을 빼내신 분이 바로 그 화타선생이십니다.

서양이 발명한 마취약보다 약 1600년이나 먼저 개발한 것이지요.

이렇게 좋은 의술이 후세에 전해지지 않은 것은, 화타선생의 예기치 못한 죽음 때문입니다. 조조가 자신의 시의(侍醫)가 되어줄 것을 청했으나 명예와 벼슬을 추구하지 않은 화타선생은 아내가 아프다는 핑계로 집으로 돌아갔고, 결국 그 사실이 탄로나서 서기 208년에 사형을 당하게 된 것입니다.

양방이나 한방이나 외과 수술이 발전하지 못한 원인은 수술 후 수술 부위에 심한 염증이 생겼을 때 막을 방법이 없었다는 것입니다. 크게 고생하거나, 심지어 죽는 일이 수없이 생겨났지요. 그러던 것이 19세기 후반 파스퇴르와 코호 같은 생리학자들이 병원균이 감염을 일으킨다는 사실을 밝혀낸 이래, 리스터의 무균처리법을 비롯하여 소독과 멸균기술이 발전하게 됨으로써 염증문제 해결의 길이 열렸습니다. 그리고 외과 수술이 해결해야 했던 또 하나의 문제는 출혈이었는데, 이 문제는 란트슈타이너가 ABO식 혈액형을 발견한 후 안전한 수혈이 가능해지면서 해결되었습니다. 이러한 과정을 통해 양방의 외과 수술은 비약적인 발전을 거두었지요.

이것이 한방이 외과 수술에서 양방에 뒤처진 원인이 된 것입니다. 마취술도 빨랐고 수술도 먼저 시작했지만, 한방에는 공동 연구진이 없었다고 할까요?

치질 수술도 수천 년 전부터 한방에서 이루어져 왔으나, 제자에게만 전해지고 널리 퍼지지 않아서 발전하지 않았다고 볼 수 있습니다. 저한테 전해진 것도 어떻게 보면 기적이라고 볼 수 있겠지요.

제가 처음 치질 전문 한의원을 시작했을 때만 해도 다른 양방 병원에서는 수술 후 재발이 심했고, 치루의 수술은 불가능한 경우가 많았습니다. 수술해봐야 재발한다는 말에 치료를 포기하고 방치하다가 심부치루가 되어서 저를 찾아온 환자도 수없이 봤습니다.

지금은 그런 환자를 거의 찾아볼 수 없는 것으로 봐서, 이제는 치질 수술법이 엄청나게 발전했다고 생각됩니다.

제가 1994년 1월달에 책을 펴내고 신문마다 광고를 낸 것이 양방 쪽에 많은 동기를 부여했고, 이것이 치질 수술의 급격한 발전에 계기가 되었다고도 할 수 있을 것입니다.

그때만 해도 치질 전문 병원이 몇 군데 없었습니다. 지금은 수없이 많은 치질 전문 병원이 생겨서 환자유치 전쟁이 벌어졌지만 말입니다.

척추마취를 하지 않고, 수술 후 곧바로 퇴원할 수 있고, 재발이나 후유증이 적고, 수술이 빠르다는 등 많은 장점을 가지고 있지만, 그동안 많은 환자분들을 치료하면서 미안한 마음을 지울 수 없었습니다.
수술 후 호소하는 통증에 대해서 제어할 수 있는 방법, 즉 진통제를 처방하거나 주사할 수 없는 한의사로서의 한계 때문이었습니다.

또한 10년 전만 하더라고 통증에 대해서 잘 참는 환자분이 많았지만, 이제는 수술 후 아프다는 것이 용납되지 않는 시대가 돌아왔습니다.

이점을 느끼면서 저는 한 때 병원을 하기가 싫어지고 저 자신이 한심할 때가 많았습니다만, 양방과 함께 진료를 한다면 이러한 문제를 모두 해결할 수 있다는 생각을 하게 되었습니다.
오천 년 동안 내려온 한방의 장점에 최근 급격한 발전이 이루어진 양방의 기술을 결합할 수 있다면 최고의 의술을 펼칠 수 있을 것이라 생각한 것이죠. 이런 생각이 이렇게 빨리 현실로 나타날 줄은 몰랐지만요.

'소망하거나 추구하지 않고서는 행운도 찾아오지 않는다.'

저는 이 말을 아주 좋아합니다. 한 · 양방 협진에 대해서 생각하고 소망하지 않았더라면 그런 기회는 찾아오지 않았을 것입니다.

예전에 종합병원으로 진료를 갔던 적이 있었습니다. 한방병원 원장이 갑자기 그만두게 되어서 저보고 며칠만 봐달라는 것이었습니다. 저는 그 당시 진료를 며칠 안 할 때라 흔쾌히 승낙하고 3일 동안 무료봉사를 해주게 되었습니다.

그 병원에서의 일정이 모두 끝나고 저에게 고마움을 표하며 나중에 부탁할 일이 있으면 꼭 말해달라고 하시더군요. 그래서 저는 곧바로 "치질전문의이면서 한방에 관심 있는 분이 혹시라도 계시면 저한테 소개 좀 해주십시오." 라고 말씀드렸고, 몇 달 후에 양방의 의술만으로는 치질 수술의 한계를 느낀다며 저를 찾아온 분이 계셨습니다.

그분이 바로 정진호 대장항문 전문의선생님이었습니다.

이분이 찾아와서 한방의 치료술에 대해서 알고싶다고 하시더군요. 그래서 저는 한방결찰술을 시술하고 한방좌욕약으로 좌욕하면 상처가 빨리 낫고 후유증이 없는데, 단지 수술 후 통증문제를 해결하지 못해서 고민이 많다고 털어놨습니다.

정진호원장님은 치질 수술에 있어서 십여 년 동안 연구와 연구를 거듭해서 몸에 해롭고 잘못되면 치명적인 척추마취를 하지 않고 항문에만 주사를 해서 간단히 치질 수술을 할 수 있는 마취법을 개발했다고 하셨습니다.

또한 수술법에 있어서도 획기적이라고 할 수 있는, 치질로 가는 신경과 혈관을 절개하는 수술법을 시술하고 계셨습니다.

하지만 수술 후에 물에 좌욕함으로 인해서 상처부위에 염증이 쉽게 생기고 완치기간이 길어지며, 또한 항생제를 장기간 복용함으로 인해서 설사나 변비 또는 항생제 내성 등이 생기는 여러 가지 문제를 심각하게 여기고 있었습니다.

하지만 이러한 문제들은 한약과 한방좌욕약을 사용함으로써 해결할 수가 있었습니다.

그래서 저와 정진호원장님은 '둘 다 십여 년을 연구하고 완성한 의술인데, 이것을 결합하면 전 세계에 내놓아도 우리를 이길 자가 없을 것이다.' 라는 생각을 하게 되었고, 결국 며칠 후에 한·양방 협진 병원을 시작하기로 결심하게 되었습니다.
그리고 한·양방 협진에 맞게 병원을 바꾸고 2003년 5월 20일 처음으로 한·양방 협진을 시작했습니다.

한·양방 협진으로 보다 나은 의료서비스를 제공할 수 있다는 점이 무엇보다 좋았고, 수술 후 만족하시는 환자분들을 보면서 저도 다시 한번 삶의 보람과 의사로서의 긍지를 가질 수 있게 되었습니다.

그리고 이제는 10년 만에 새 책을 집필하고 있습니다.

새 책을 쓰게 된 가장 큰 이유는 10년 전과 지금의 치료 방법이 많이 달라졌다는 것이며, 예전보다 수술 후 관리법과 주의사항 등에 대해서 상세하게 설명할 필요성을 느꼈기 때문입니다.

또한 예전과는 달리 딱딱한 글을 읽기 싫어하는 경향이 많아졌기 때문에 누구나 부담 없이 읽을 수 있도록 재미있는 만화로 책을 만들었습니다.

만화로 친근하게 다가감으로 인해서 한·양방 협진 수술에 대한 이해를 돕고, 무섭고 아프다고 알려진 치질 수술에 대해서 겁을 먹고 치료시기를 미루면서 고생하시는 환자분들이 안심하고 치료를 받는 데 도움이 되었으면 합니다.

이제 환자가 왕인 시대가 열렸습니다. 고통을 줄이고 만족을 최대한 제공하는 최고의 의술과 시설도 중요하지만, 환자분들을 진심으로 아끼고 정성껏 모신다는 마음가짐이 더욱 중요한 시대 말입니다.

제 책을 읽고서 '아! 이렇게 재미있는 치질책도 있구나.' 하면서 웃으시는 분들이 많았으면 좋겠습니다.

치질 수술뿐만 아니라 인생에 도움이 되는 그런 철학이 담긴 책을 쓸 수 있도록 더욱 더 많이 노력하겠습니다.

2004년 11월
신사동 병원의 원장실에서

신종석

차 례

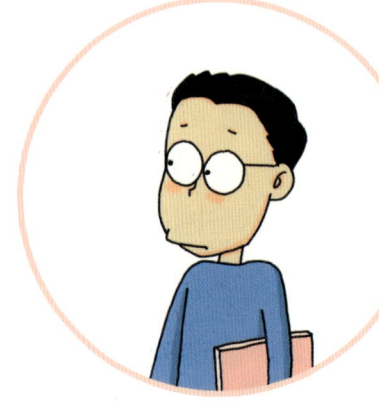

1장 치질 이야기

똥꼬철학 1 · 16
나의 치질 발생 원인 · 17
스승님을 만나다 · 21
치질과 나의 인생 · 28
우리나라의 치질 환자 · 36
치질은 왜 생기는가? · 39
이런 사람들은 조심하자 · 42

2장 치질의 종류

똥꼬철학 2 · 46
치질의 종류 · 48
외치질 1 · 49
외치질 2 · 50
내치질 · 52
탈 항 · 53
단순치루 · 55
심부치루 · 61
항문열 · 64
소아치루 · 66

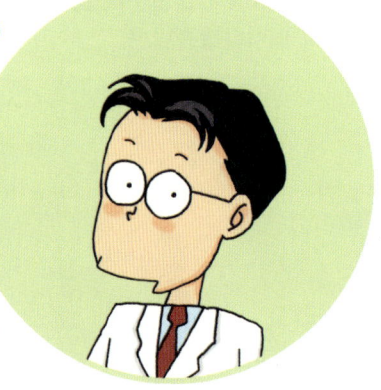

3장 비법전수

똥꼬철학 3 · 70

[치질의 예방과 치료]
치질 예방 십계명 · 71
항문 마사지 · 72
항문이 가려운 경우 · 74
치료약은 없는가 · 75

[변비의 예방과 치료]
변비 예방 십계명 · 76
식이요법 · 77
운동요법 · 78
복부 마사지 · 79
유아의 변비치료 · 80
윤장탕 · 81

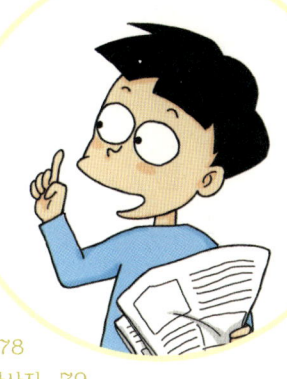

4장 치료 안내문

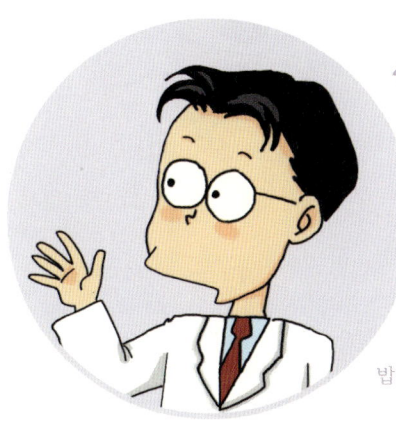

똥꼬철학 4 · 84
치료 안내문 · 85
좌약 넣는 법 · 95
심지 넣는 법 · 96
핫 팩(Hot Pack) · 97
심지를 빼야할 때 1 · 98
심지를 빼야할 때 2 · 99
밥 좀 드시고 오세요 · 100

5장 치질 치료, 음지에서 양지로!

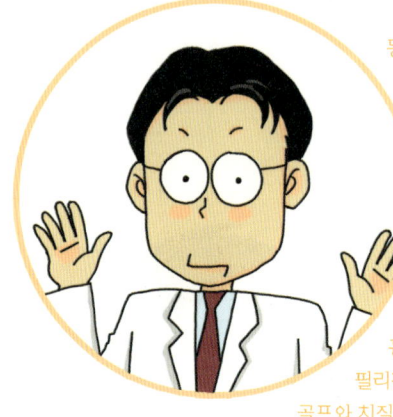

똥꼬철학 5 · 104
가장 비싼 기계 · 105
치질 치료, 음지에서 양지로 사뿐히! · 112
지금은 수술 중 · 114
치료 후 통증이 없는 경우 · 118
치료비 내놔~! · 120
소독약 때문에 생긴 일 · 125
식사를 안 하시는 이유 · 128
신장 결석 · 134
홍보다 딱 걸린 친구 · 138
필리핀에서 왔어요 · 142
골프와 치질 · 147

6장 Q&A

똥꼬철학 6 · 152
1. 집에서 실로 묶어도 되나요? · 153
2. 깨끗이 씻어도 가려워요 · 154
3. 수술을 위해서 휴가를 내야 할까요? · 155
4. 한약과 양약을 같이 복용해도 되나요? · 156
5. 소금이 치질에 도움이 되나요? · 157
6. 여러 가지 약을 한꺼번에 써도 될까요? · 159
7. 임산부는 어쩌죠? · 161
8. 항문 주위가 쓰리고 아픈데… · 162
9. 수술 후에 설사를 해요 · 163
10. 항문에서 계속 피가 나요 · 165
11. 소독심지는 얼마나 끼우고 있어야 하나요? · 168
12. 수술 후 아무거나 먹어도 되나요? · 170
13. 수술 후 부어오른 살점은 어떻게 되나요? · 171
14. 치루 수술 후 바로 운동해도 괜찮을까요? · 172
15. 노벨상 타셨겠네요? · 174
16. 비데를 쓰는 것이 좋은가요? · 177
17. 몸에서 똥냄새가 나요… · 178
18. 치질 연고는 어떤 게 좋은가요? · 180
19. 수술하면 냄새가 많이 나나요? · 181
20. 항문 주위의 털을 잘라도 될까요? · 182
21. 소독한 바늘로 피를 빼내면 괜찮을까요? · 183
22. 치루 수술을 하려는데… · 184
23. 수술 후 분비물이 나와요 · 187

7장 경험담

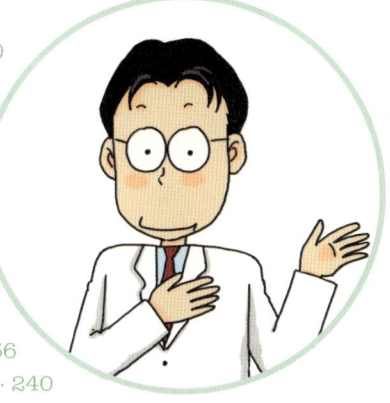

- 14년 · 190
- 고통 없는 배변의 기쁨~! · 191
- 수술에 대한 두려움에 떠는 동료들에게~ · 202
- 10년간 책임을 진다고? · 211
- 수술할 필요 없습니다. · 216
- 참의사의 정성 · 218
- 보호자분은 뭐 드시겠어요? · 222
- 수술 후, 생활 속의 주의사항 · 228
- 5년만에 용기를 내다! · 232
- 두 번째 수술… · 236
- 원장님께… · 240
- 최초의 경험담 · 242
- 크론씨병 환자에 대한 추억… · 247

8장 한·양방 공동치료로 통증 없이 완치

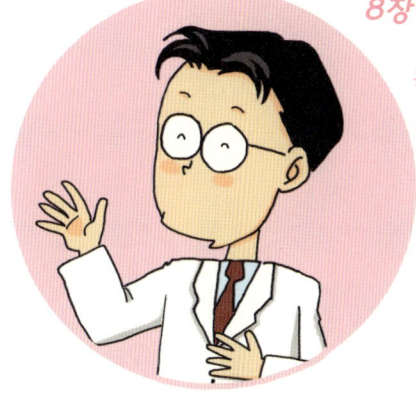

- 불 혹 · 252
- 개원 취지 · 253
- 우리 병원의 장점 · 254
- 치질 수술비 · 258
- 치질 119 (www.chijil119.com) · 260
- 찾아오시는 길 · 261

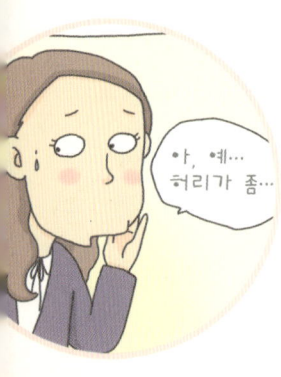

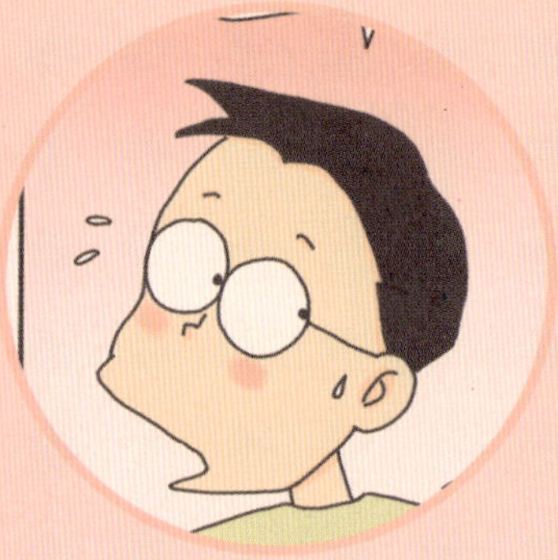

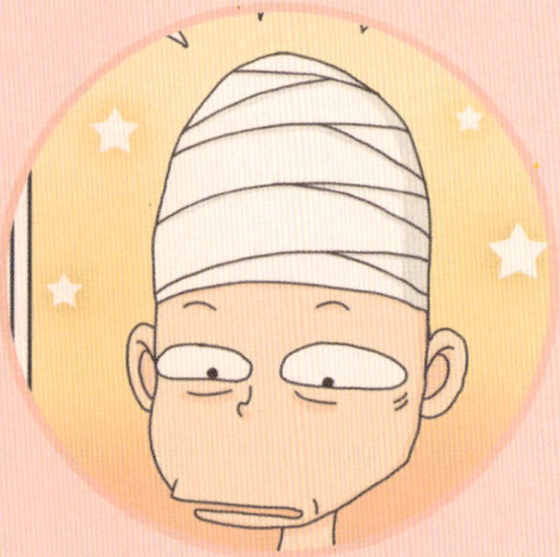

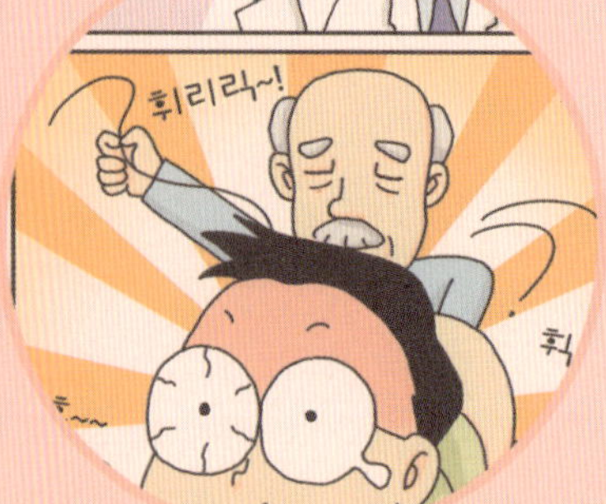

1장

치질 이야기

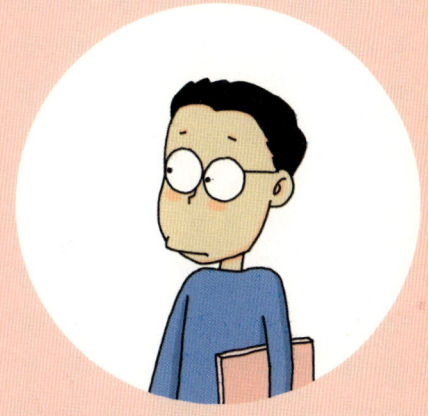

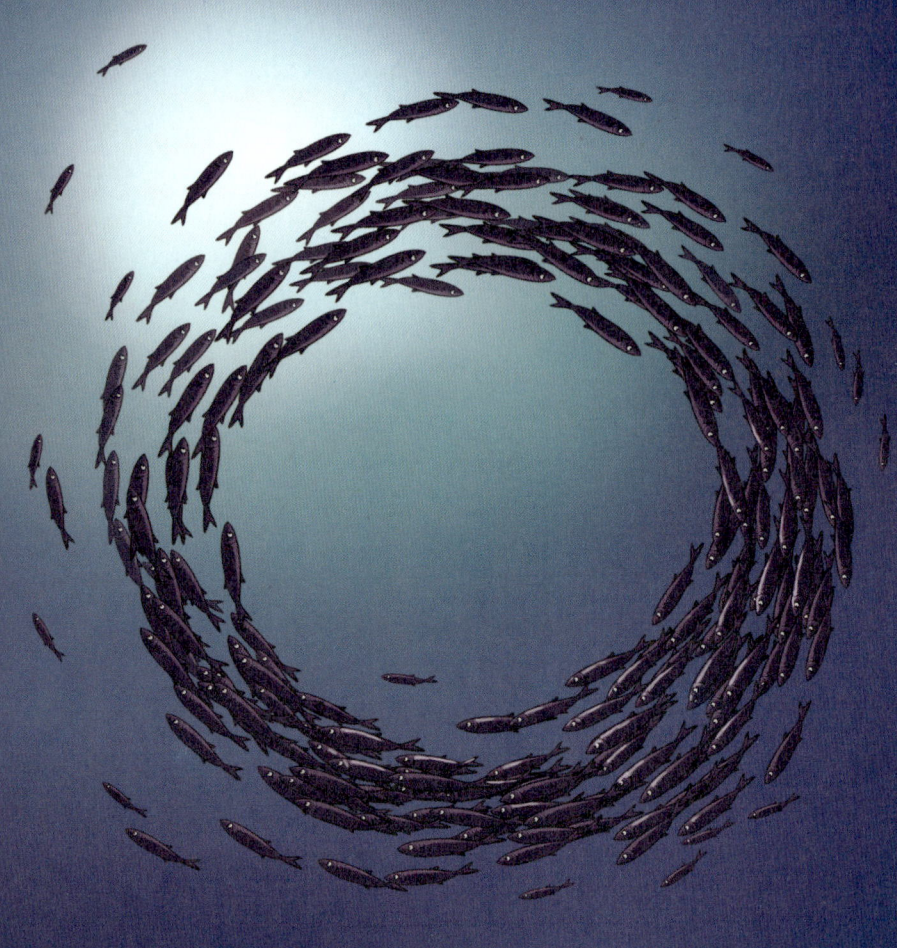

똥꼬철학 1 · 직업병

얼마 전부터 스쿠버다이빙을 배웠습니다.
물 속이 더 아름답다는 것을 물 속에 들어가 본 후에야 알았습니다.
물고기가 원을 그리면서 노닐고 있더군요.
그런데 왜 갑자기 항문 생각이 나는지……
이 아름다운 장면을 보면서 왜……

나의 치질 발생 원인

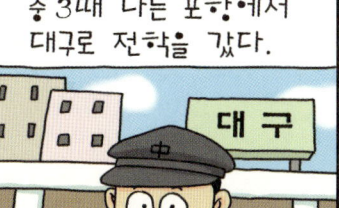
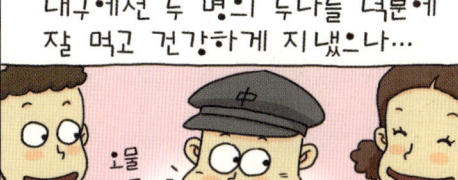
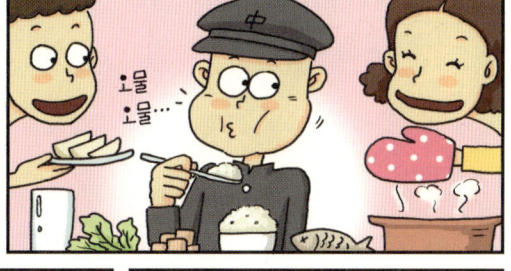
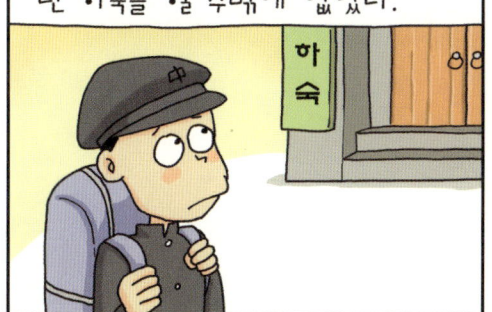
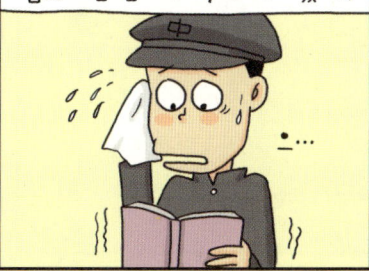
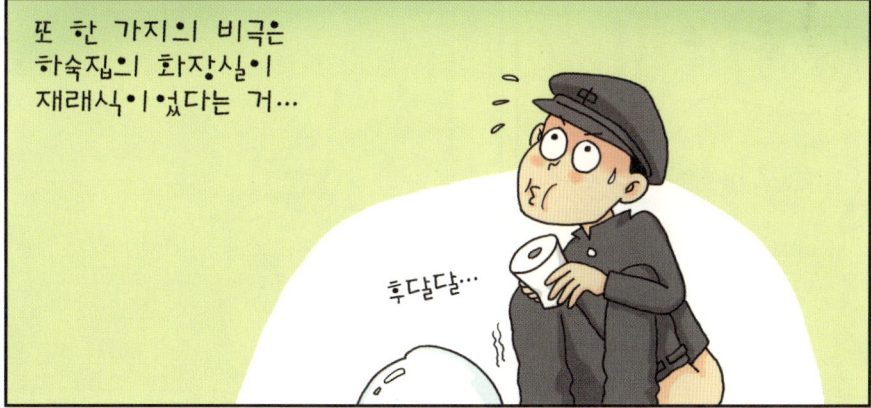

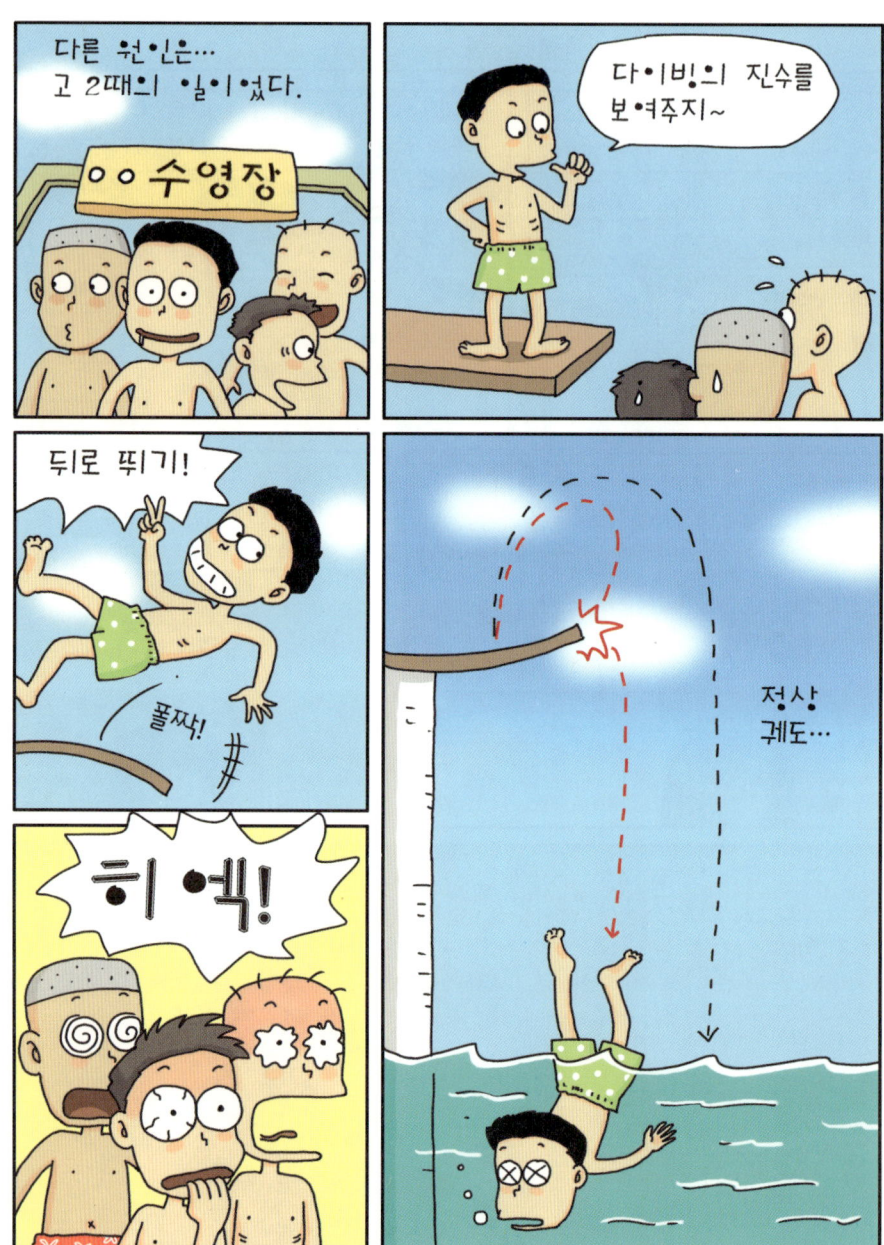

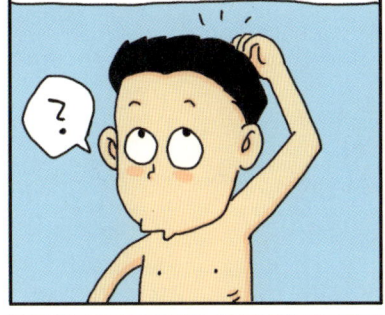
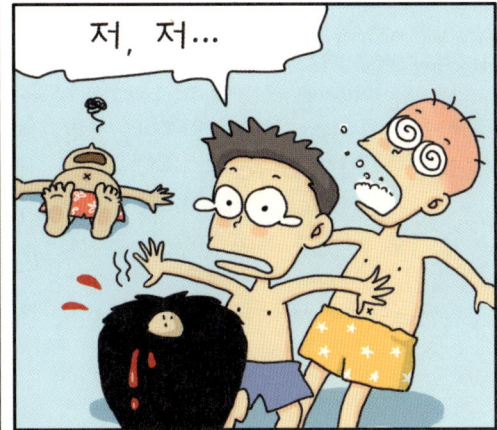
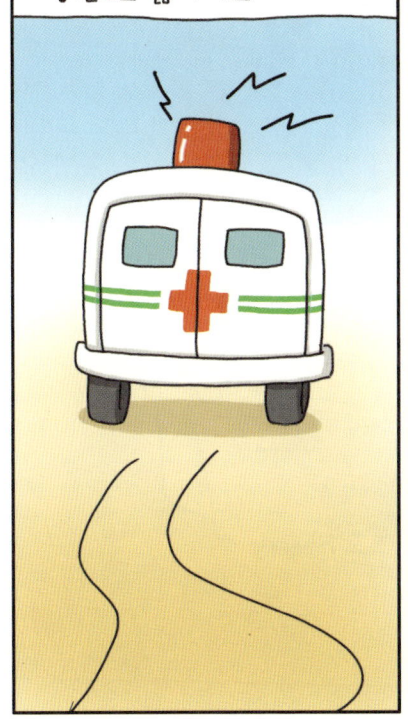
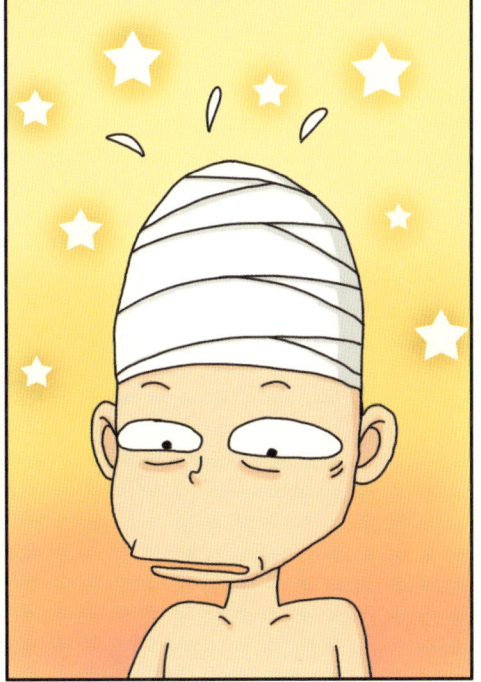

결국 성장기 때의 영양부족과 과다출혈로
신체는 허약해질 대로 허약해져서
시력 감퇴와 함께 화장실에서도
오랜 시간을 보내야만 했으며,

그 후로 치질을 비롯한 모든 증상들이
생기기 시작해서 오랜 세월동안
각종 항문병에 시달리게 되었던 것이다.

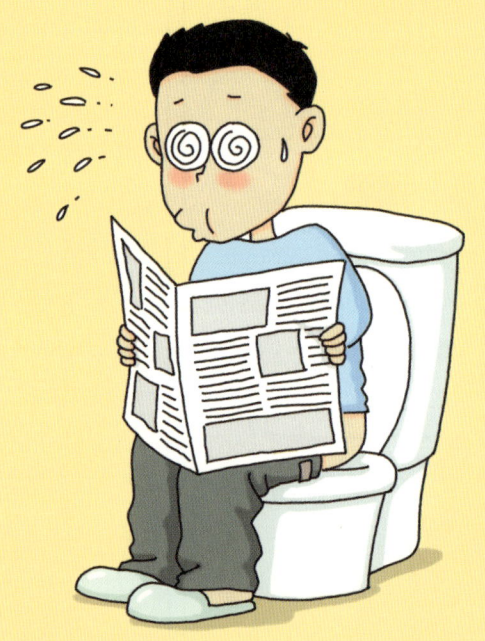

스승님을 만나다

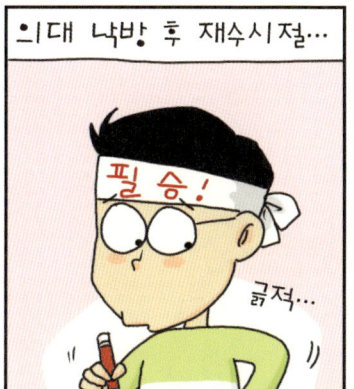
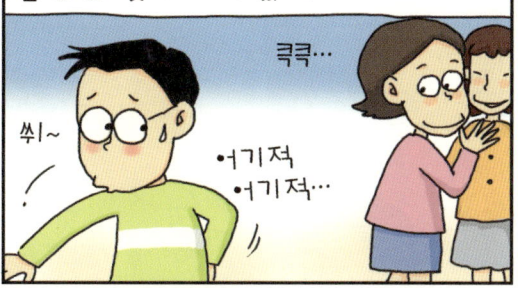
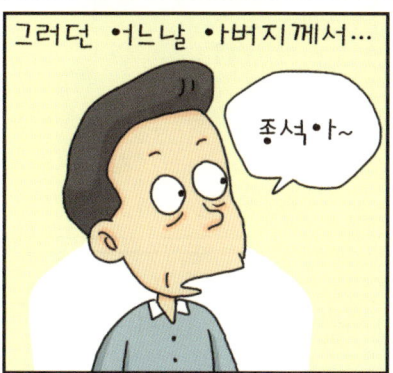
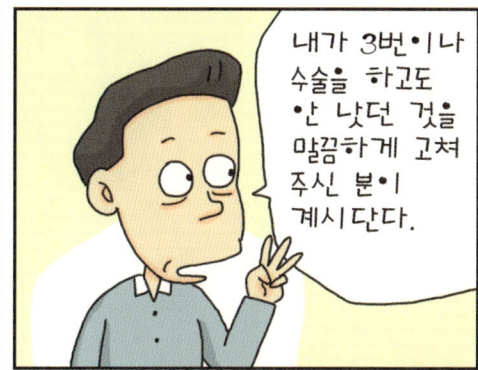
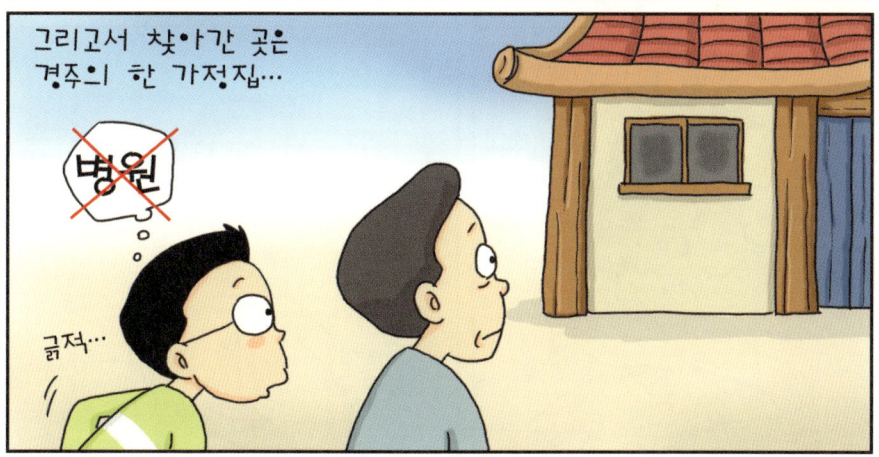

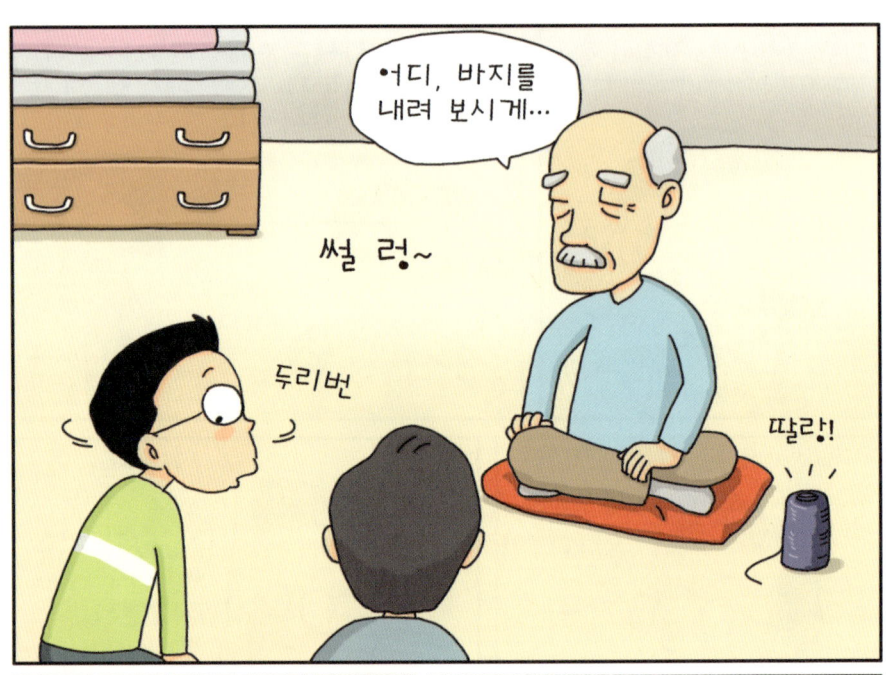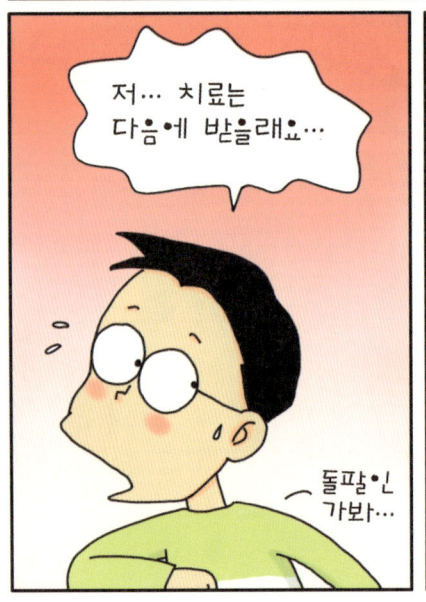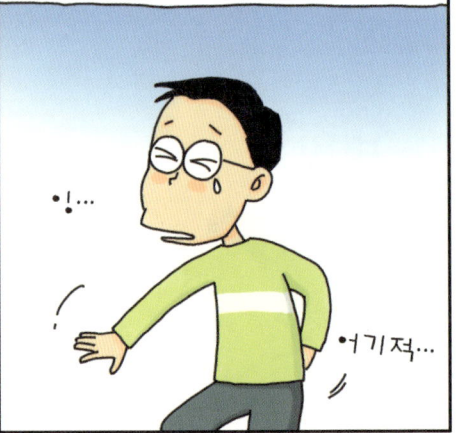

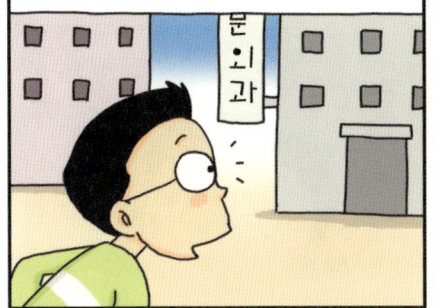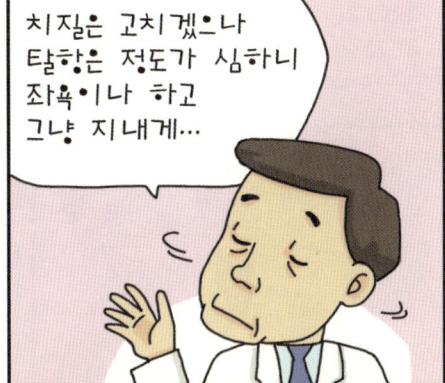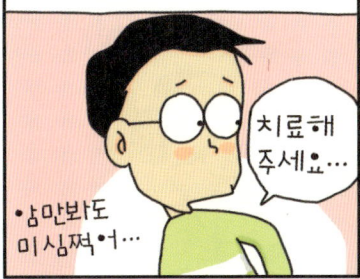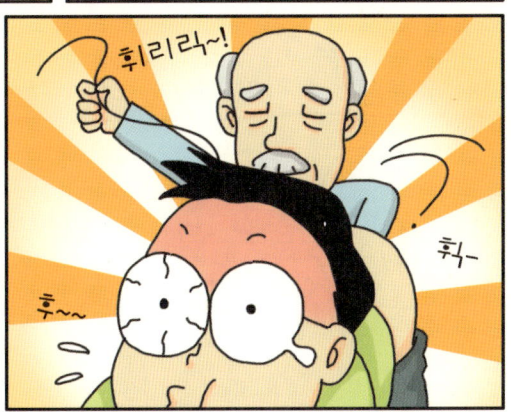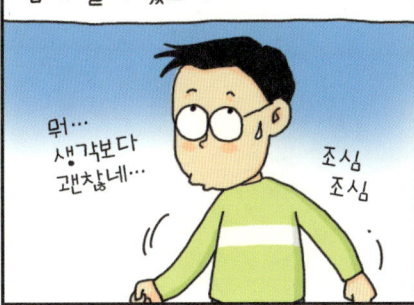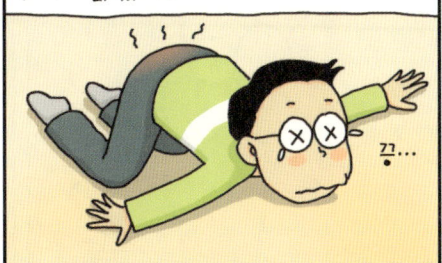

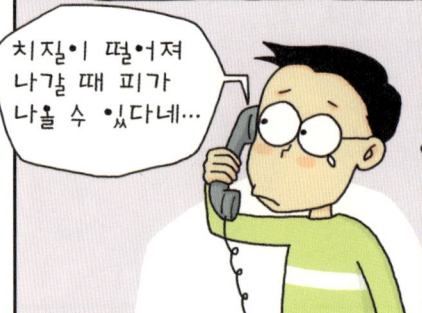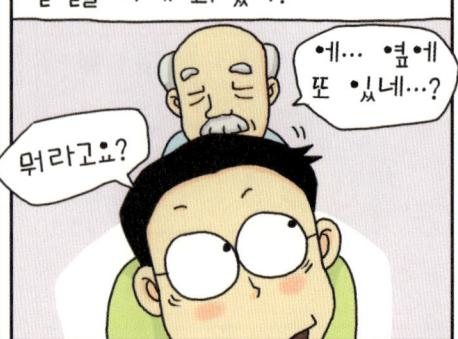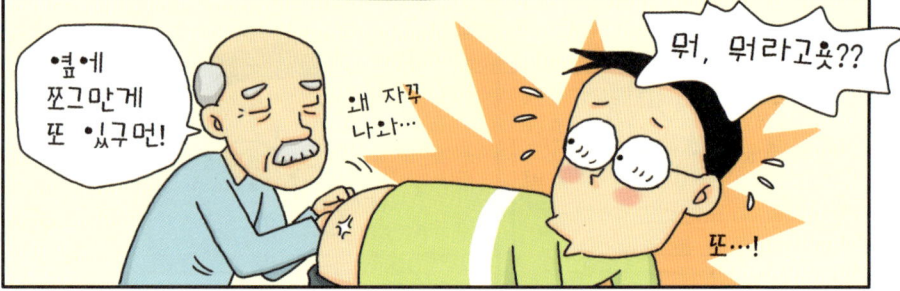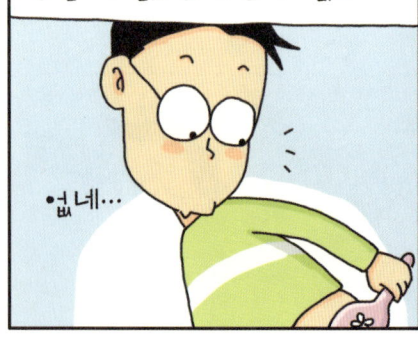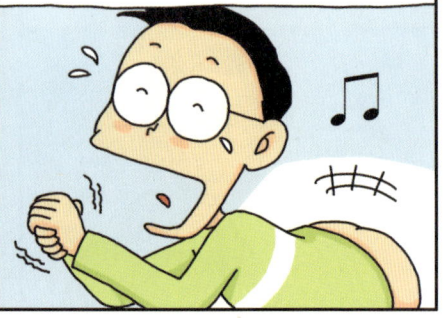

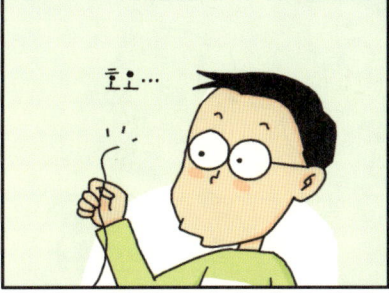
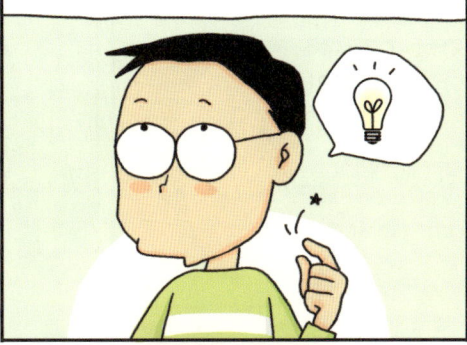
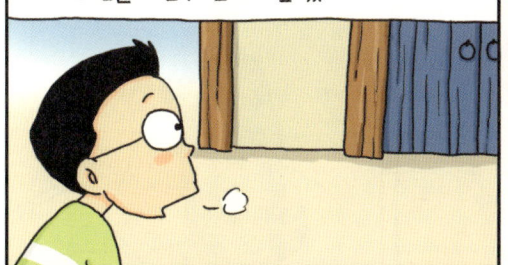
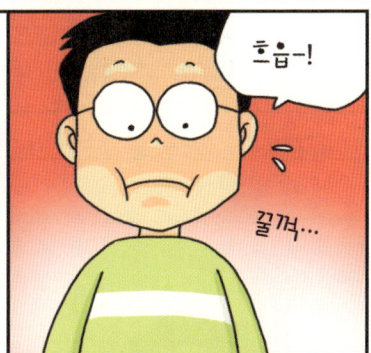
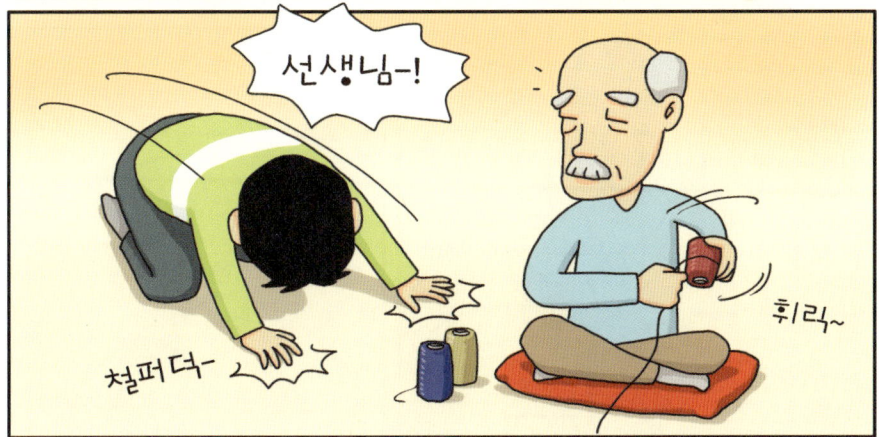

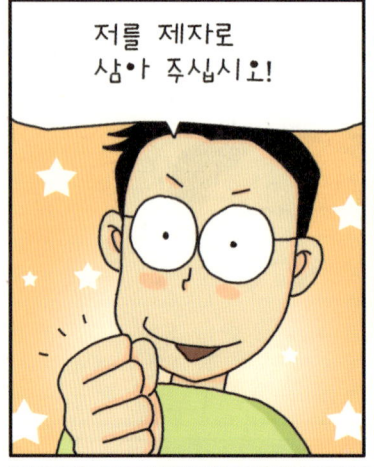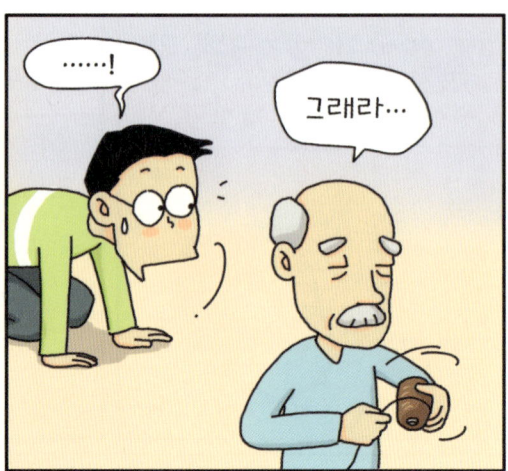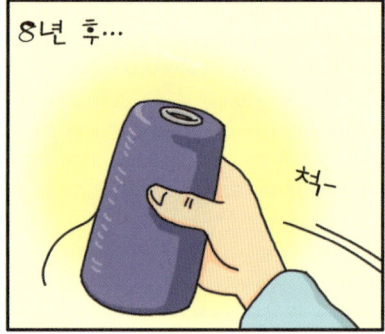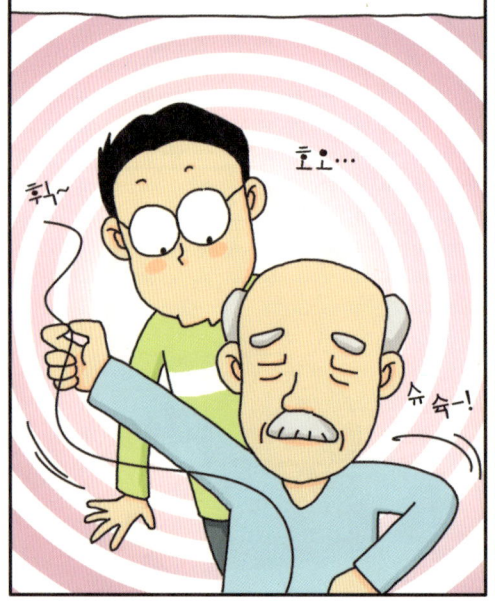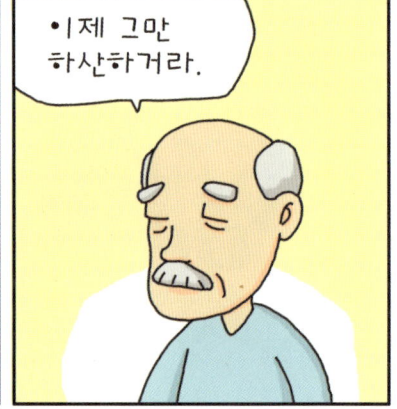

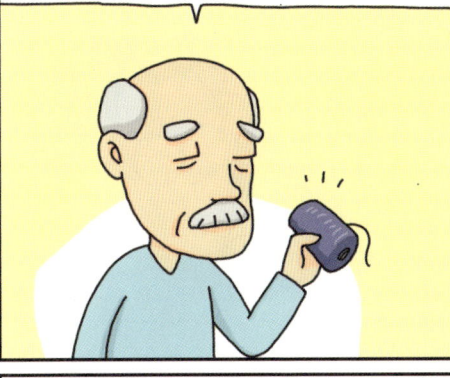

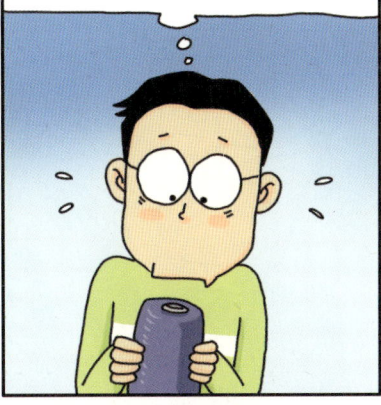

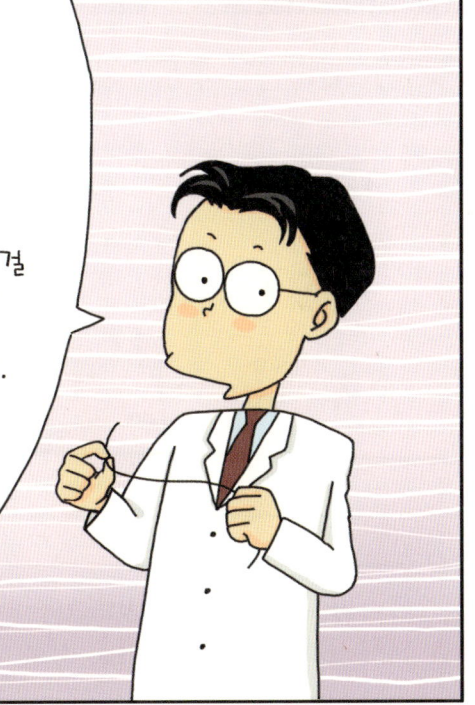

치질과 나의 인생

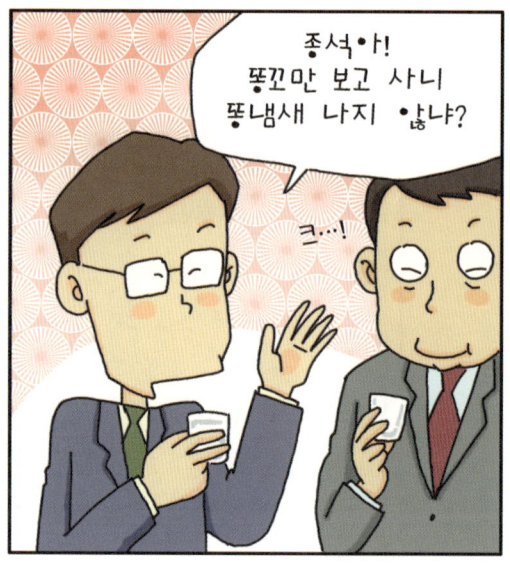

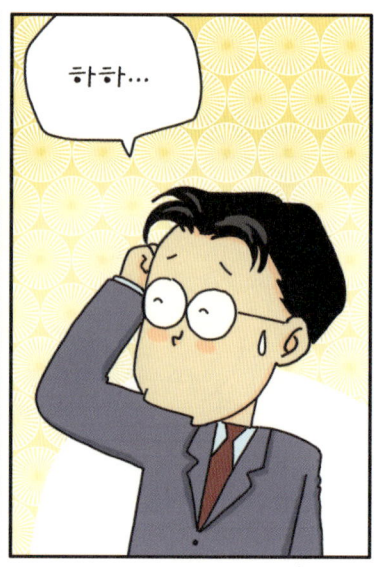

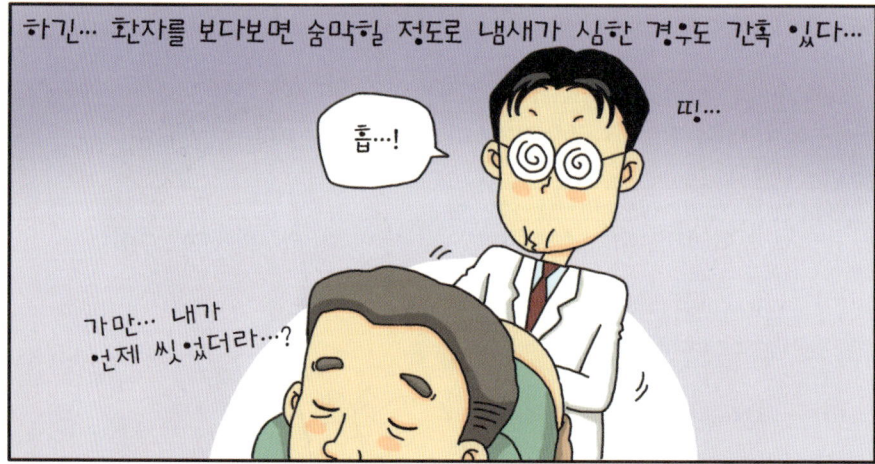

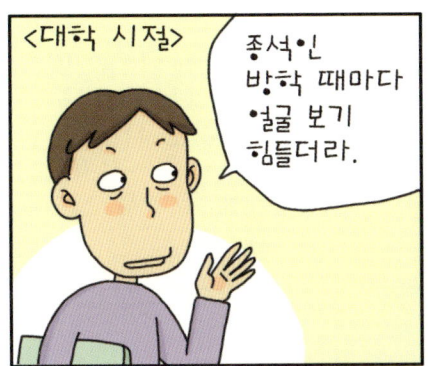
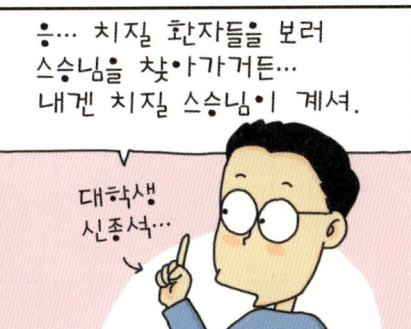
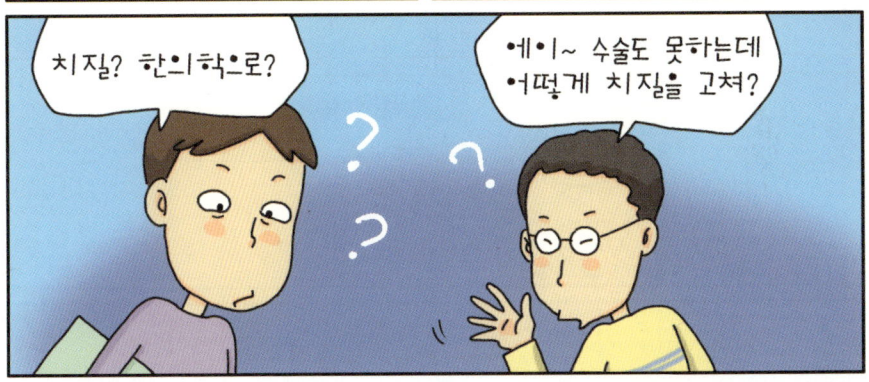
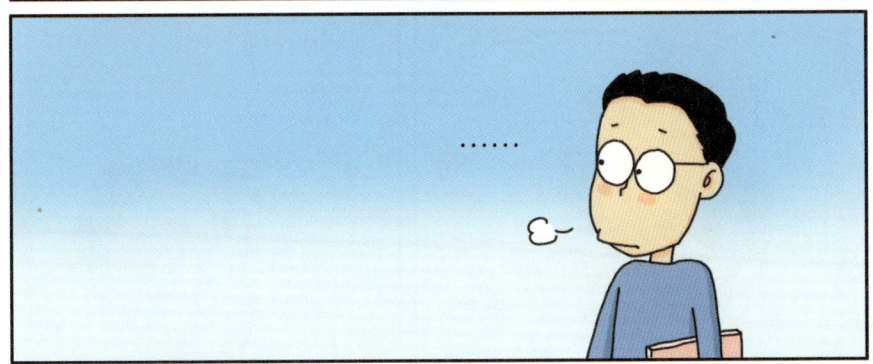

무면허 의사셨던 스승님… 내가 치질로 고생하던 시절 그분을 만나 오랫동안 앓던 치질을 완치하고, 제자로 삼아달라는 나의 부탁을 허락해 주신 인연으로, 지금은 한의학계에서 치질만큼은 1인자라는 소리를 듣게 되었다. 생각하면 오래된 옛날 이야기 같지만 고향을 떠나 이만큼이나마 성공하기까지 14년밖에 지나지 않은 일이다.

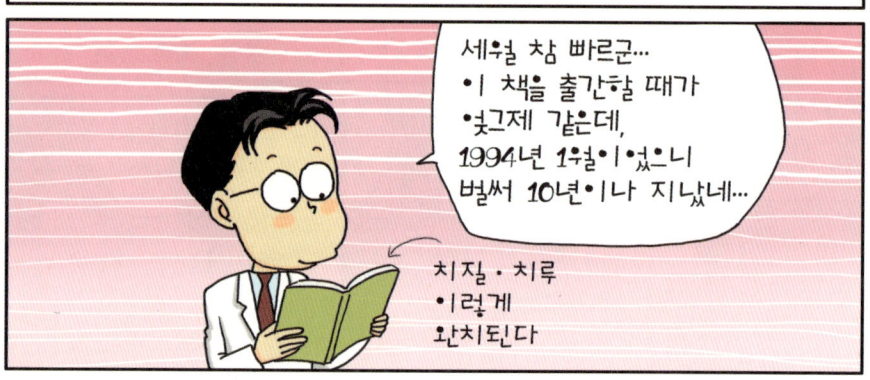

세월 참 빠르군… 이 책을 출간할 때가 엊그제 같은데, 1994년 1월이었으니 벌써 10년이나 지났네…

치질·치루 이렇게 완치된다

월급을 받으며 관리 한의사로 근무하던 시절

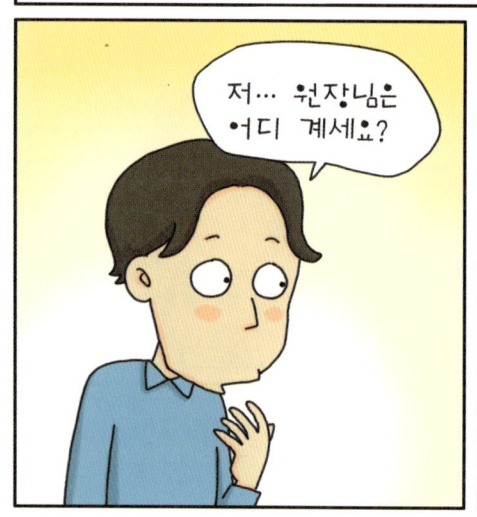

저… 원장님은 어디 계세요?

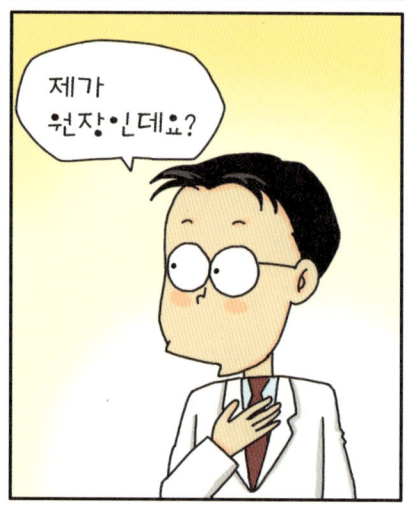

제가 원장인데요?

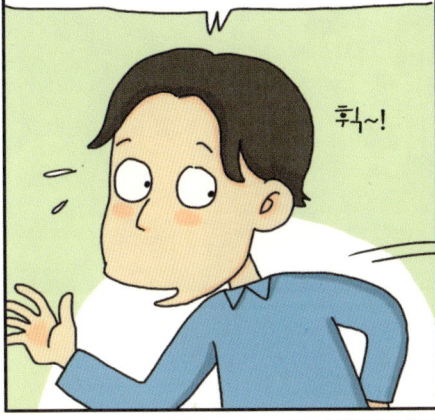

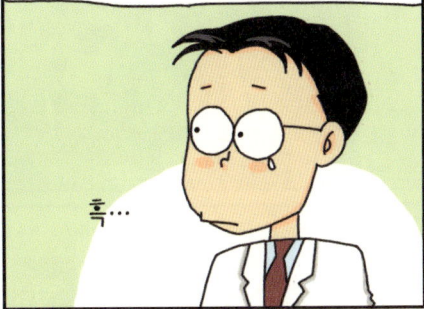

그 후 1년 동안 치료하면서 사진을 찍고 글을 써서 책을 낸 후…

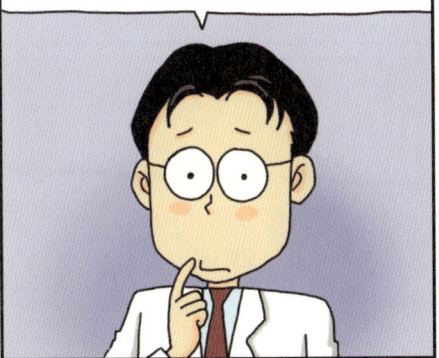

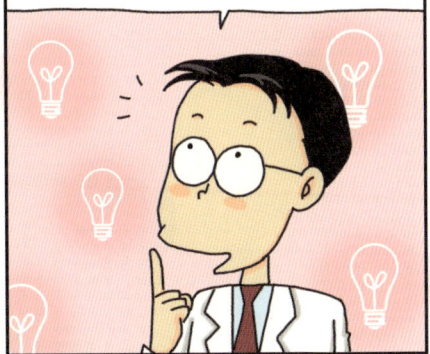

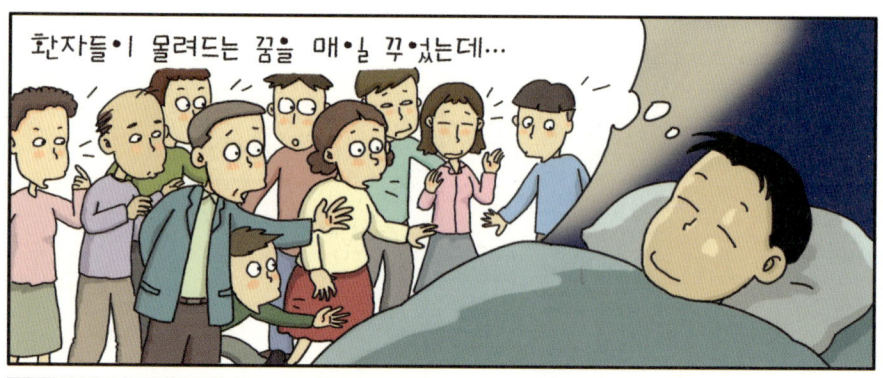
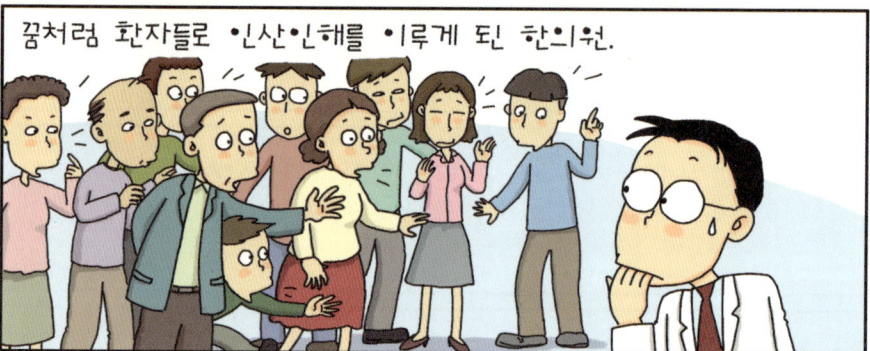
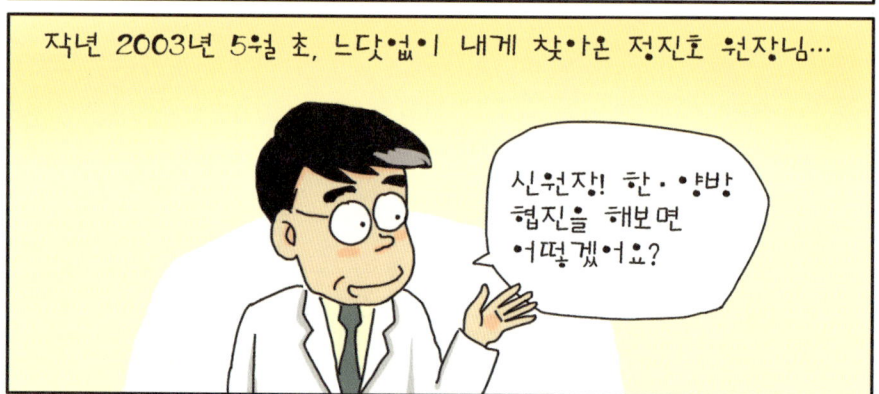

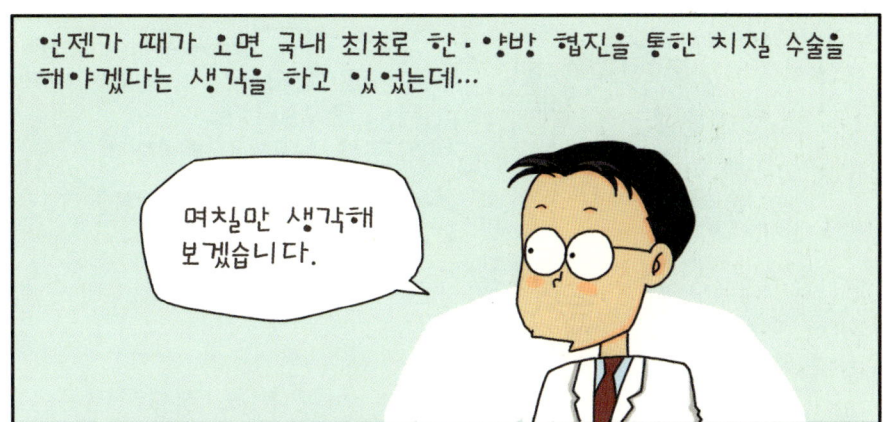

주위에선 동업은 무조건 실패하니 하지 말라며 모두 말리는 상황이었지만, 10년 전 책을 쓸 때와는 너무도 다른 의료환경, 절대적인 의료기술 없이는 도태될 수밖에 없는 현실, 통증으로 고생하는 환자들을 보면서 느낀 한의사로서의 한계와 진통제도 처방할 수 없는 반쪽 의사…

하지만 돈 버는 것이 목적이 아니라 환자에게 최고의 의료서비스를 베풀면 성공은 저절로 따라오는 것이라는 내 생각이 이번에도 맞아 떨어지는 듯했다.

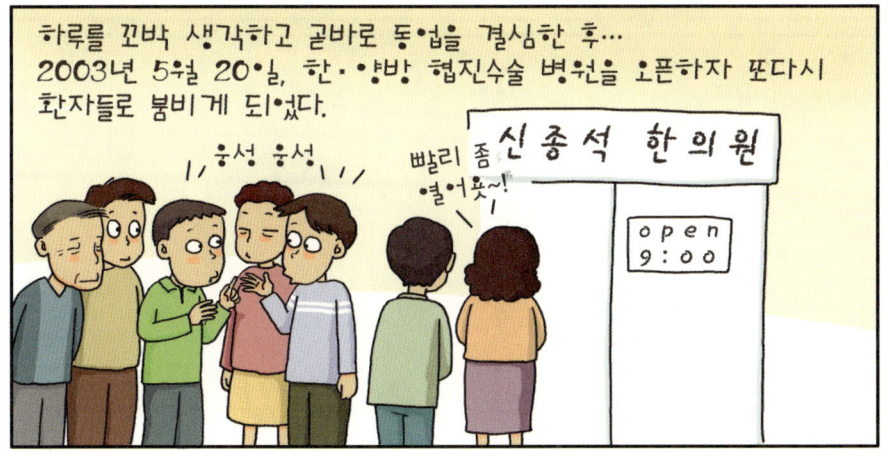

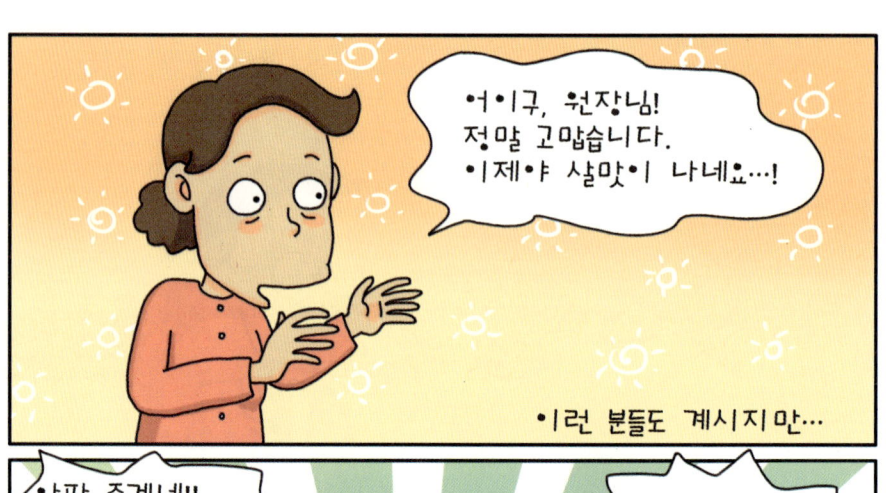
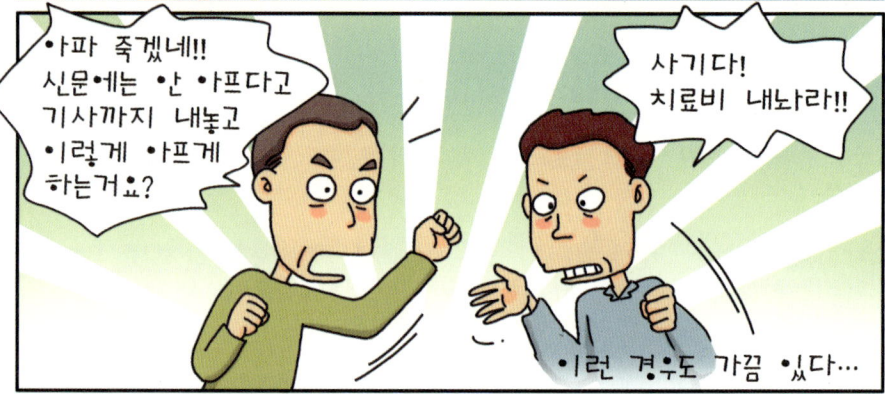
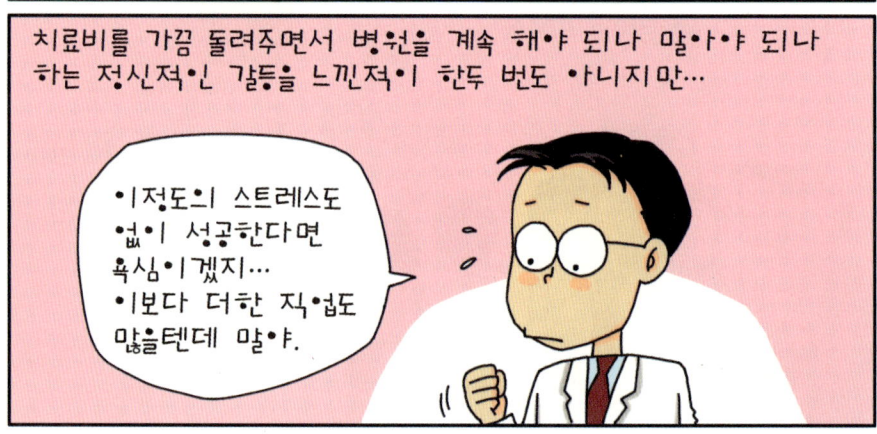

이제 다시 환자들을 위해, 수술 후에 겪게 되는 다양한 불편들을 읽기 쉽도록 책으로 내야겠다는 생각이 들었다.
환자들이 궁금해 하고, 환자의 입장에서 봤을 때 필요한 정보들이 담긴, 또한 쉽게 이해할 수 있고, 치질 환자가 아닌 일반인이 보더라도 인생을 살아가는데 도움이 되는 그런 책…

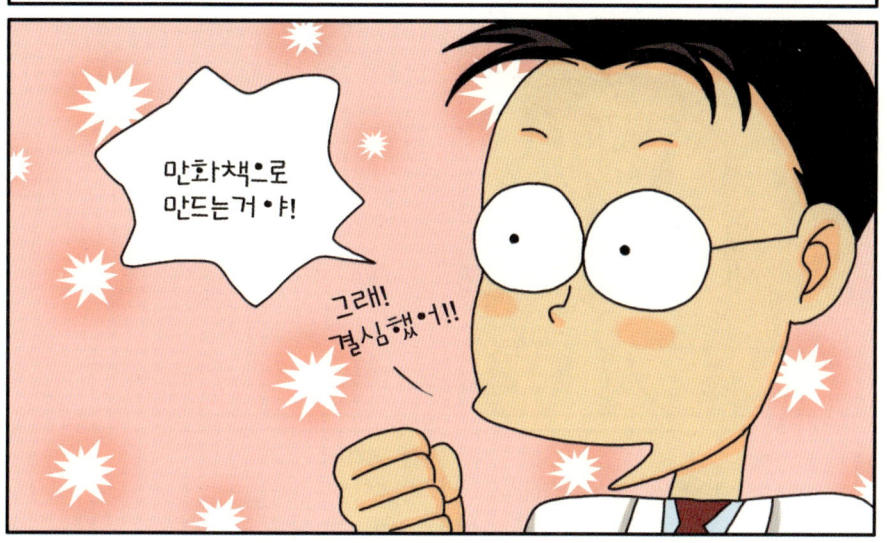

만화책으로 만드는거야!

그래! 결심했어!!

이 책이 나온 후 다시 제 3의 전성기가 되었으면 하는 욕심을 부려본다. 치질로 고통받고 있는 많은 환자들이 만화책을 보듯 수술 후 웃으면서 통증이 날아갔으면 하는 바램과 함께…

우리나라의 치질 환자

1. 나이가 많을수록 많다

1~2세 영아기
치루가 빈발. 선천성 치루는 유아치루 환자 10명 중 1명 정도이며, 대부분 생후 1~3개월 사이에 생긴다. 빨리 치료할수록 재발 없이 완치된다.

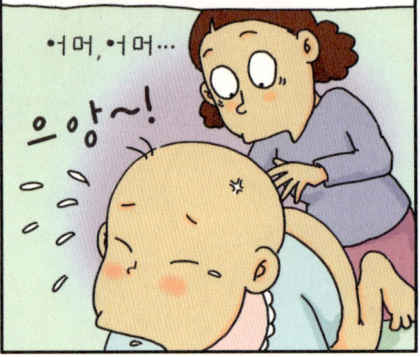

3~6세
영아기를 지나면 치루 발생률은 뚝 떨어지지만 변비로 인해 항문열이나 탈항이 보이기도 한다.

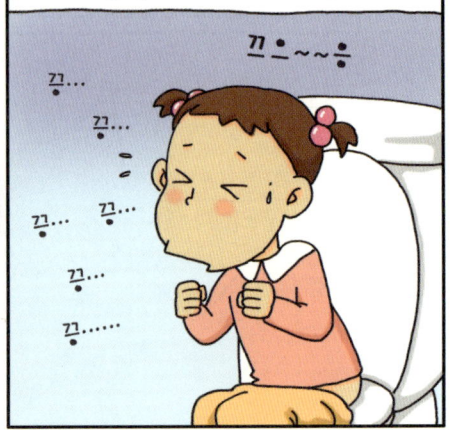

17~20세
오랫동안 앉아서 공부하거나 운동 부족과 스트레스로 인해 점차 치질과 탈항, 치루가 발생하는 시기이다.

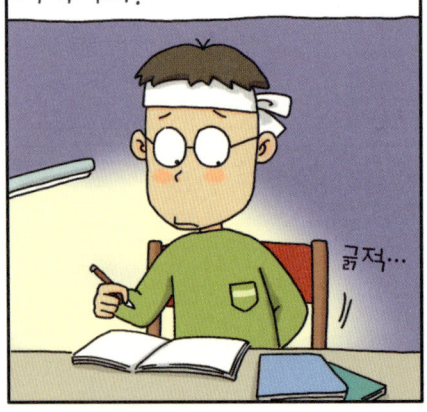

21~40세
항문병이 가장 많이 생기는 시기이며, 전 국민의 50%가 치질을 가지고 있다.

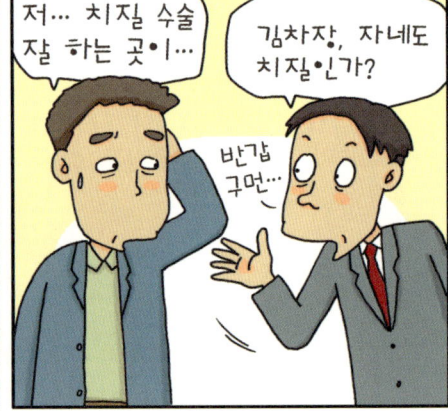

41세 이후
치질은 17세부터 급격히 늘고 40세를 넘으면 발생률은 떨어지나 대다수는 전부터 있던 치질이 심해지는 경우이다. 치질과 치루는 나이에 관계없이 치료가 가능하지만, 탈항은 60세가 넘으면 체력과 병의 상태를 확인한 뒤에 조심해서 치료해야 한다.

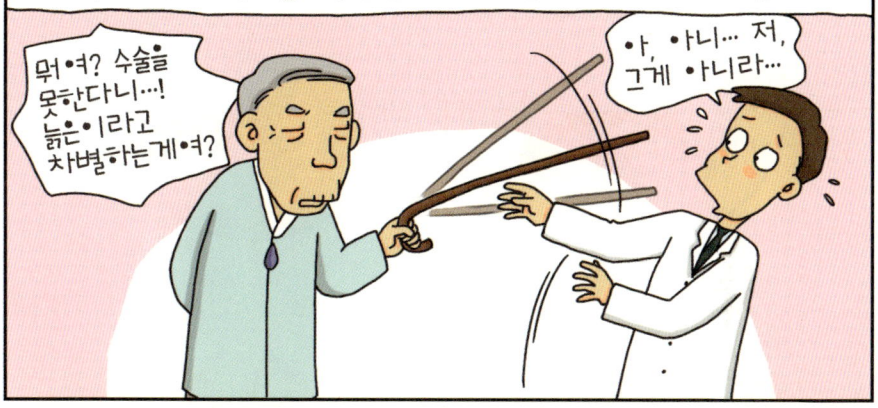

2. 여성이 남성보다 많다

항문병 환자 중 치료를 받으러 오는 환자는 남자가 많으며, 실제 치질을 갖고 있는 사람은 여자 쪽이 훨씬 많다.

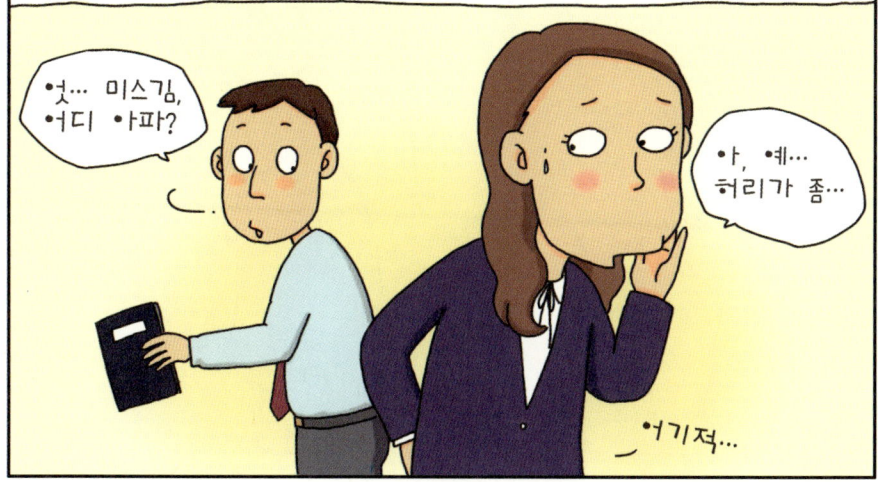

<치질 환자의 남녀 발생 비율>

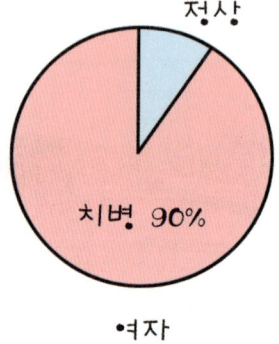
여자

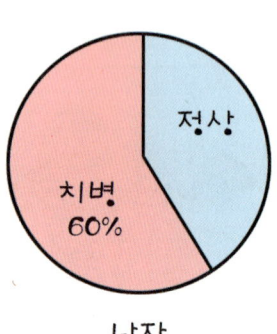
남자

 그 주된 원인으로는 남자에 비해 예민한 성격, 그리고 임신과 출산 등을 들 수 있다. 그러므로 임신 기간에는 태아와 모체에 손상을 줄 정도의 심한 운동은 피하되 규칙적이고 적당한 운동은 반드시 해야 한다.

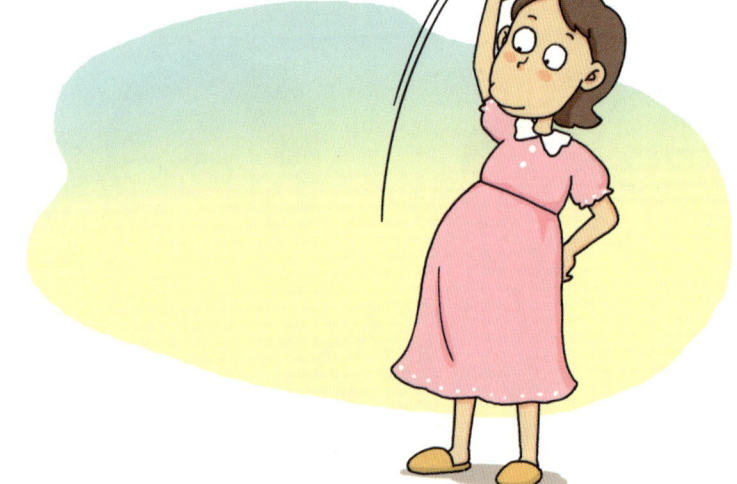

치질은 왜 생기는가?

1. 변비

변비가 생기면 화장실에 오래 앉아있게 되고 항문에 가해지는 힘도 강해져 항문이 찢어지기 쉽다.

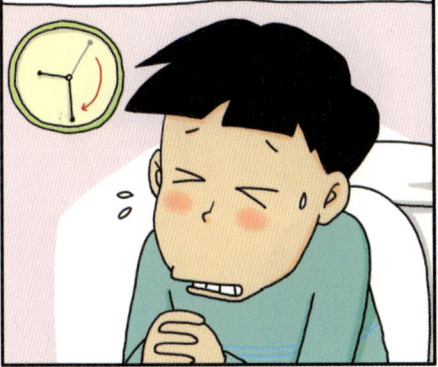

2. 혈액순환이 잘 되지 못함

오래 앉아있거나 서있게 되면 항문이 상체의 무게에 짓눌려져 혈액순환이 잘 되지 않아 항문 주위 혈관에 어혈이 생기기 쉽다.

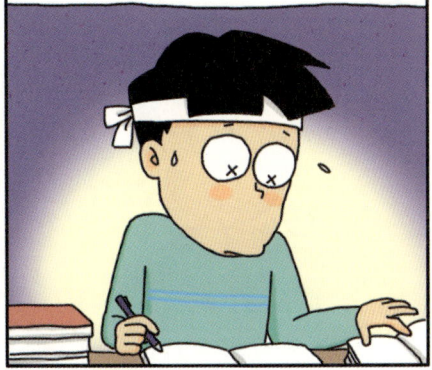

3. 복압의 상승

치질은 인간에게만 있으며 다른 포유동물에게는 없는 병이다.
인간은 직립함으로써 항문의 위치가 몸의 중심보다 낮은 위치에 놓이게 됨에 따라 항문 주위 혈관으로 혈액이 몰리게 되기 때문이다.

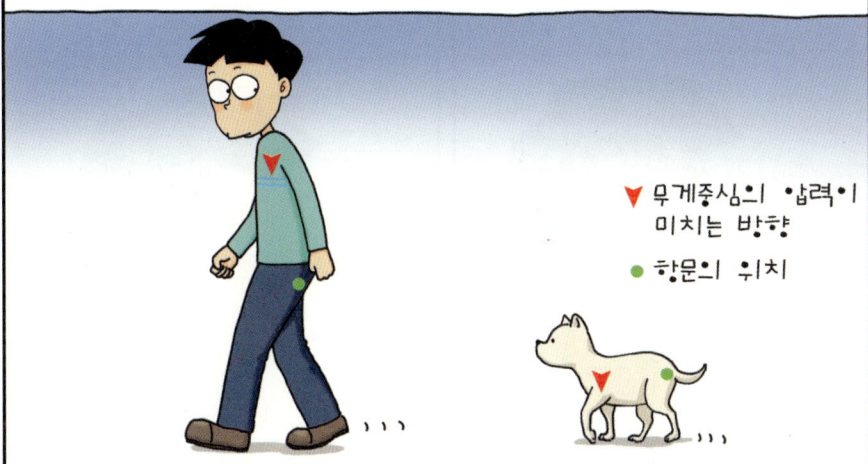

▼ 무게중심의 압력이 미치는 방향
● 항문의 위치

4. 자극적 음식과 음주과다

매운 음식이나 기름진 음식, 술은 대변을 독하게 만들고, 이것이 직장에 머물면서 항문점막을 자극하여 치질이 생기게 된다.

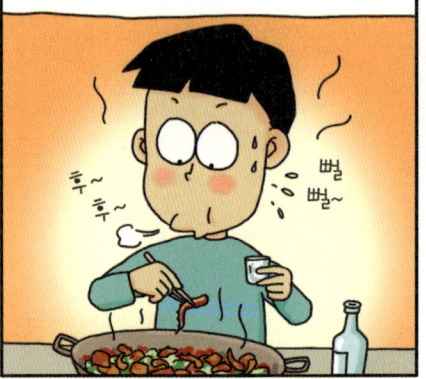

5. 유전적 요인

선천적으로 항문 주위 조직이 약한 사람은 치질에 쉽게 걸리며, 이러한 체질은 유전되는 경향이 강하다.

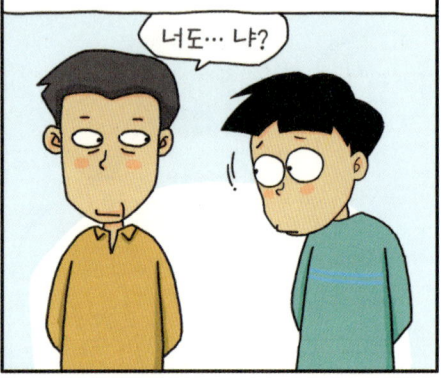

6. 비위생적 환경

좌변기가 아닌 구식 화장실에서 변을 보면 쉽게 치질이나 탈항이 생기며, 항문을 자주 씻어주지 않는 사람도 치질에 잘 걸린다.

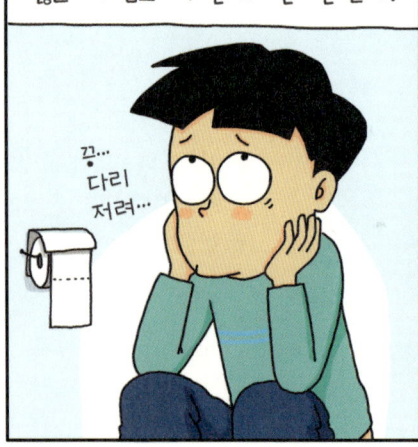

7. 오랜 설사나 심한 기침

설사를 자주 해도 항문점막이 쉽게 충혈하며, 기침을 할 때에도 반사적으로 항문에 압력이 높아져 치질이 생기게 된다.

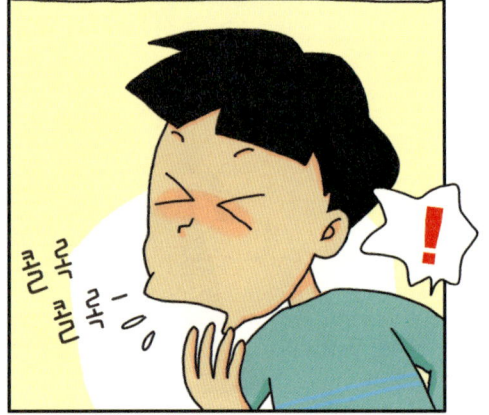

8. 허약체질

체질이 허약한 사람은 식생활이 불규칙하면 쉽게 위장이 붓거나 아래로 처지는 위하수가 발생하여 소화가 잘 되지 않고, 장도 힘이 없어서 축 늘어진 형태가 된다. 이런 경우 남자는 항문이 내려오며 여자는 항문뿐만 아니라 자궁도 빠지는 예가 많다.

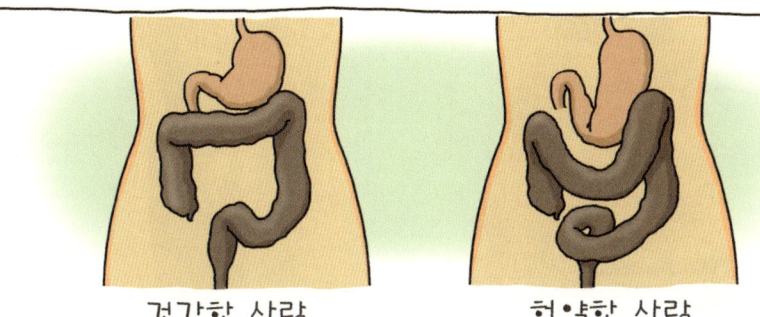

건강한 사람   허약한 사람

9. 잦은 관장이나 독소 또는 세균의 침입

관장을 자주 하다가 항문에 상처가 나면 치질이나 치루가 생기기 쉽다.

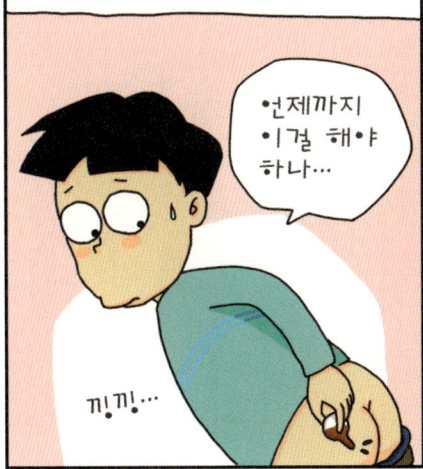

"언제까지 이걸 해야 하나…"

"끼끼…"

10. 항문점막의 이상증식

항문 안의 점막이 비정상적으로 비대해지면서 심한 출혈을 일으키게 되고 탈출이 심하게 되는 경우가 많다.

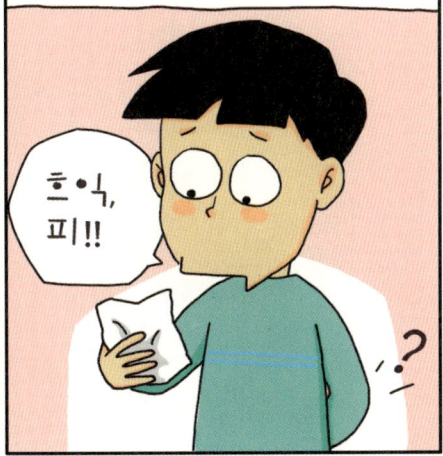

"흐익, 피!!"

이런 사람들은 조심하자

1. 오래 앉아있거나 서있는 직업을 가진 사람

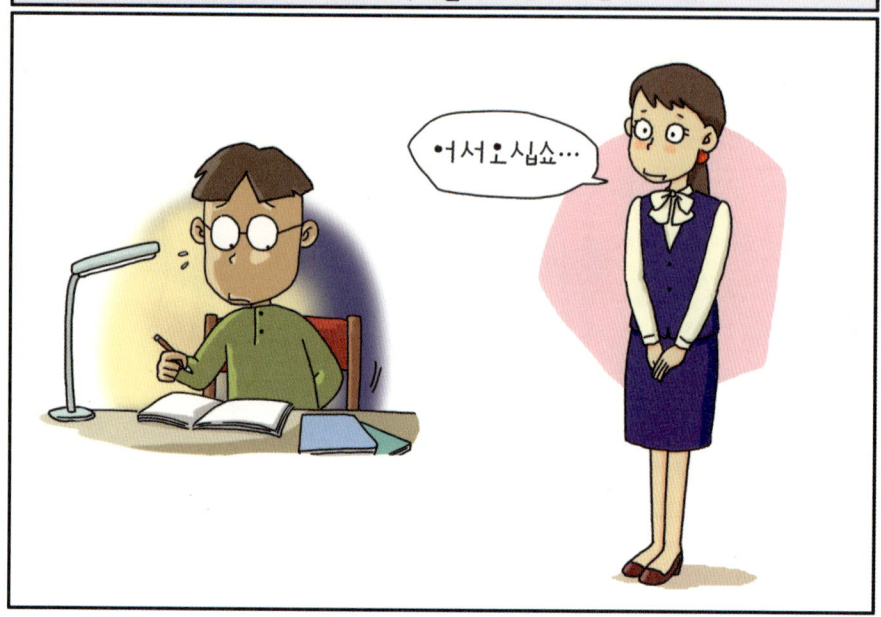

운동선수 중 쪼그리고 앉는 야구 포수에게 가장 치질이 많으며, 골프, 볼링 등 순간적으로 힘을 집중시켜 볼을 치거나 던지는 운동을 하는 사람에게 치질이 많다.

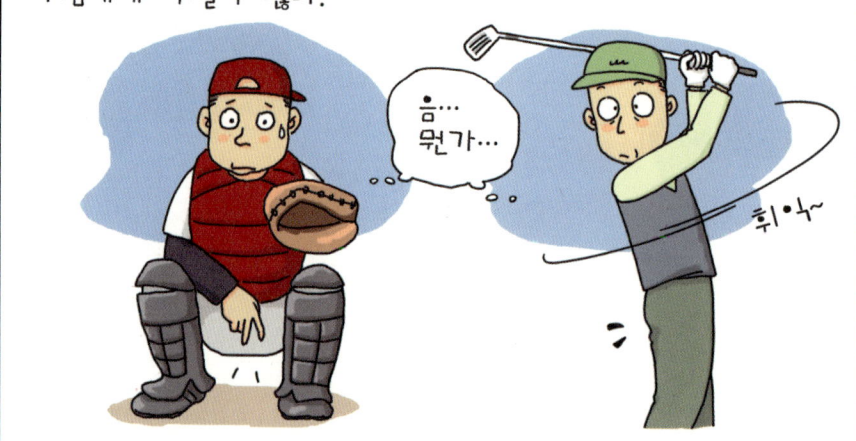

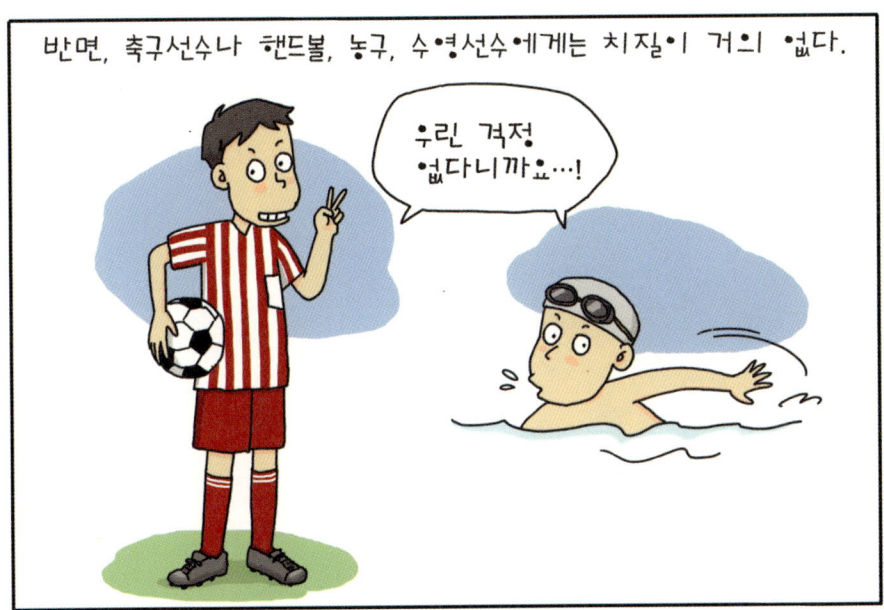

2. 술이나 자극성 강한 음식을 좋아하는 사람

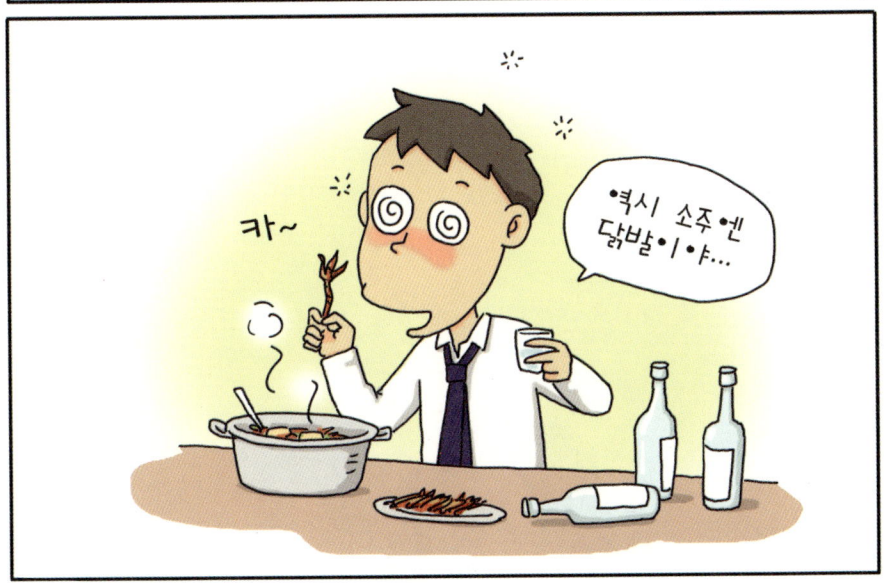

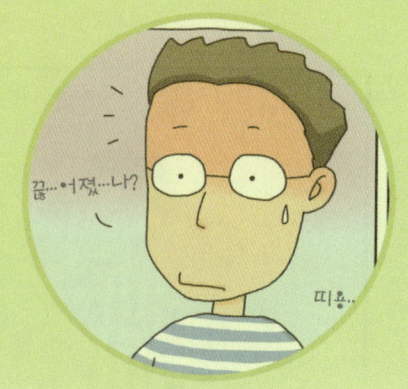

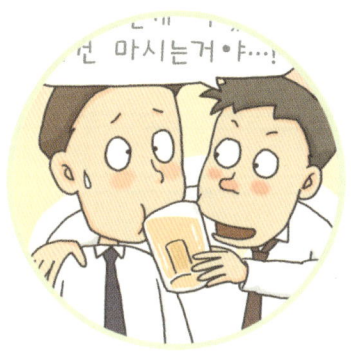

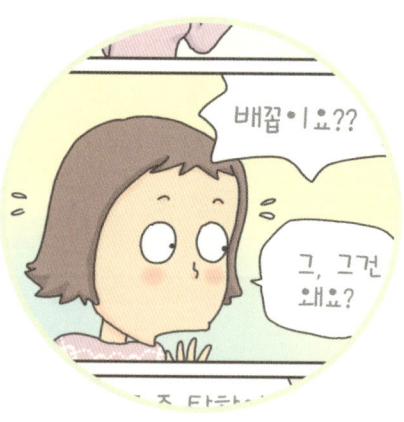

2장

치질의 종류

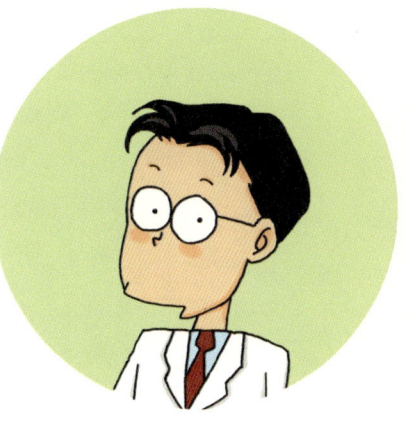

똥꼬철학 2 · 똥에 대해서...

◎ 똥의 원료 : 음식물

◎ 똥의 생산 : 이빨로 분쇄 ➥ 침에 녹고 ➥ 혀에 의해 목구멍에 넘겨짐 ➥ 식도를 타고 위장으로 이동 ➥ 위산으로 잘게 쪼개지고 ➥ 십이지장과 소장에서 소화효소로 아주 잘게 부서짐 ➥ 대장으로 넘겨지고 수분이 흡수된 뒤 똥 생산

◎ 부산물 : 장 내 세균에 의한 방귀 생산

◎ 표준 똥
  ◉ 똥의 양 : 100~200g
  ◉ 성분 : 수분(75~80%), 섬유소, 세균, 무기물, 지방
  ◉ 색 : 담즙색소로 인한 누런 색

똥을 누지 않는 인간이 있는가…….

똥을 일주일에서 열흘 정도 누지 않으면 얼굴이 똥색으로 변하고 그 다음은 기절하는 경우가 많습니다.
인생의 희열 중에서 참고 참다 앉자마자 빠져나올 때의 쾌감만큼 큰 것은 없습니다. 불행 중에서 참다 참다 앉기 전에 빠져나올 때의 불행보다 큰 것은 없듯이 말입니다.

참다운 삶을 살려면 먼저 똥을 누는 일이 중요합니다.
잘 먹기만 하고 잘 쌀 줄 모르는 자는 불행한 자입니다.
잘 쌀 줄 알아야 잘 먹고 잘 사는 것입니다.
입에만 혀라는 미각이 발달해 있는 줄 알지만, 똥구멍에는 인간의 희노애락이 있습니다. 똥구멍은 인체라는 소우주에서 대우주로 나가는 출구를 의미하며, 인간의 중심에 위치하고 있습니다.
또한 우주의 중심에 위치해 있지요…….

가장 좋은 똥은 다음과 같습니다.
악취가 나지 않아야 하며, 은은하고 구수한 향기가 나야 합니다.
시커멓거나 시뻘겋지 않은 누리끼리한 중용의 색이라야 합니다.
묽지도 딱딱하지도 않은 가래떡처럼, 은은한 굳기라야 좋습니다.
똥이 나온 다음 똥구멍에 거의 아무 것도 묻지 않는 상태, 즉 화장지가 필요 없는 그런 똥이 가장 좋은 똥입니다.
당연히 치질도 없어야 되겠지요.

똥이 아름다우면 얼굴도 아름다워진다고 저는 믿습니다.
아름다운 똥이 되도록 마음을 평화롭게 규칙적인 배변습관을 가지시기 바랍니다.

치질의 종류

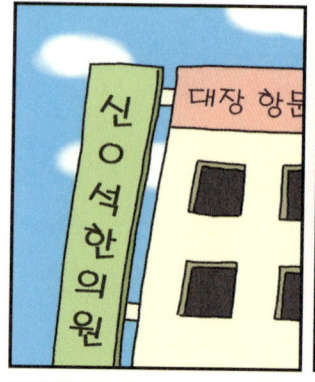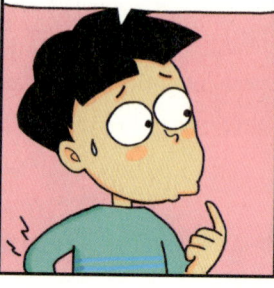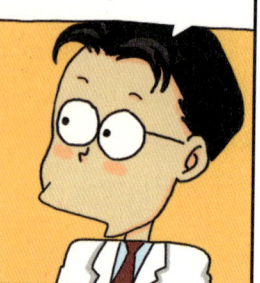
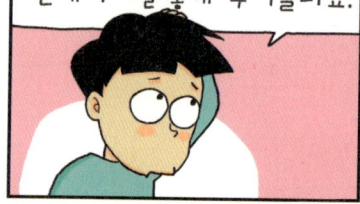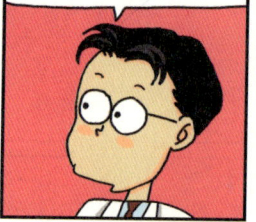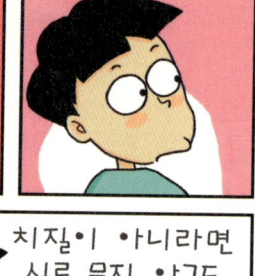
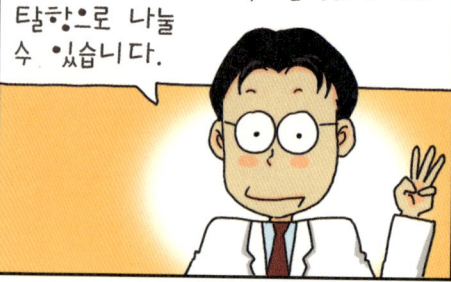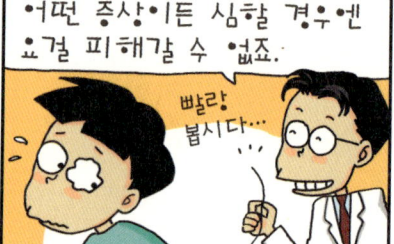

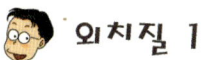
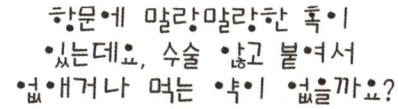
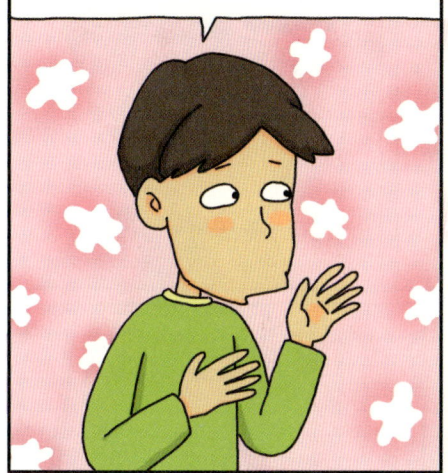
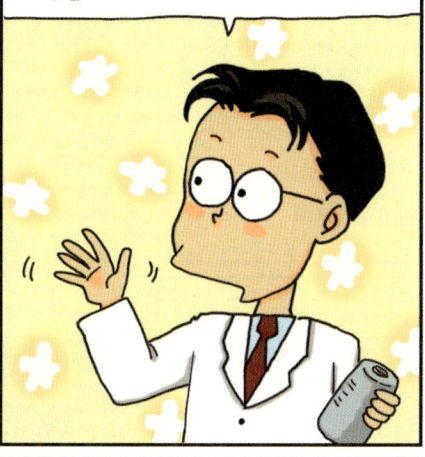
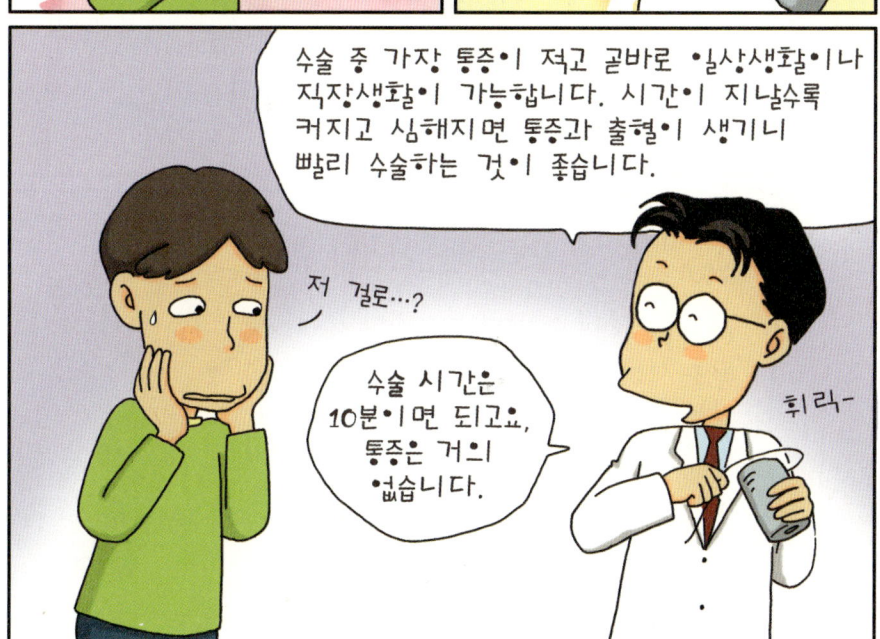

외치질 2 (혈전치)

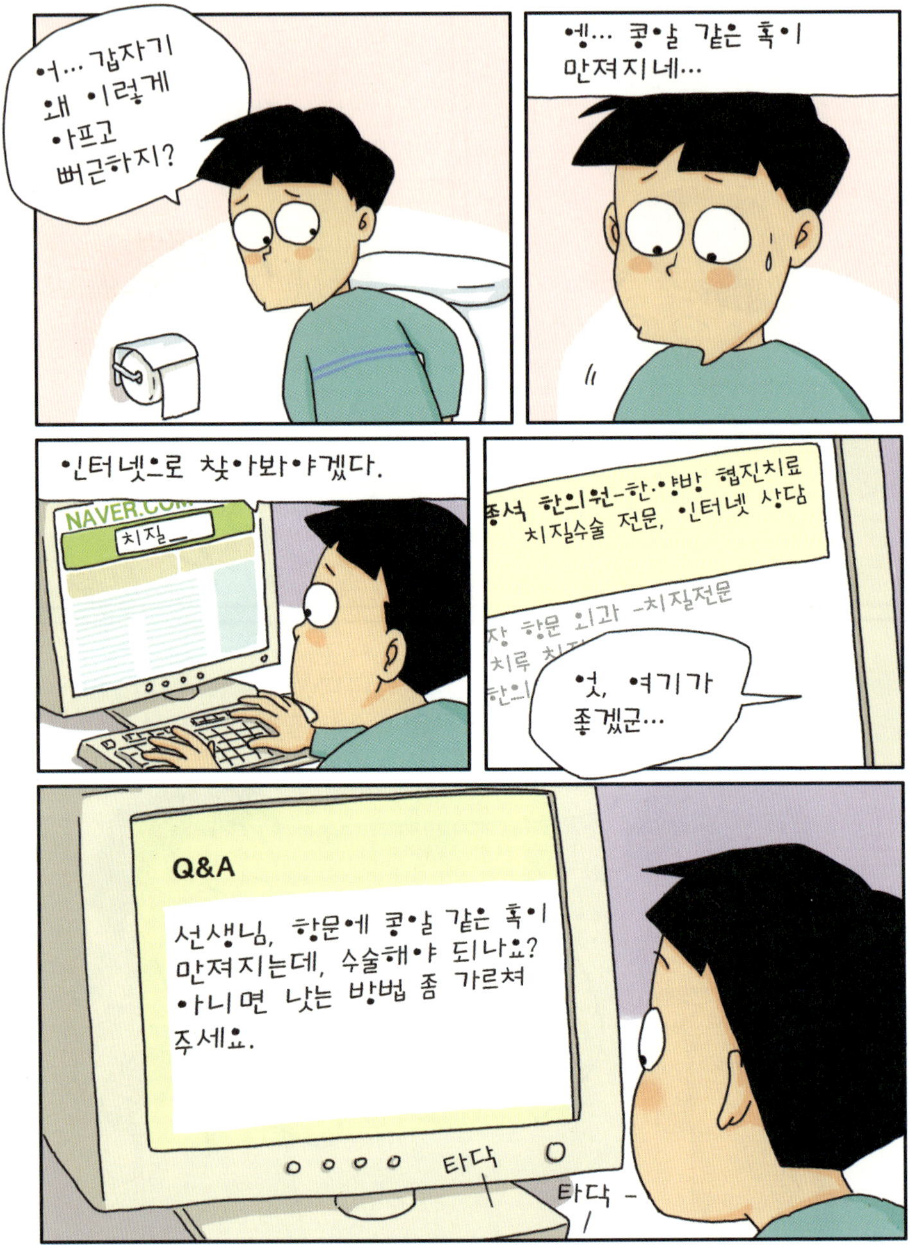

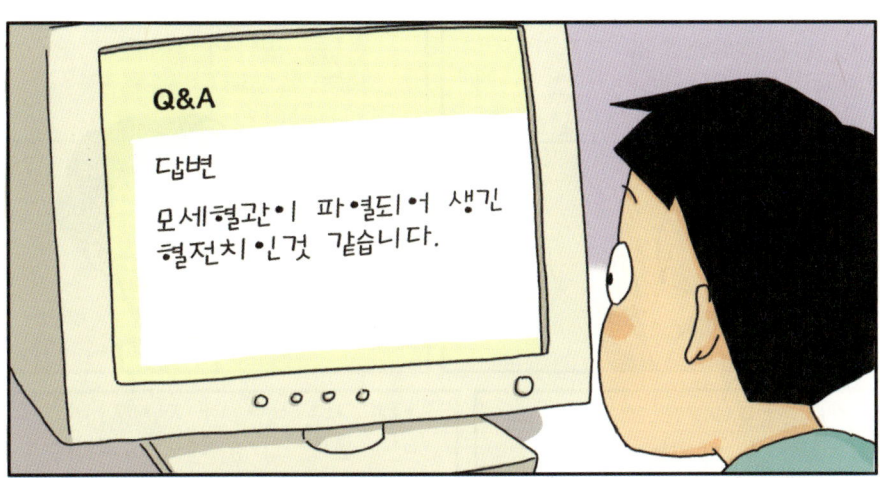

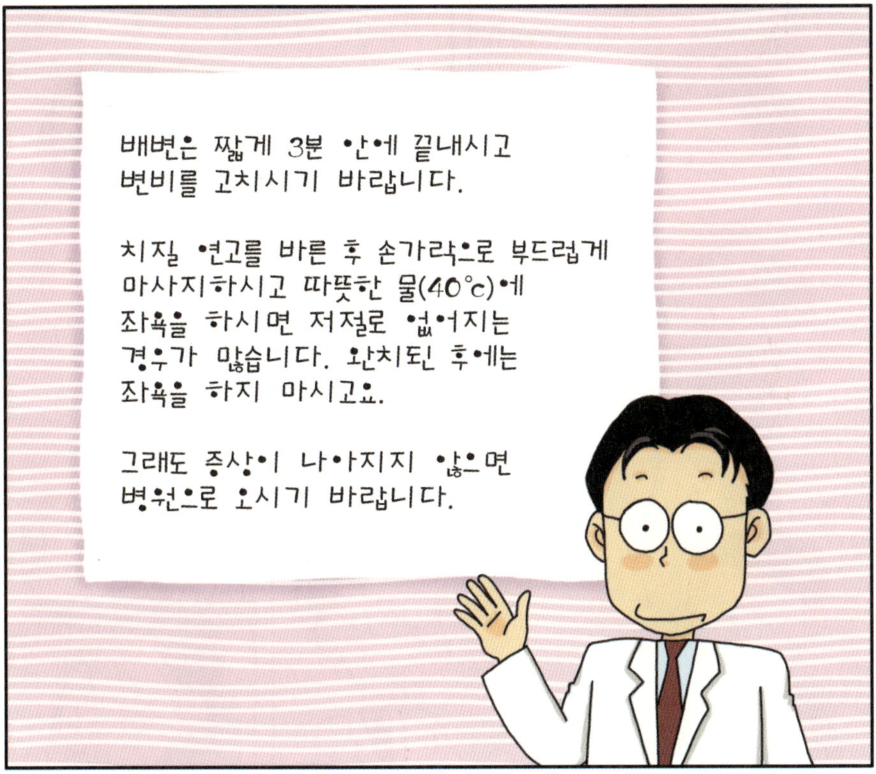

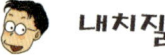 내치질

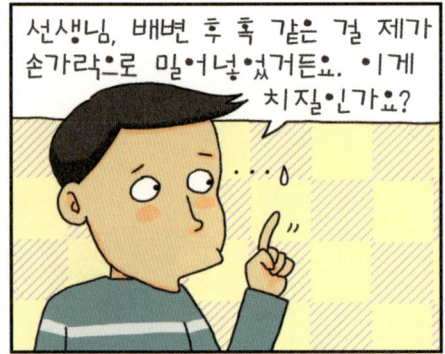
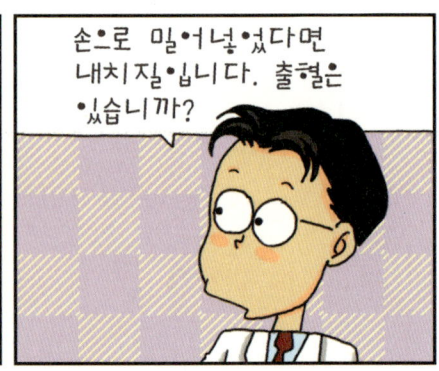
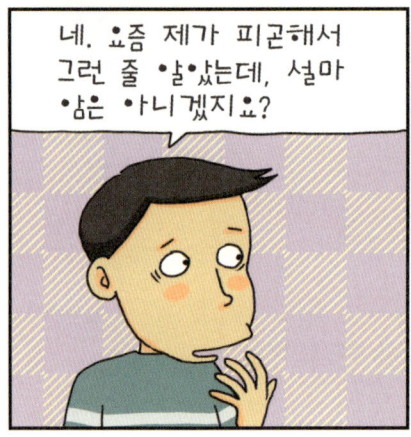
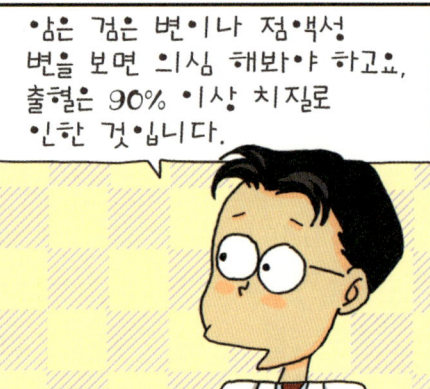
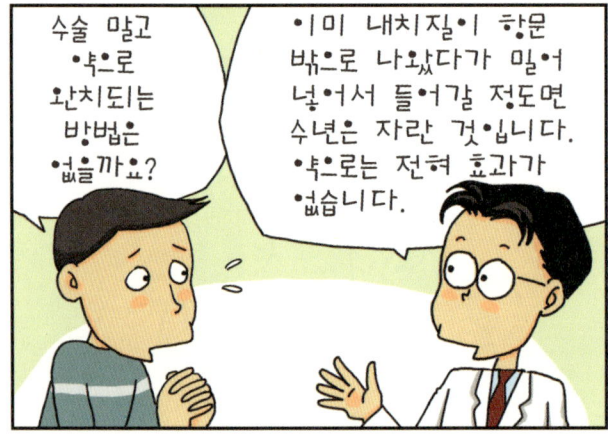
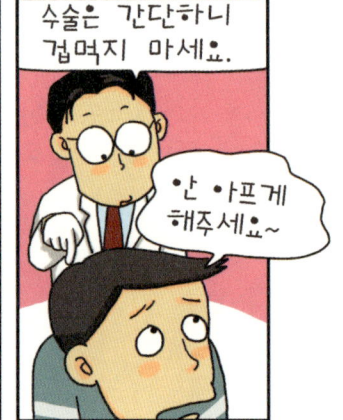

탈 항

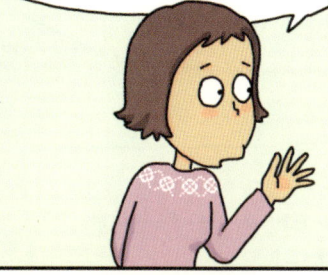
저는 배변시 항문 전체가 붓는 것 같아요. 통증은 별로 없는데 출혈이 많고요, 배변 후 밀어 넣어도 잘 안 들어가요. 치질처럼 혹 같은 건 없는데...

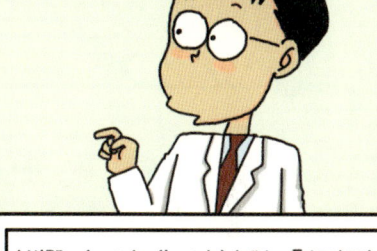
탈항 3기 정도 되는 것 같은데 진료를 해보죠. 탈항은 치질과는 달리 통증은 적지만 오래되면 불쾌감이 통증보다 더 고통스럽답니다. 배꼽 좀 보여주시겠어요?

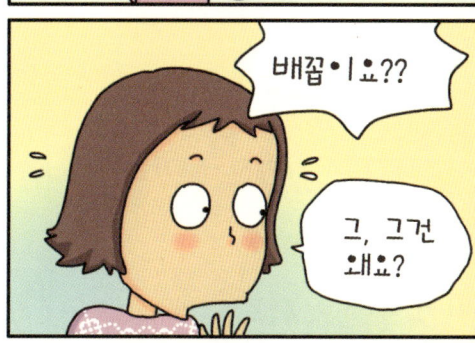
배꼽이요??
그, 그건 왜요?

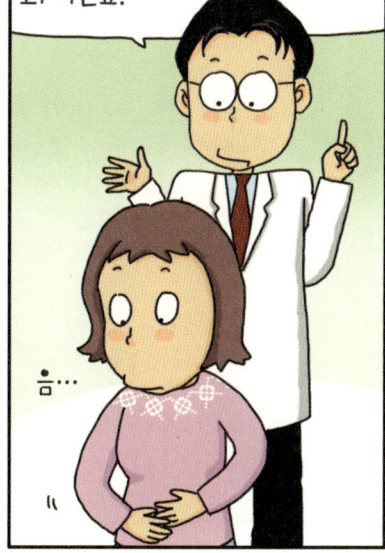
배꼽이 위에 위치한 환자가 자연분만을 하면 너무 힘이 들어 항문이 쉽게 빠져나오고, 심하면 자궁까지 처져 나오게 되거든요.

음...

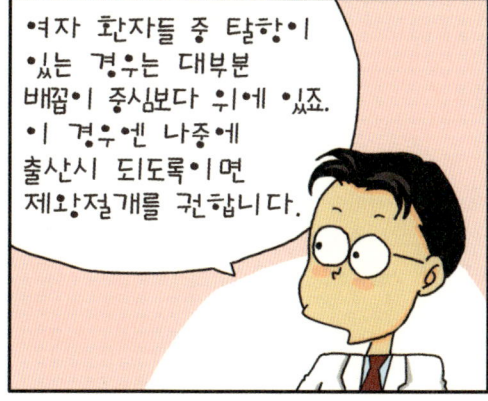
여자 환자들 중 탈항이 있는 경우는 대부분 배꼽이 중심보다 위에 있죠. 이 경우엔 나중에 출산시 되도록이면 제왕절개를 권합니다.

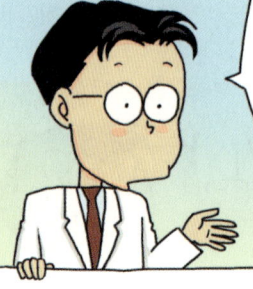

탈항은 변을 볼 때나 쭈그리고 앉을 때, 그리고 피곤하거나 과음 후 항문 전체가 부어오르고, 새빨간 색을 띤 닭 벼슬모양 같은 것이 한쪽이나 여러 방향에서 빠져 나오는 것입니다. 탈항은 정도에 따라 1~4도로 나뉘죠.

■ 1도 탈항
배변시 항문이 부은 듯이 나오며, 손가락으로 밀어넣으면 쉽게 들어가고, 출혈과 통증이 거의 없다.

■ 2도 탈항
배변시 한쪽으로 빨간색을 띤 탈항핵이 2~3cm가량 탈출되며, 가끔씩 소량의 출혈이 동반된다. 통증은 거의 없으나 피곤하면 약간씩 밀려나오고, 화장실에 가도 시원스럽게 변이 나온 것 같지 않다.

■ 3도 탈항
배변시 항문 전체가 빠져나오거나 한쪽으로 두 개 정도 빠져나오는데, 탈항의 핵이 3~4cm 이상 되면 출혈이 심하게 쏟아져 내린다. 통증은 비교적 없는 편이나, 배변 후 밀어넣는데 시간이 걸리고 조금만 피곤해도 항문 밖으로 탈출되어 나온다.

■ 4도 탈항
항문이 수축기능을 상실하여 심할 때는 들어가지 않아서 누워 있어야만 가라앉고, 통증과 출혈도 심하다. 치료는 아주 어려우며 나이가 많으면 치료가 불가능할 때도 있다.

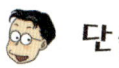 단순치루

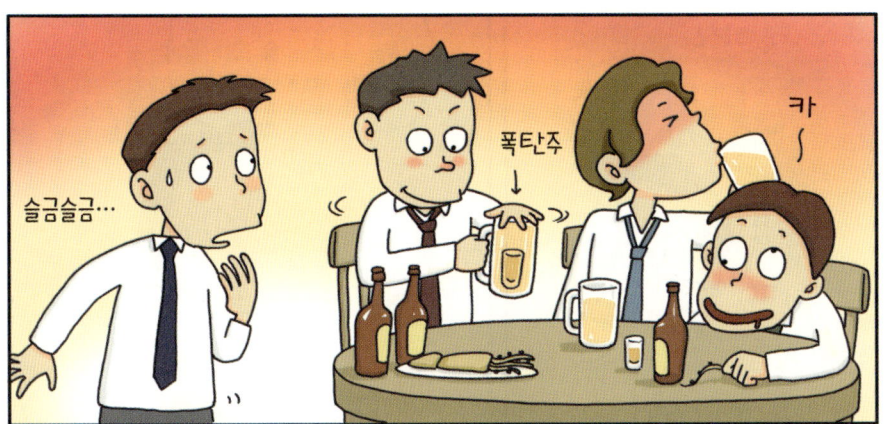

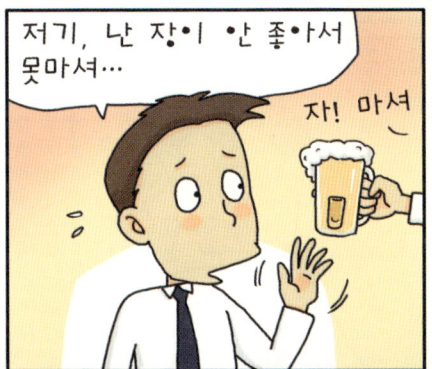

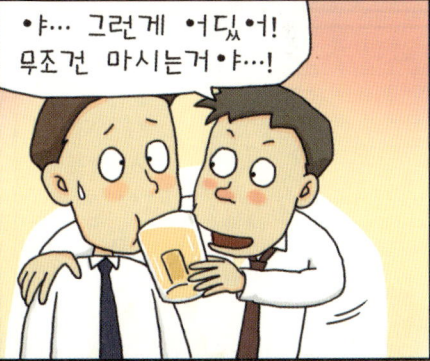

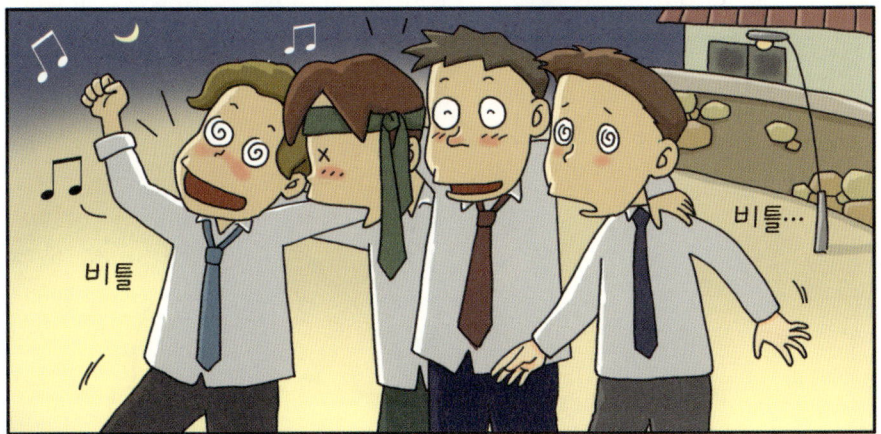

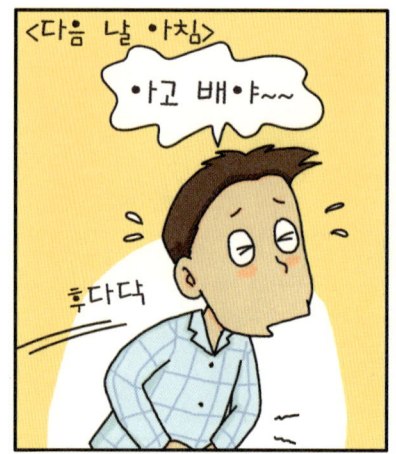
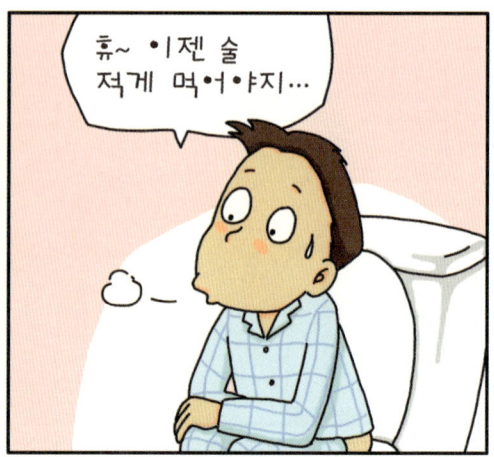
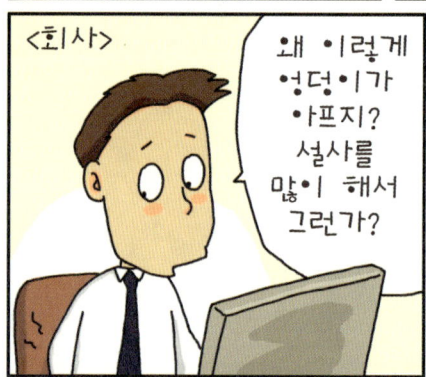
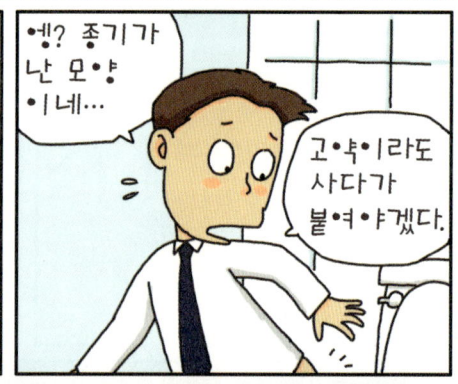
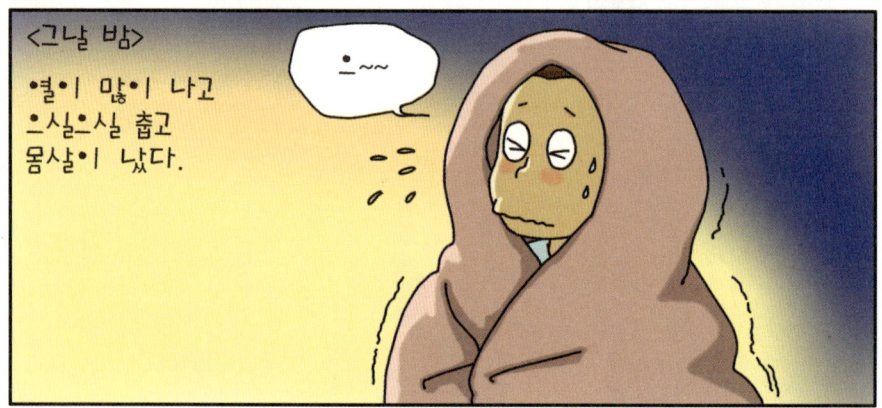

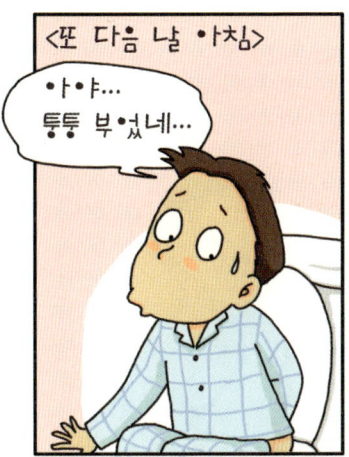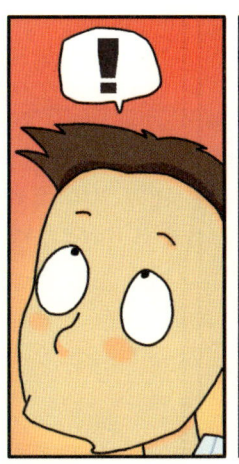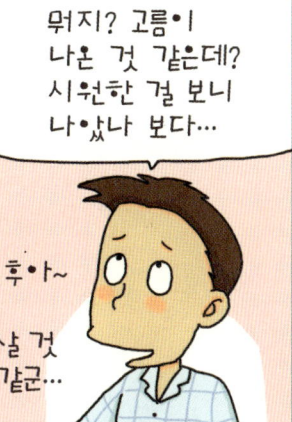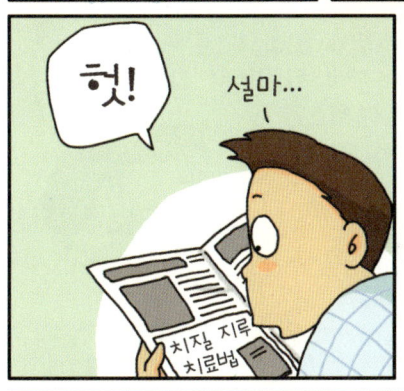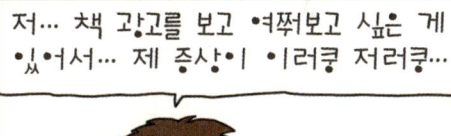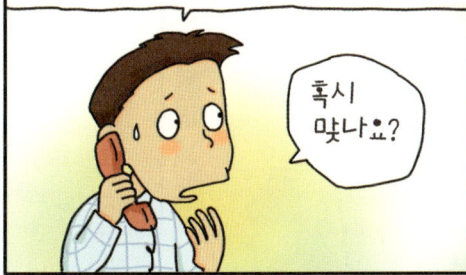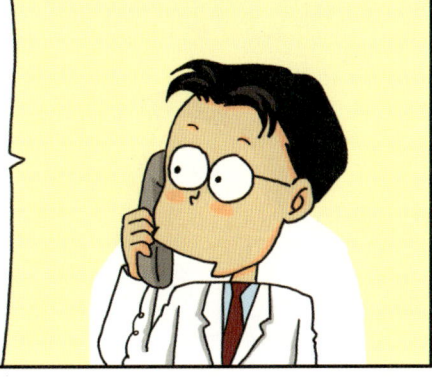

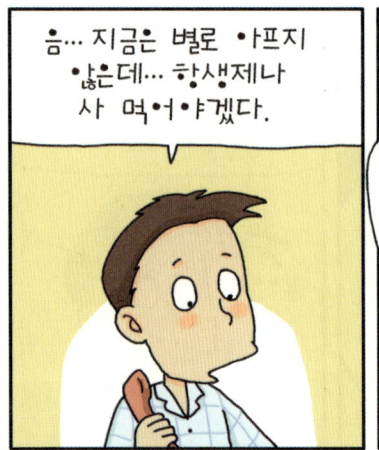
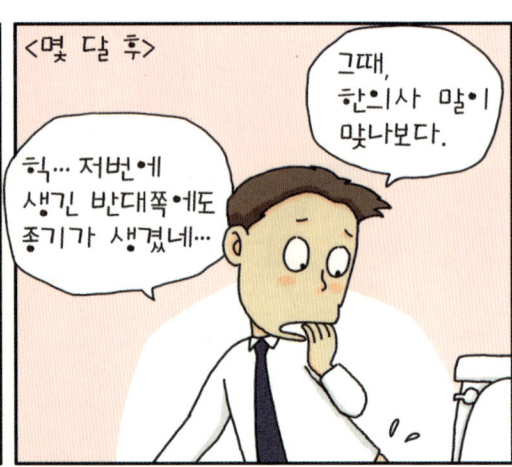
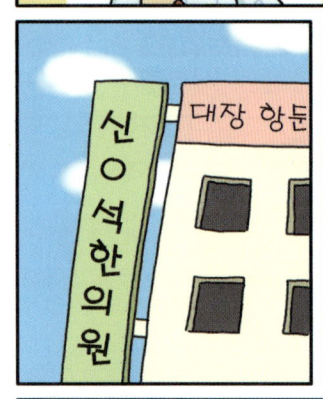
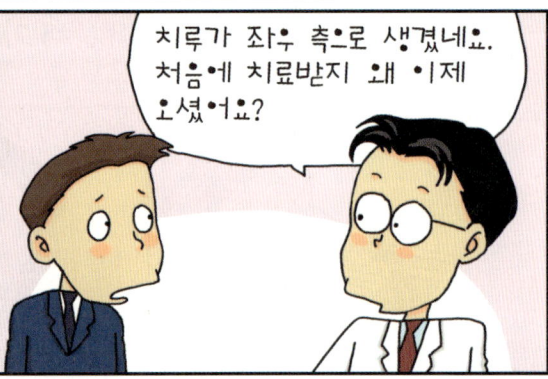
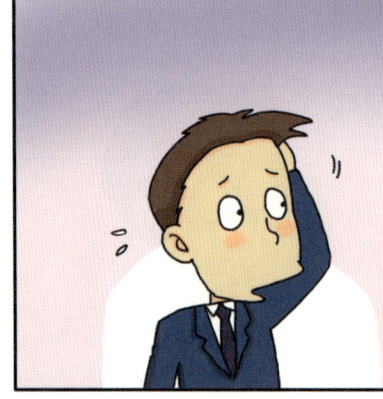

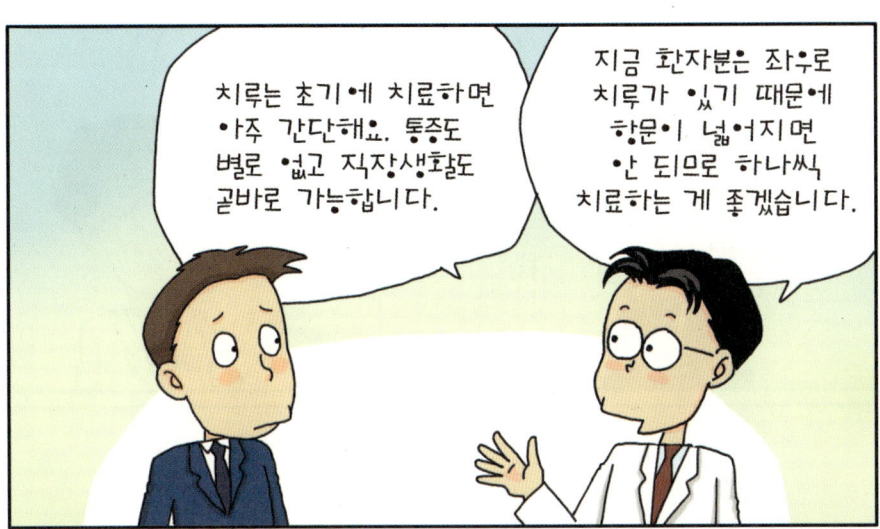
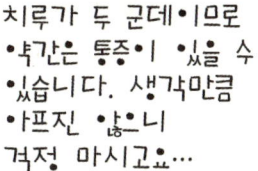
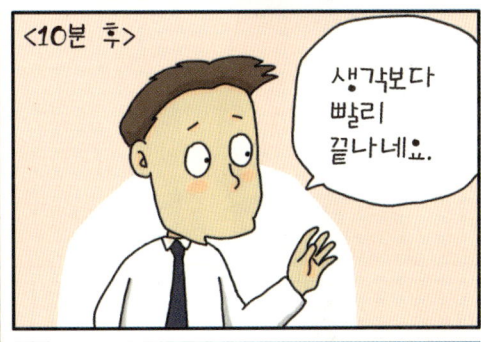
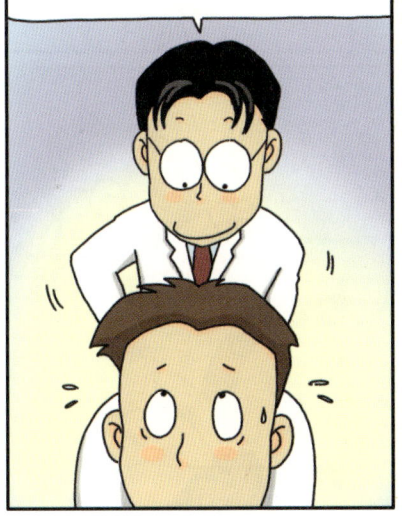
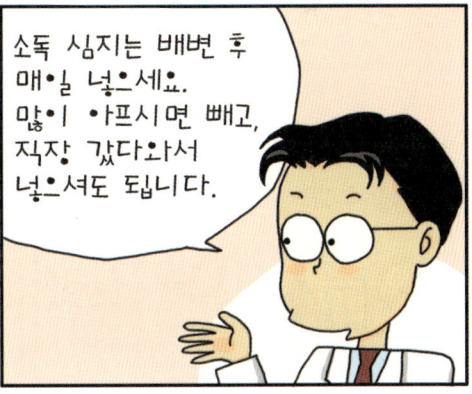

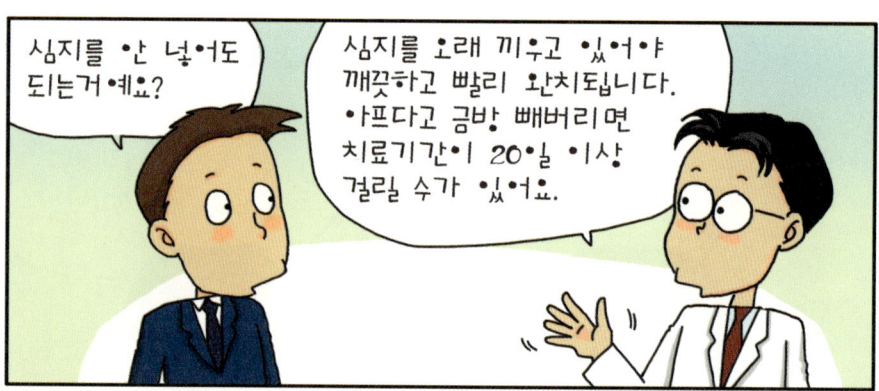
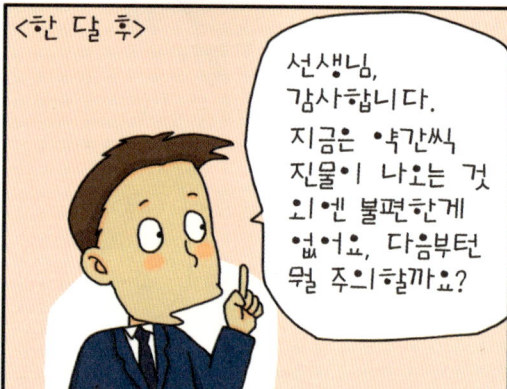
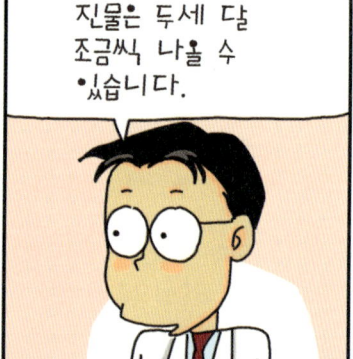
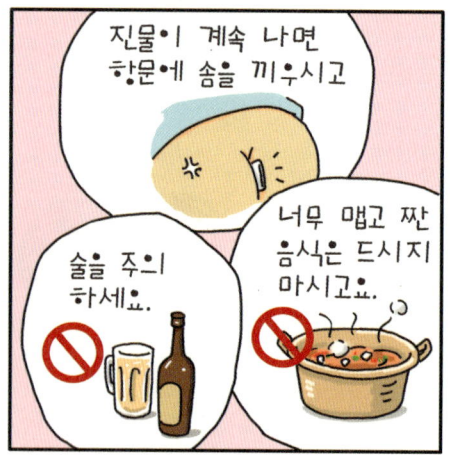
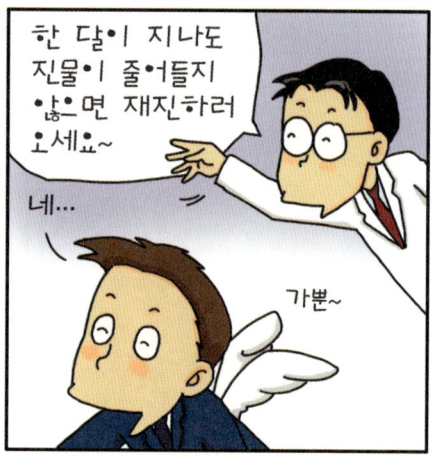

심부치루

저번 주에 치루 수술을 받았는데요, 다른 환자분들은 심지를 넣는다는데 전 항문 밖에 고무줄 같은 것이 묶여있고 거즈에는 고름도 많이 묻어있어요…

• 이 고무줄은 뭐죠?
• 언제 빼내나요?
• 앉아있으면 자꾸 찔리고 변 볼 때도 여간 불편한게 아닙니다…

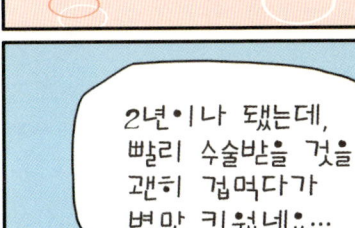

2년이나 됐는데, 빨리 수술받을 것을 괜히 겁먹다가 병만 키웠네요…

환자분의 치루는 단순치루, 즉 치루관을 절개하고 심지를 항문 안에 삽입하면 보름 안에 완치되는 간단한 치루가 아니라 깊숙히 위치한 심부치루입니다.

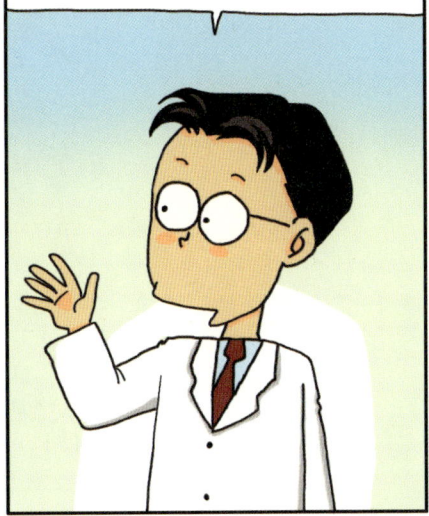

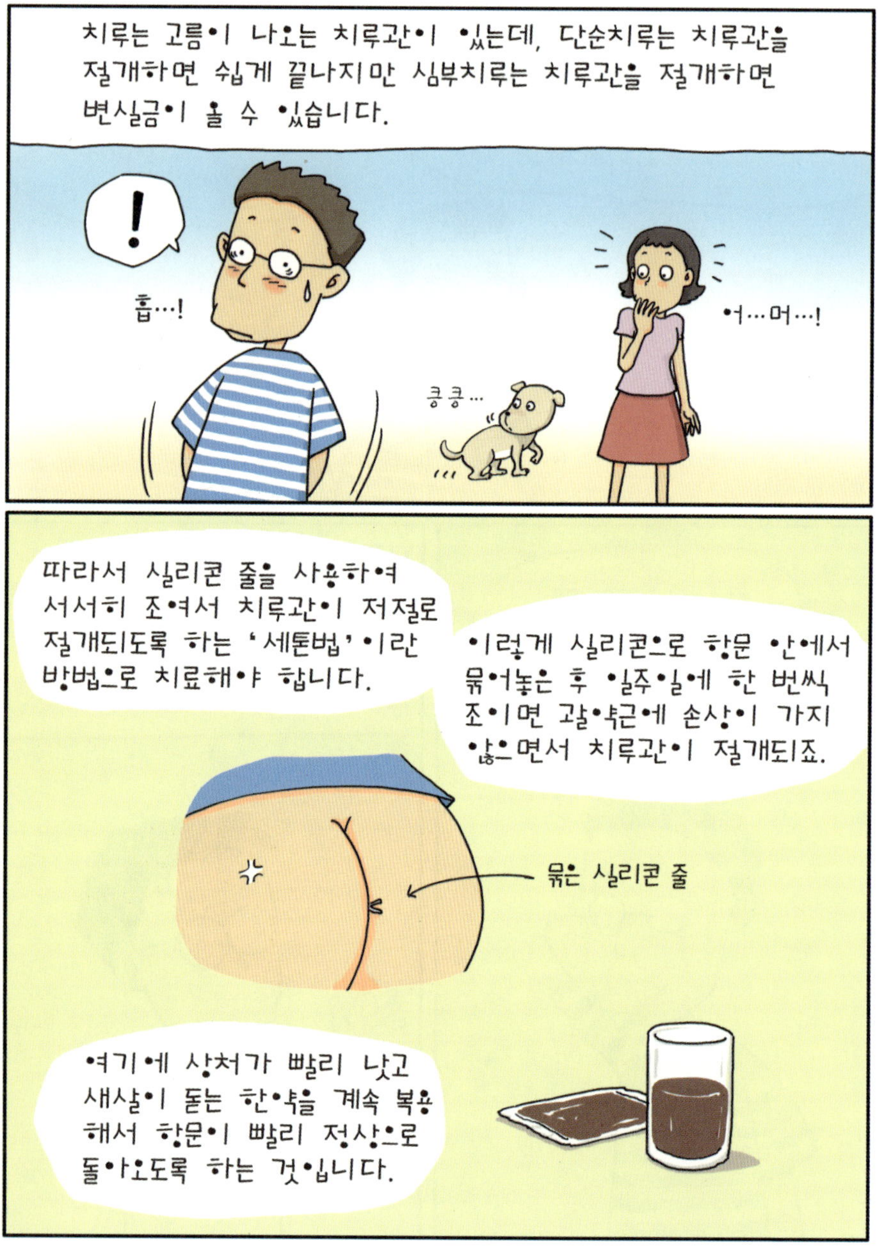

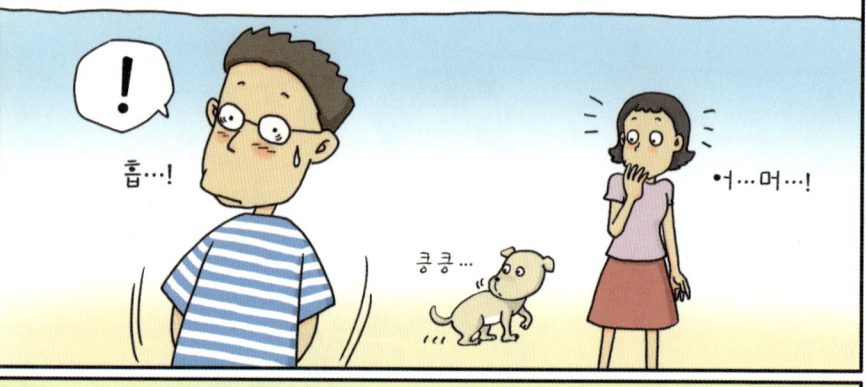

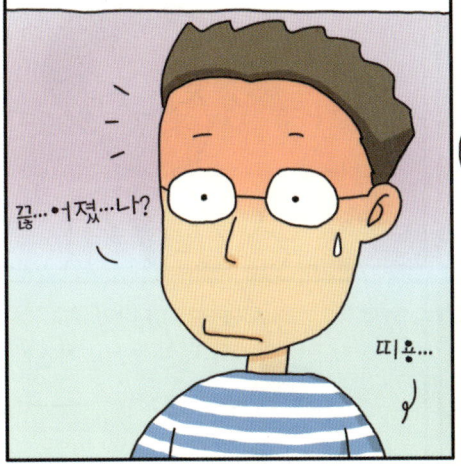
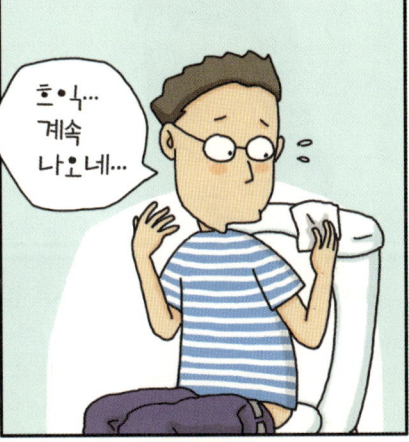
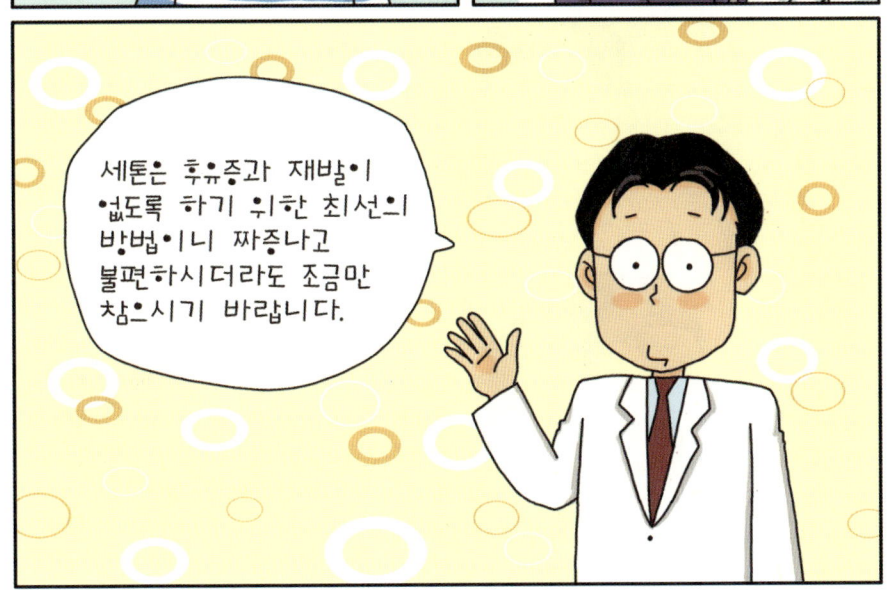

항문열

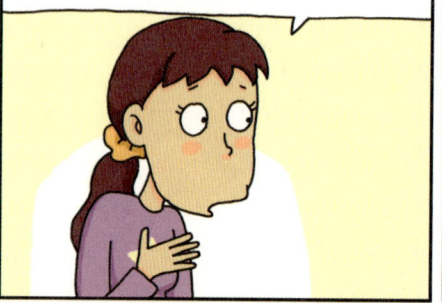

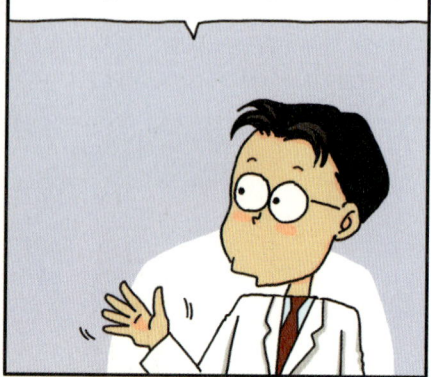

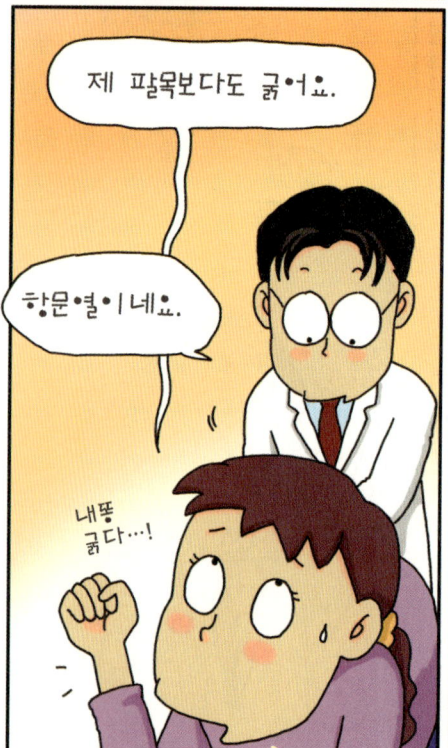

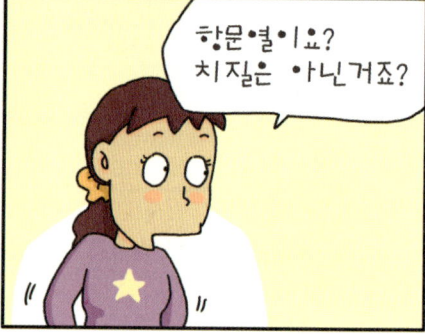

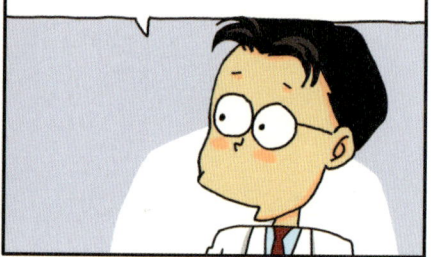

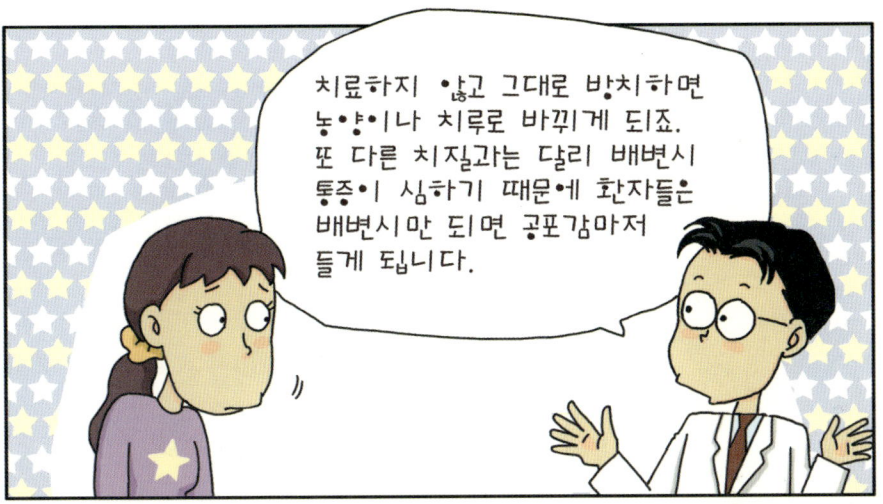
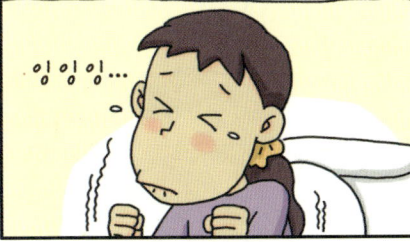
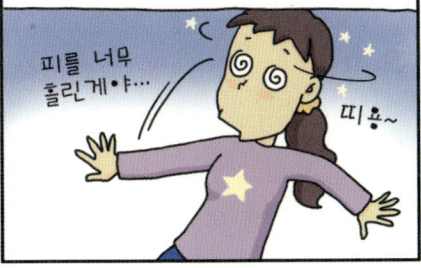
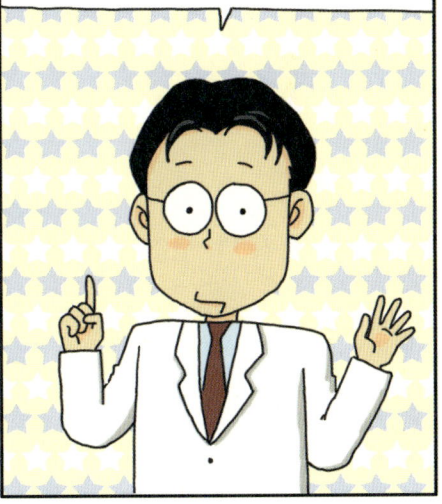

소아치루

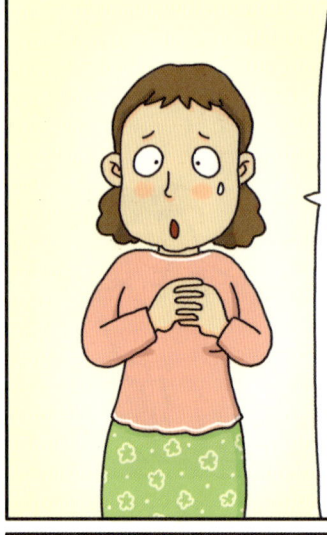

저희 아들이 생후 8개월인데 3주 전부터 항문 주위 농양으로 소아과에 다니거든요. 그동안 고름 5개를 차례로 짜냈습니다. 항문외과도 가 보았는데 아기가 아직 어리고 자연치유가 될 가능성도 있으니 돌까지 기다리라네요. 수술시에는 전신마취가 필요하다고요. 지금은 좌욕과 항생제를 먹이고 있는데, 정말 돌까지 기다리면 나을 수 있는 것인지 아니면 조기 수술을 해야 하는 것인지... 주위에 경험한 사람도 없고 너무 답답하네요.

소아치루는 생기고 한 달 정도 지내본 후 없어지지 않으면 저절로 없어지는 경우는 드뭅니다. 도리어 갑자기 여러 군데로 번지기가 쉽습니다. 보통 좌우나 상하 대칭으로 번져서 오곤 하니 번지기 전에 수술하는 것이 좋습니다.

소아치루 수술에 있어서 전신마취는 할 필요가 전혀 없습니다. 간단히 항문만 마취한 후 항문 안의 내공을 찾아서 제거해주면 보름 안에 대부분 완치됩니다.

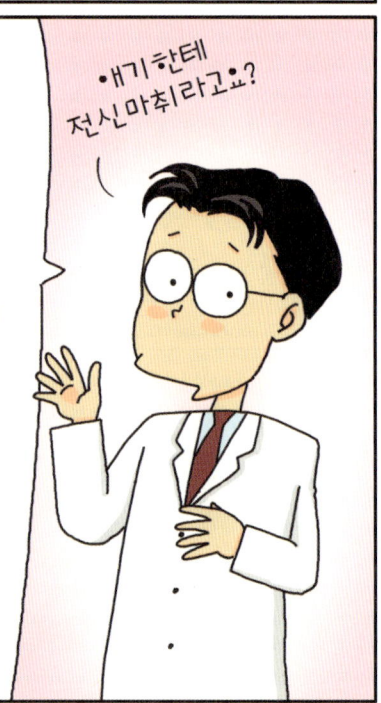

애기한테 전신마취라고요?

항문 안의 내공을 찾아서 탐침을 빼낸 후 치루관을 절개해야 되는데, 의사의 실력에 따라서 재발할 수도 있고, 재발이 없을 수도 있습니다.
내공을 찾지 못한 채 강제로 내공을 만들어서 치루관을 절개하면 거의 재발하기 때문입니다.

소아치루는 항문만 간단히 마취해서 10분 안에 수술을 끝내야 합니다. 그래야 아기가 고통스러워하지 않고 수술에 대한 공포감을 줄일 수 있습니다.

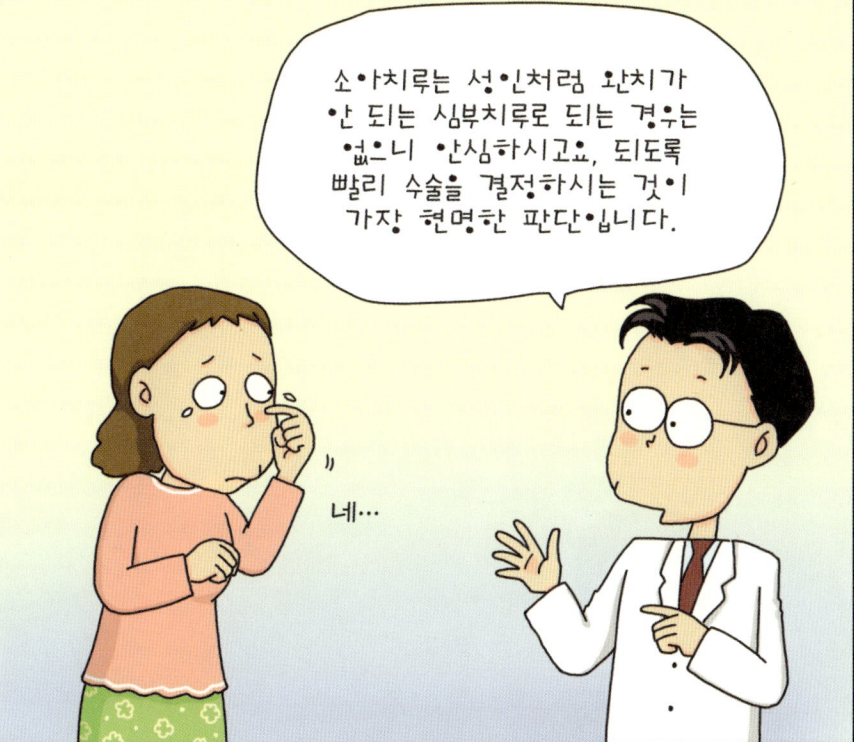

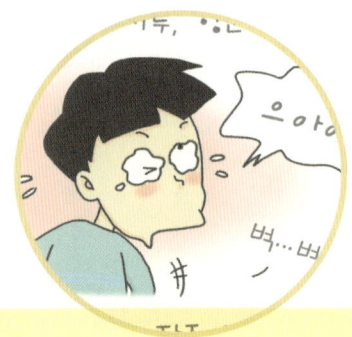

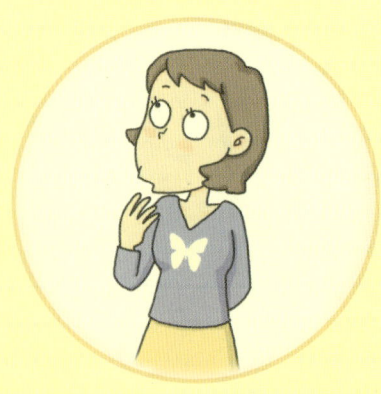

3장

비법전수

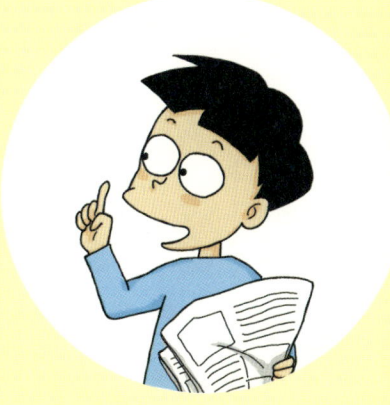
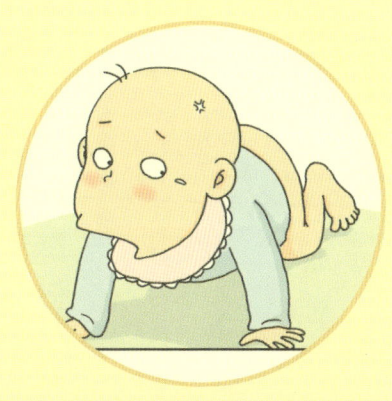

똥꼬철학 3 · 아름다운 항문을 만드는 조각가

"인생은 짧고 예술은 길다."
이 말은 원래 히포크라테스*의 『잠언집』 첫머리에 쓰여진 "인생은 짧고 의술은 길다."라는 말에서 유래되었습니다.
의술이나 예술이나 같다는 의미겠지요.

예술만 아름다움을 추구하는 것은 아닙니다.
치질 수술도 단지 '거추장스럽거나 통증을 유발하는 치질을 정상조직에서 박리하여 떼어낸다.'는 개념일 수 있으나, 아름다운 항문을 만들기 위한 예술가의 입장에서 수술할 수도 있는 것입니다. 차원이 다른 수술이지요.
기능뿐만 아니라 심미적인 요소가 가미된, 그리고 의사의 정신과 철학이 이식된, 그런 수술입니다.
날개가 있다고 모두 새는 아니듯, 물고기라고 발이 없으란 법은 없듯(가까운 제주도에도 조류에 떠내려가지 않으려고 어초를 발로 잡고 있는 씬벵이라고 부르는 물고기가 있더군요). 치질 수술도 모두 같은 것이 아닙니다.

치질 수술을 예술로 승화시킨 의사는 제가 유일할 것입니다. 그림 값이 화가에 따라 달라지듯, 그냥 치질 수술이 아닌 예술가의 작품을 구입한다는 마음을 환자분들도 가져주셨으면 하는 바램입니다.

* 히포크라테스 (B.C. 460~377)
고대 그리스의 의학자. 에게해 코스섬에서 태어나 일생 동안 그리스와 소아시아를 여행하며 의술을 행하였으며, '의학의 아버지'라 불린다.

치질의 예방과 치료

치질 예방 십계명

1. 아침에 일어나자마자 생수 200cc를 마신다.

2. 하루에 한 번씩 규칙적인 배변 습관을 기르도록 한다.

3. 항문을 항상 청결히 한다.

4. 자극적인 음식과 술은 삼간다.

5. 반드시 좌변기를 이용한다.

6. 화장실에서 신문이나 책을 읽지 않는다.

7. 화장실에서 과도한 힘을 주지 않도록 주의한다.

8. 오래 앉거나 서있는 직업을 가진 사람은 자주 움직이며 스트레칭을 해 준다.

9. 초기 치질을 발견했을 때에는 좌욕과 마사지로 치료한다.

10. 치질이 마사지로 없어지지 않을 때에는 반드시 전문의의 치료를 받는다.

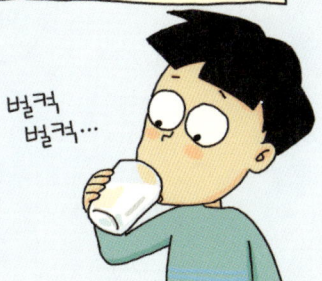

항문 마사지

초기의 치질은 병원에 가지 않고 집에서
항문 마사지로 손수 치료할 수 있다.
항문 마사지는 혈전성 치질,
즉 모세혈관이 파열되어 간지럽고 통증이 많으며
시간이 갈수록 커지면서 염증반응이 일어나는
혈전외치에 가장 효과적이다.
그러나 지름이 1.5cm 이상이거나 대추만한 것은
마사지를 해도 쉽게 없어지지 않는다.

항문 마사지는 하루에 최소한 두 차례는
반드시 시행해야 한다.
즉 아침 배변 후, 그리고 저녁에
보통 20분 정도가 적당하다.

마사지를 자주 해줄수록 치질은 빨리 완치되나,
한 달 이상이 지나면 고인 피가 완전히 굳어져
아무리 마사지를 해도 없어지지 않는다.
그러므로 처음 치질이 생겼을 때
15~30일 이내에 완치시켜야 한다.

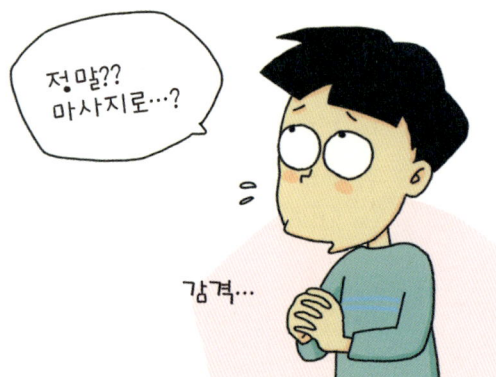

■ 마사지 자세

마사지하기에 가장 좋은 자세는 편안히 옆으로 누운 자세이다.

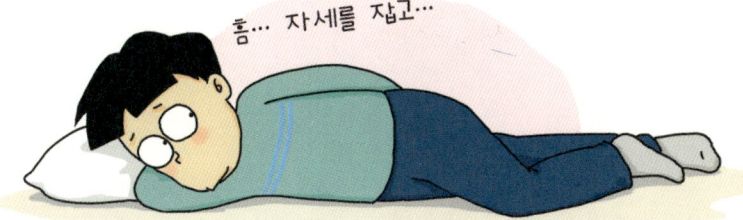

■ 마사지 방법

1. 흐르는 물로 깨끗이 항문을 씻는다.

2. 항문 주위를 원운동 하듯이 부드럽게 마사지한다.(1분)

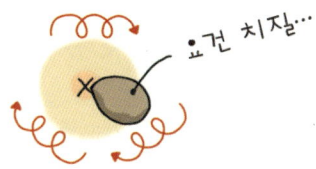

3. 치질 부위를 집중적으로 마사지한다.(5분)

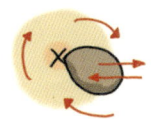

4. 엄지와 검지손가락으로 치질을 잡고서 한참을 꼭 누른다.(1~5분)

5. 2~4를 반복해서 시행한다.

항문이 가려운 경우

항문 가려움증은 치료가 쉽지 않고 끈기를 요하는 병이다. 원인을 들자면 요충, 치질, 치루, 항문 불결, 내분비 이상, 곰팡이균 등 여러 가지가 있다.

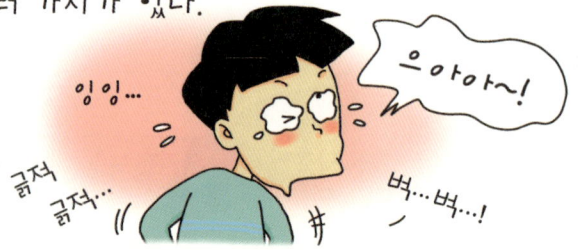

우선 1회용 구충제를 복용한 후 자주 항문을 물로 씻어준다.

치질 초기 증세로 인해 가려울 때는 연고를 바르거나 좌욕, 또는 결찰법으로 치질을 없애야 한다.

원인이 뚜렷하지 않으면서 항문이 가려울 때는 백반을 끓인 물에 30분 정도 좌욕을 하거나, 사물소풍탕을 복용한 후 고삼, 사상자, 학련 등을 끓인 물에 좌욕하면 호전된다.

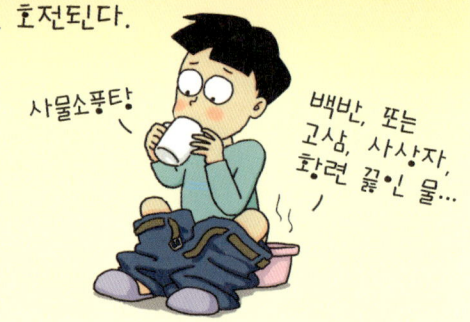

이렇게 해도 차도가 없을 경우엔 70%의 알코올을 환부에 주사하는데, 이때는 오랜 경험과 숙련된 치료술이 필요하다.

그래도 완치되지 않으면 전문 병원에서 신경을 끊어버리는 수술을 받아야 한다. 그렇지 않으면 손가락으로 항문을 긁어 항문이 헐고, 심하면 정신병으로까지 가는 일도 있다.

치료약은 없는가?

치질, 탈항, 치루를 100% 고칠 수 있는 약은 없다고 보아야 옳다.

치질 중에서 처음 발생하여 통증이 있는 것은 대부분 항문 연고를 바르거나 따뜻한 물로 좌욕을 하면 저절로 없어지는 경우가 많은데, 사람들은 이런 경우에 약으로 완치되었다고 쉽게 착각한다.

탈항은 약을 전혀 복용하지 않고 자극성이 없는 음식을 먹으면서 휴식을 취하면 원상태로 회복되기도 한다. 탈항은 쪼그리고 앉거나 아주 피곤할 때, 또는 음주 과다시에 심해지는데, 이것은 시간이 갈수록 탈항의 핵이 자라기 때문이다. 그리고 먹는 약으로는 그 성장을 멈출 수가 없다.

치루는 처음 농이 차서 터지고 난 후 저절로 완치되는 수가 상당수 있다. 이때 항생제를 복용해서 낫는 경우가 간혹 있지만, 근본적으로 약으로는 완치가 힘들다는 사실을 알아야 한다.

먹는 약은 99% 효과가 없으며, 반드시
미끌미끌한 혈관 확장제가 들어있는
연고를 항문 주위와 항문 안으로 바른 다음
손가락으로 치질 주위를 마사지한다.
변을 본 후에 따뜻한 소금물에 좌욕을 하면
지름 1cm 미만이나 생긴지 한 달 이내의
치질은 대부분 없어진다.

귀찮다고 그냥 지내든가, 간단히 먹는 약을
복용하면 나중에 크게 고생하게 된다.
악화되기 전에 전문의의 치료를
받는 것이 현명하다.

변비의 예방과 치료

변비 예방 십계명

1. 아침 식사를 거르지 않는다.
2. 운동부족이 되지 않도록 한다.
3. 정해진 시간에 화장실에 가도록 한다.
4. 다이어트 한다고 굶지 않는다.
5. 섬유소가 많은 음식을 먹는다.
6. 물과 우유, 요구르트 등을 많이 먹는다.
7. 항생제를 자주 먹지 않는다.
8. 설사약을 복용하지 않는다.
9. 변을 오랫동안 참지 않는다.
10. 스트레스를 극복하도록 한다.

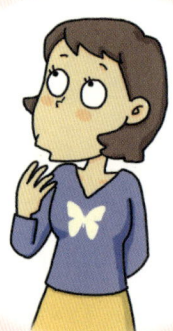

간단하면서도 쉽지가 않더라구...

식 이 요 법

양배추를 삶아서 반 통정도 먹는다. 이는 부드러운 섬유가 되어 장을 이롭게 한다.

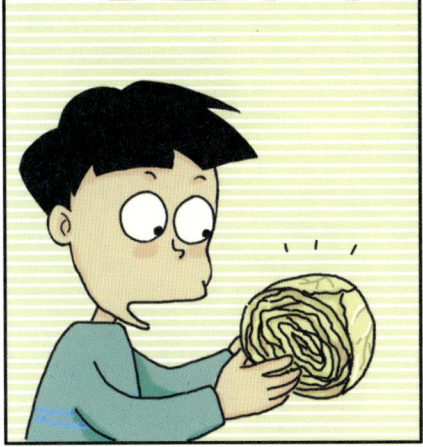

생감자 2개를 요구르트나 오렌지주스에 넣고 믹서기에 갈아서 건더기채로 먹는다.

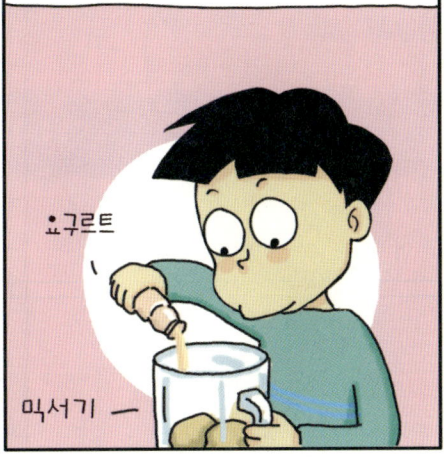

항상 현미식을 하도록 한다.

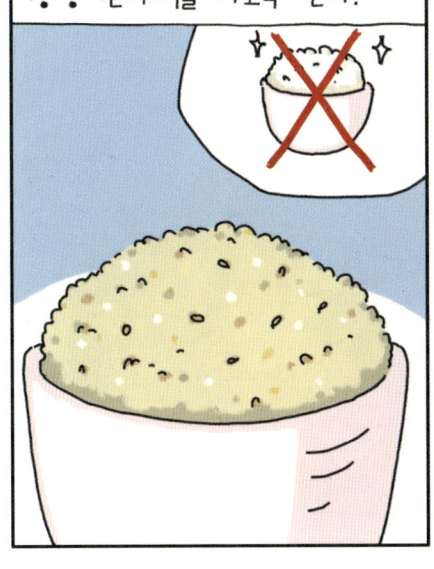

매일 자기 주먹 크기 이상의 변이 나와야 정상이다.

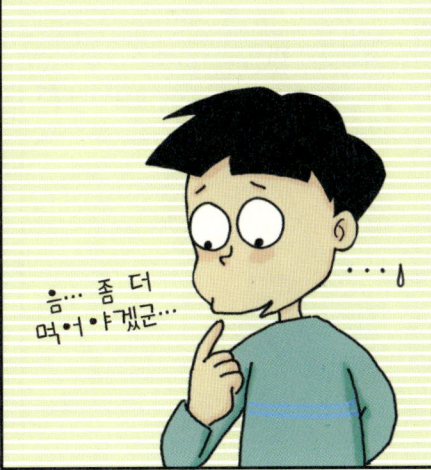

운동요법

1. 줄넘기 - 반드시 운동화를 신는다. 그렇지 않으면 충격으로 관절이 손상될 수 있다.

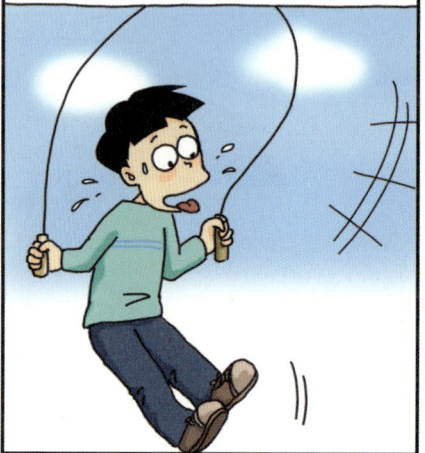

2. 훌라후프 - 돌기가 있어 배에 자극이 되는 것을 고른다.

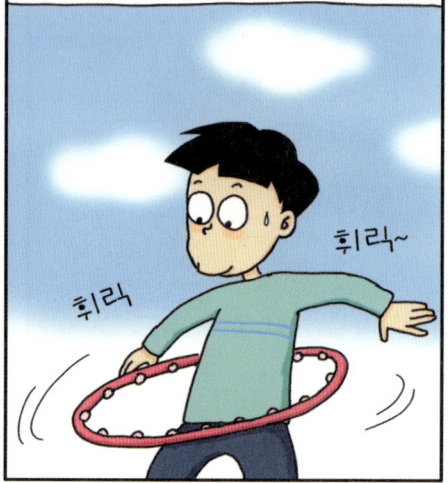

3. 걷기 - 저녁에 초등학교 운동장을 30바퀴 정도 빠른 걸음으로 걷는다.

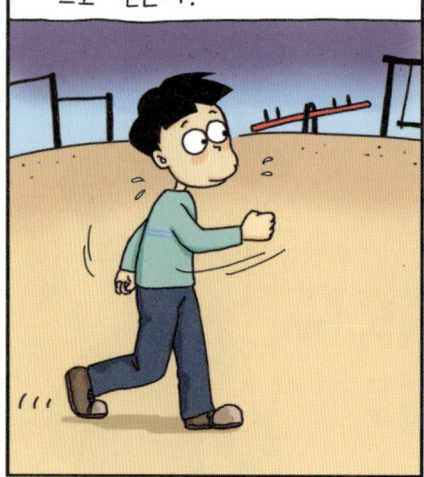

4. 승마 - 가장 좋지만 여건이 되지 않는 경우가 많다.

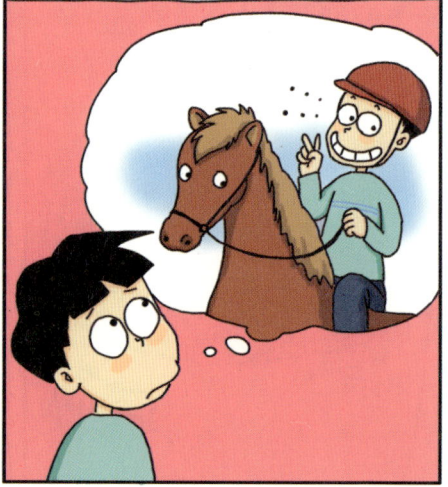

복부마사지

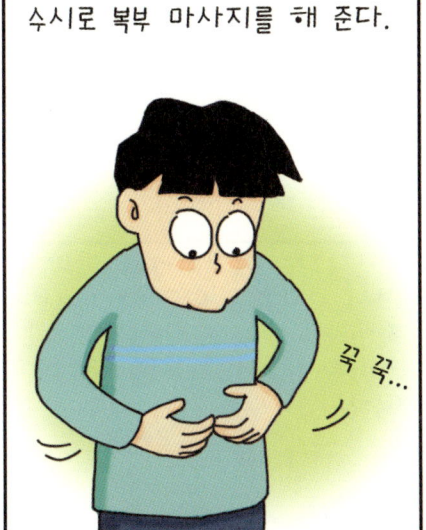

수시로 복부 마사지를 해 준다.

꾹 꾹...

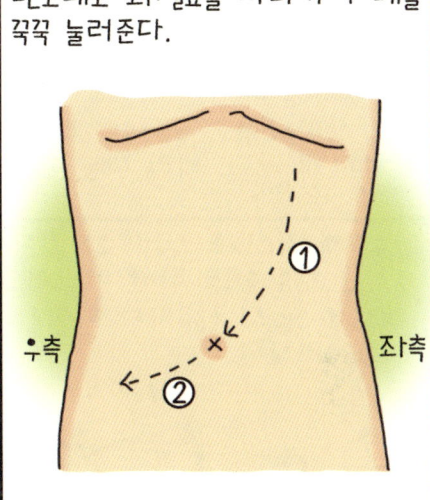

번호대로 화살표를 따라가며 배를 꾹꾹 눌러준다.

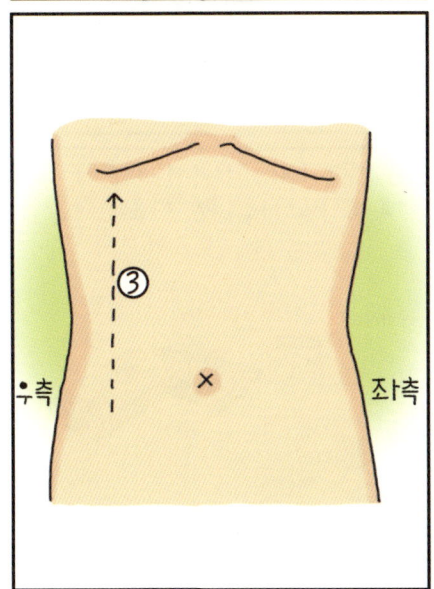

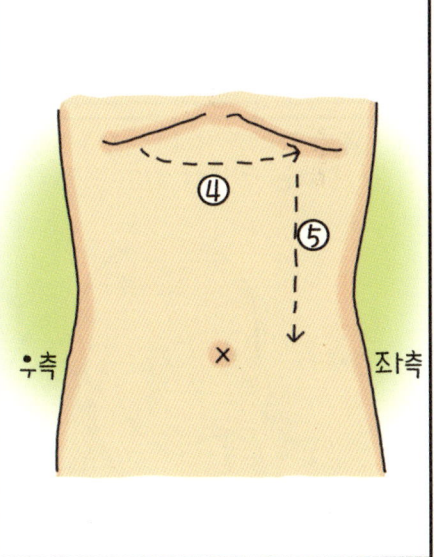

제3장 비법전수 79

유아의 변비치료

대부분의 유아변비는 우유를 먹는 아기에게 빈발한다.

모유를 먹는 유아에게는 변비가 거의 없다. 유아에게 변비가 생기면 토끼 똥처럼 나오기도 하는데, 이때 연약한 항문이 찢어져 변을 볼 때 몹시 아파서 울고, 공포에 질려 변을 잘 보려 하지 않아 변비가 더 심해지게 된다. 이럴 때는 다음과 같은 처방들이 있다.

1. 우유에 파스퇴르 요구르트와 같은 유산균 함유 음료를 타서 먹이며, 매일 1~3g의 살구씨나 피마자 기름을 먹인다.

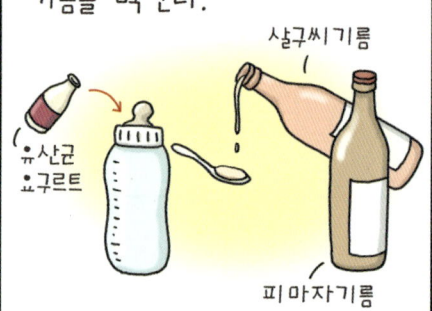

2. 건지황을 막걸리에 담갔다가 쪄서 숙지황을 만들 때 밑으로 떨어져 생기는 지황물을 받아두고 커피잔 1/3 정도의 양을 하루 2회 먹인다.

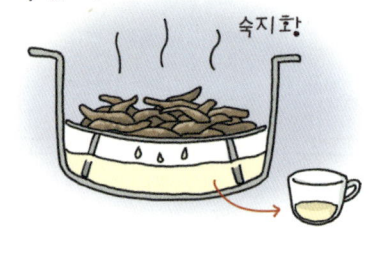

3. 푸레파레숀 H 좌약을 냉장실에 보관했다가 꺼내서 어른이 사용하는 크기의 1/3만 잘라 항문에 쑥 밀어넣으면 치료된다.

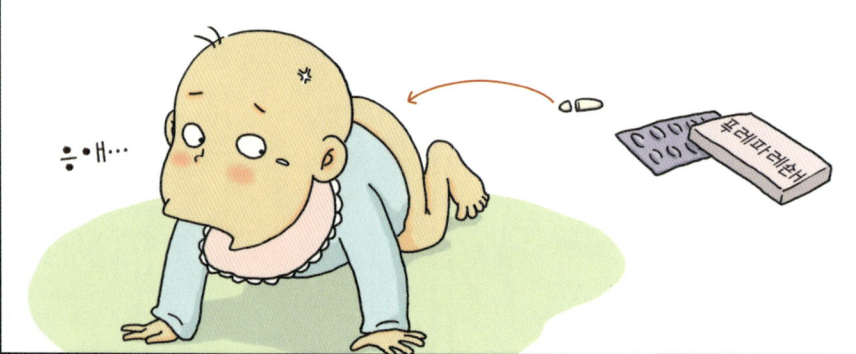

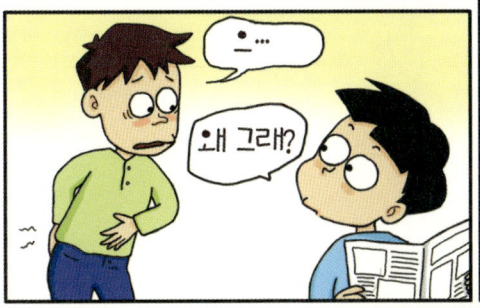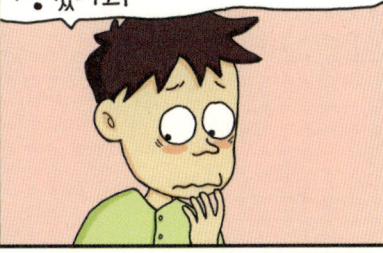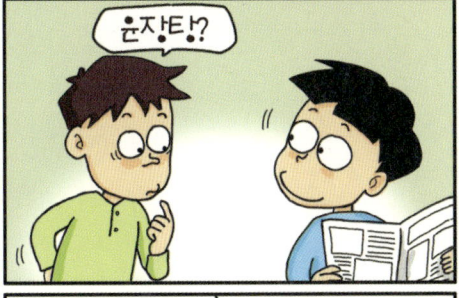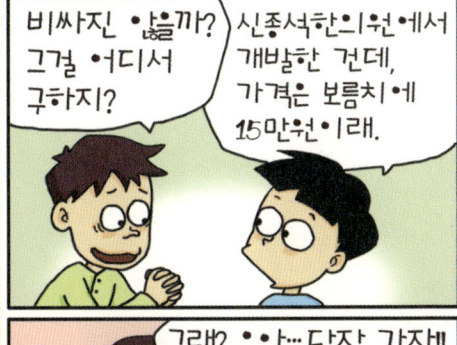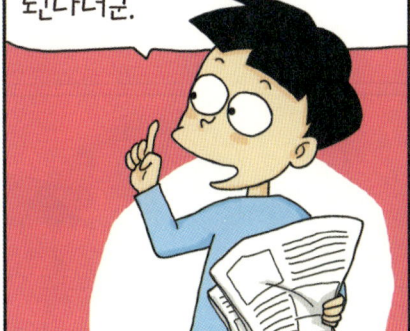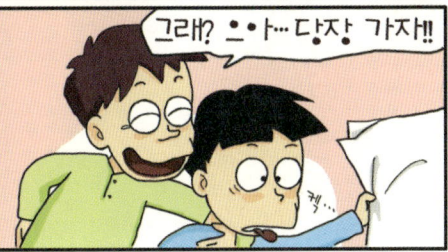

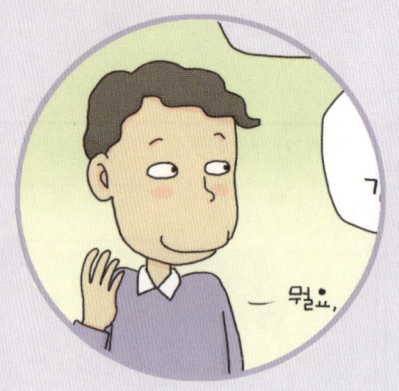

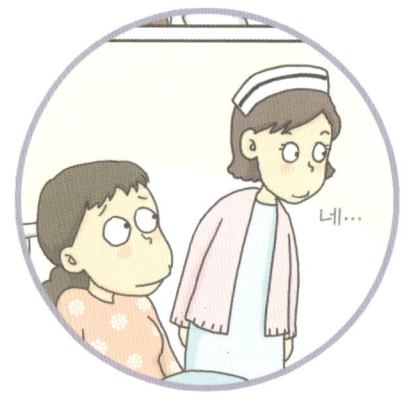

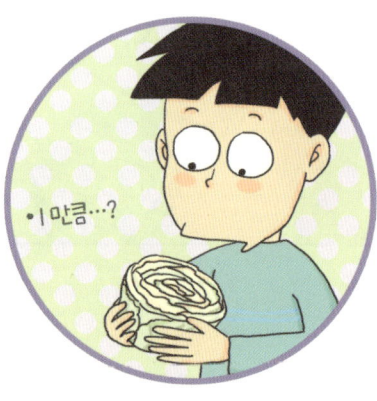

4장

치료안내문

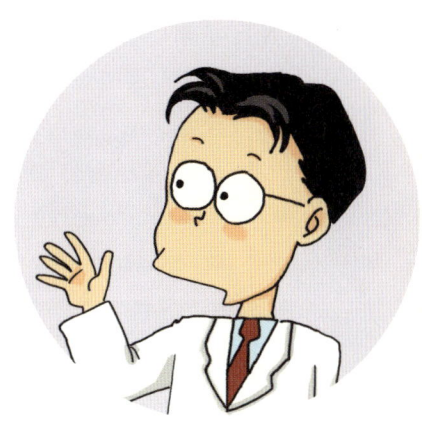

똥꼬철학 4 · 비 움

대·소변을 미련 없이 버리듯,
번뇌와 망상도 미련 없이 버리자.

구수한 똥냄새를 맡은 적이 있나요?
똥이 흙과 만나면 땅에도 유익하고 인간에게도 유익한 영양분이 되면서 구수한 냄새가 나지만, 물과 만나면 오염되고 독한 냄새를 풍기게 되지요.

마음이 풍요하고 정신적으로 안정되었을 때 먹은 음식은 식도-위-소장-대장-직장을 거치면서 아름다운 황금색으로 퍼지지도 않고, 가늘지도 않고, 딱딱하지도 않고, 거무튀튀하지도 않고, 부드럽게 밀고 내려오는 그윽한 느낌, 소나타 교향곡처럼 느껴지는 아름다운 풍경소리가 들리는 듯합니다.

하지만 마음이 괴롭고 슬픔에 가득 찬 후에는 같은 음식이라도 창자 안에서 괴롭게 뒤섞이고, 요동치고, 싸우고, 뒤틀리고, 제멋대로 통과해 불행한 똥이 됩니다. 이 똥은 항문을 부드럽게 밀고 내려가지 못하고, 걸쳐지거나 퍼드덕거리면서 썩은 악취를 풍기며 지랄하듯이 튀쳐나오거나, 아니면 돌처럼 딱딱해져서 칼로 찌르는 것처럼 주인의 가죽을 사정없이 찢고 붉은 색 옷까지 입고서 튀어나오기도 합니다.

마음의 병이 가장 큰 병이듯,
마음과 항문은 서로 연결되어 있나 봅니다.

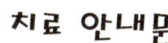 치료 안내문

수술 전

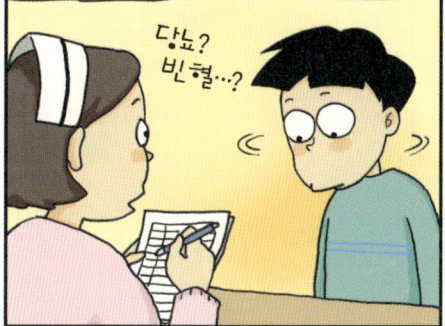

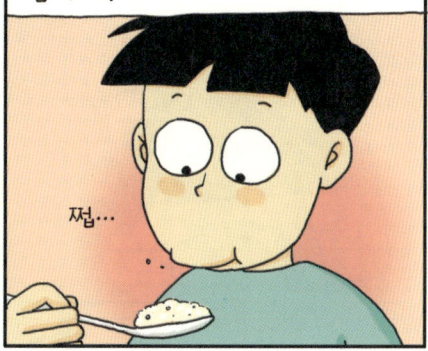

수술 과정

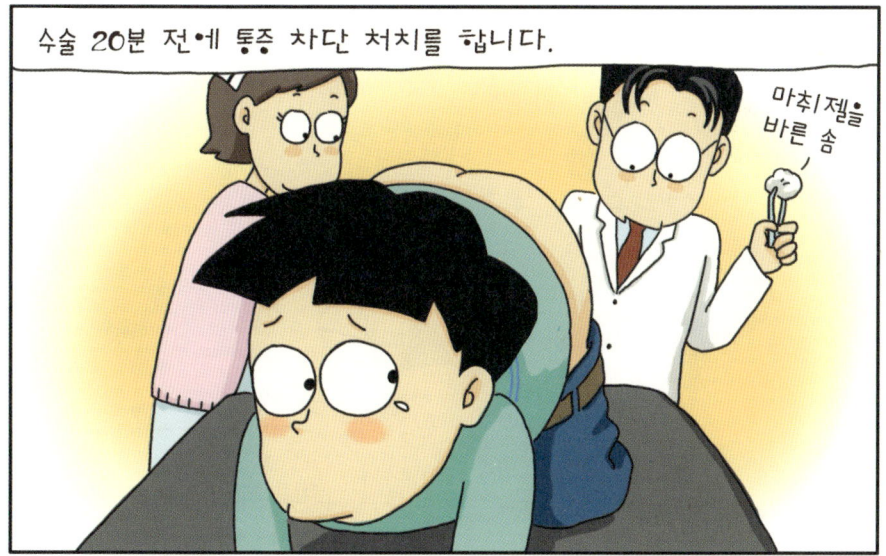

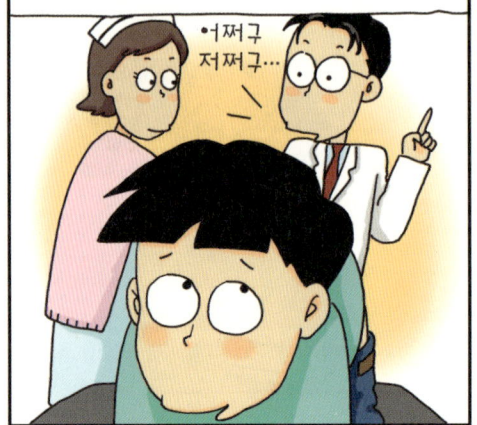
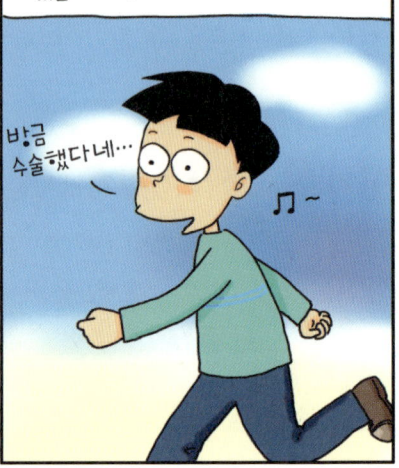

수술 후 주의사항

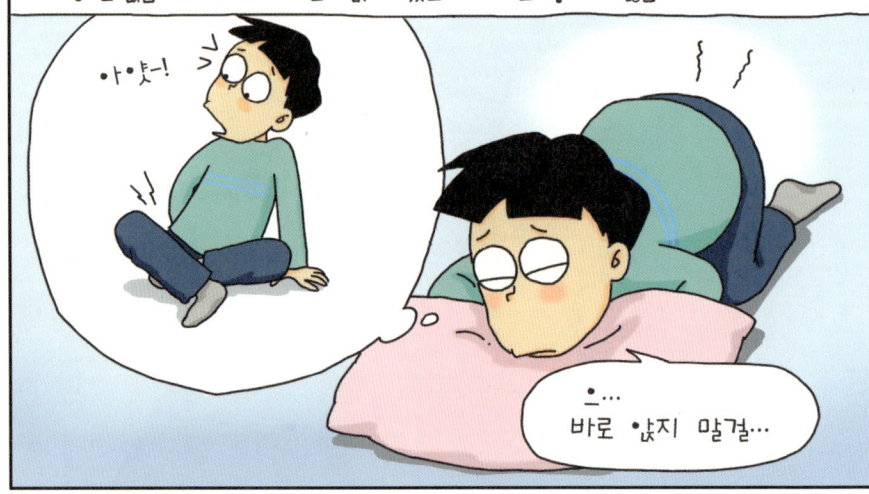

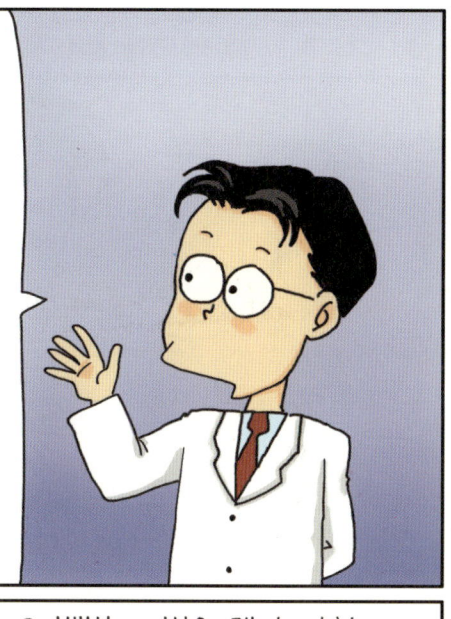

2. 통증

본원은 항문만 선택적으로 통증차단하고,

치질로 가는 통증 신경만 제거하는 수술을 하고,

치질 절제부위를 봉합하지 않는 수술을 하고,

통증이 없는 부위에 결찰술을 시행합니다.

그래서 통증이 거의 없고 회복도 빠릅니다.

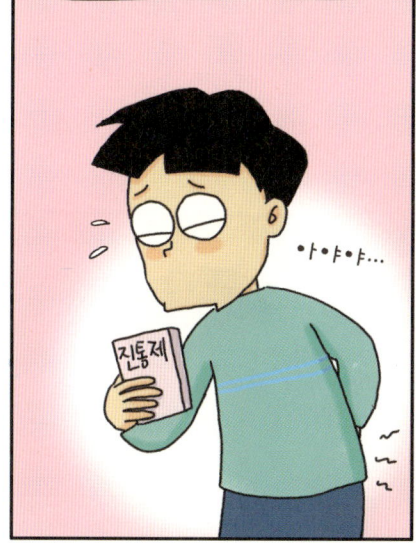

혹시 약간의 통증이 오면 진통제를 드시기 바랍니다.

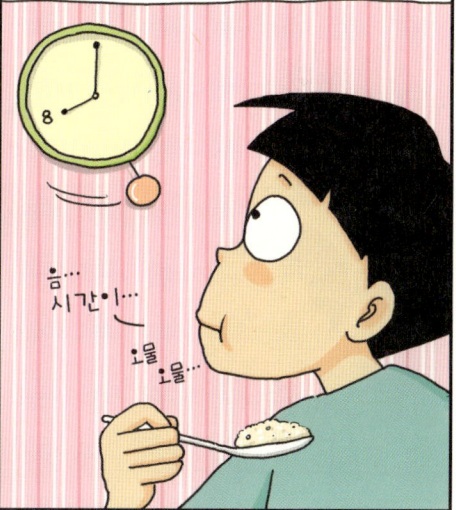

3. 배변 - 변은 매일 아침, 하루 한 번, 일정한 시간(특히 아침 식사 후)에 보는 것이 좋고

화장실에 신문이나 책을 들고 가지 말아야 합니다.

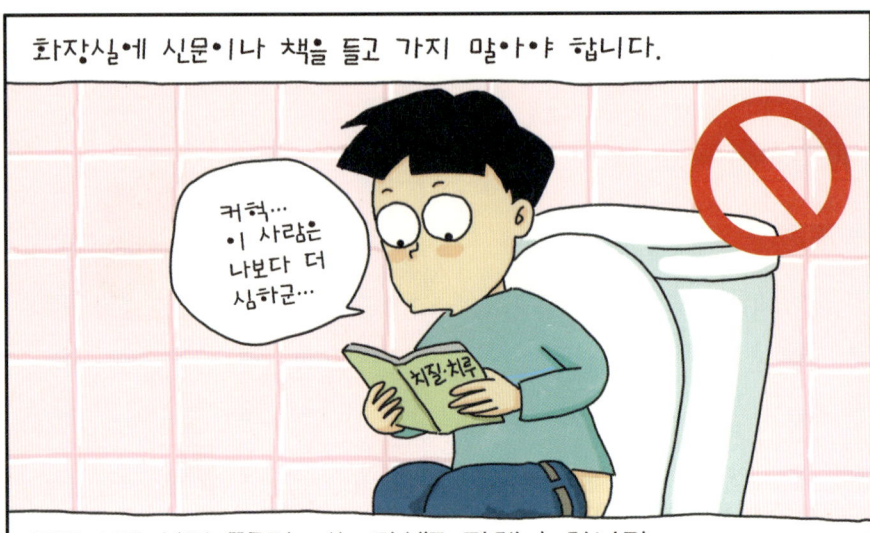

또한 오랜 시간 쪼그려 앉는 자세도 피해야 합니다.

수술 후 첫 대변은 의사와 상의를 해야 합니다.

그 이유는 장점막이 당겨져 대변이 없어도 변이 마려우며, 변을 보려고 힘을 주면 수술 부위가 심하게 붓고 아프게 되는 경우도 있기 때문입니다.

이 경우에는 변을 참고, 아프지 않더라도 진통제를 드셔서 변의를 없애야 합니다.

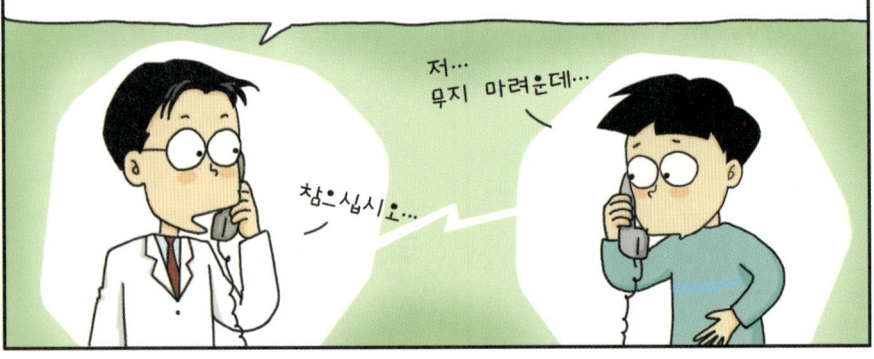

변비가 생기면 굵고 단단한 변이 항문을 찢어지게 하여 치열이 생길 수 있습니다.

변비를 예방하는 좋은 식품 2가지

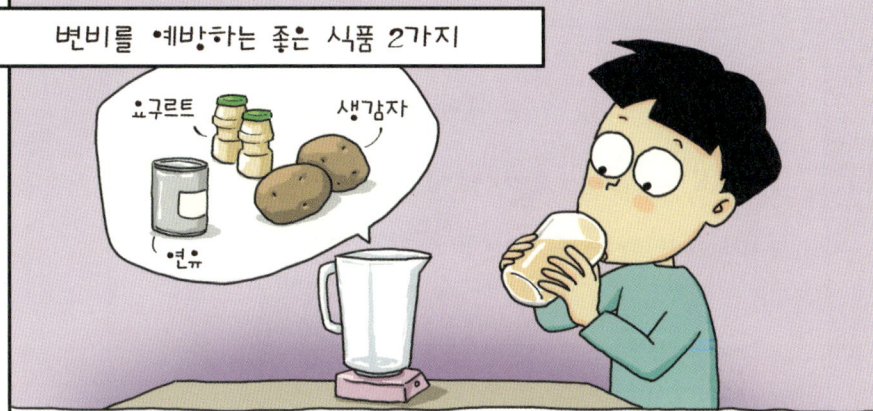

① 감자쥬스 - 생감자 2개를 갈아서 요구르트 2병과 연유를 넣어서 드시면 장운동이 항진되고 변이 부드러워 집니다. 또한 청장작용과 포만감으로 비만과 다이어트에도 좋습니다.

② 삶은 양배추 - 하루에 반 통정도 삶아서 드시면 됩니다.

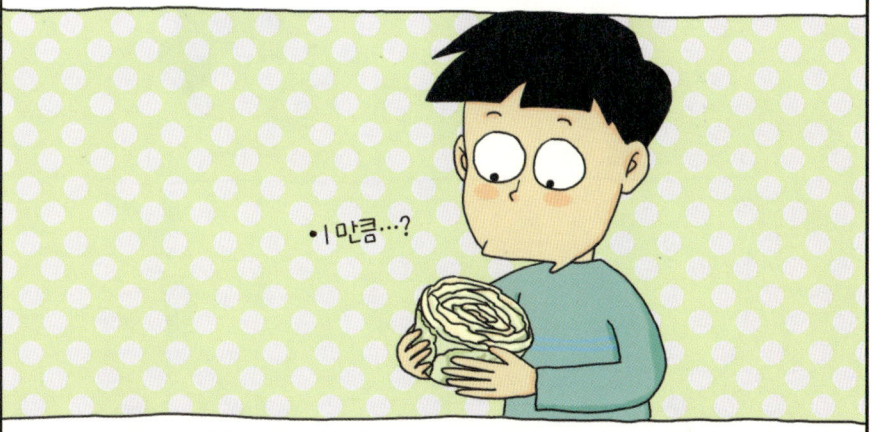

설사 때문에 자주 변을 보게 되면 염증이 잘 생기므로 그 경우에는 지사제를 투여해야 합니다.

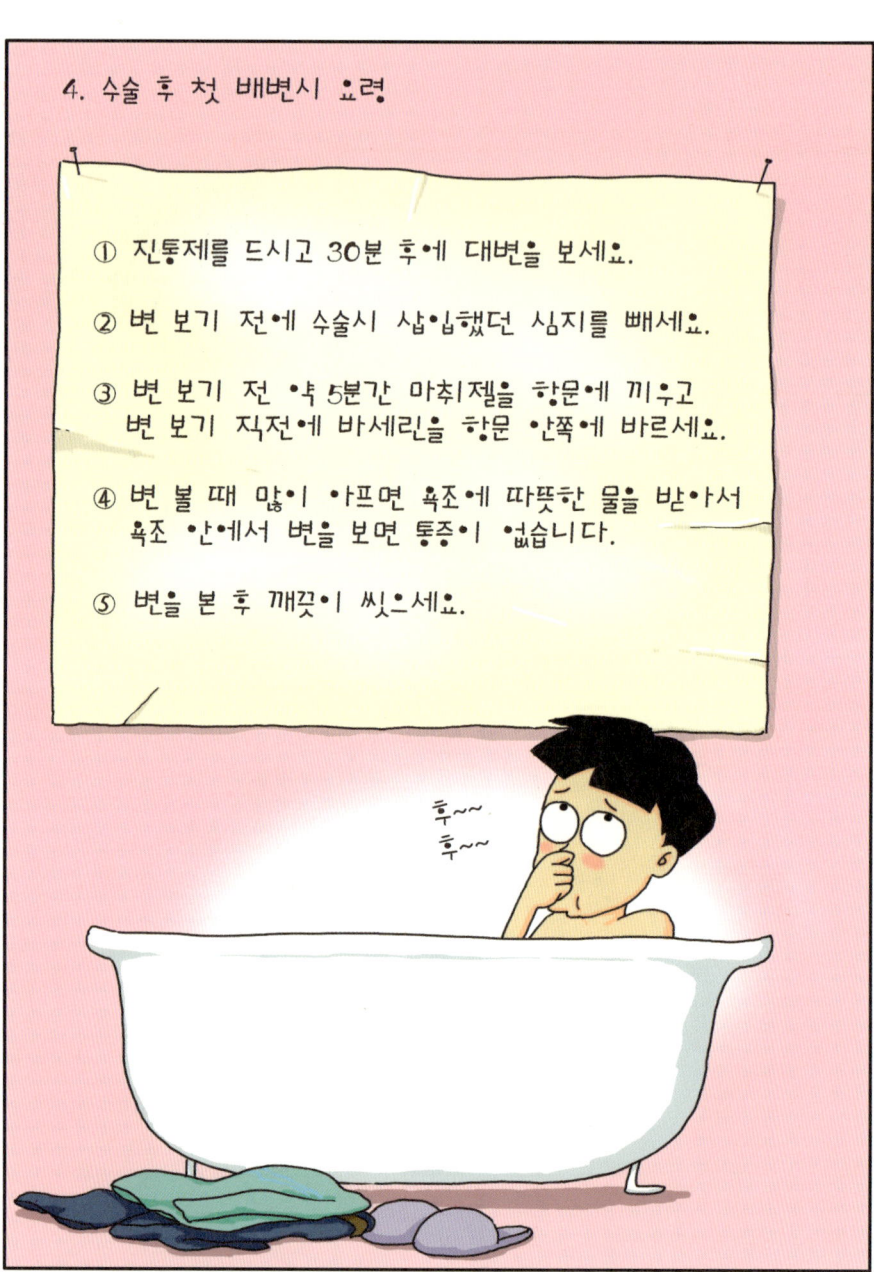

5. 치질 좌욕약

좌욕약은 염증과 부종을 없애고 감염의 원인물을 제거하여 청결하게 하고, 조직의 재생과 상처의 치유를 빠르게 하며, 통증의 경감에도 좋은 효과가 있습니다.

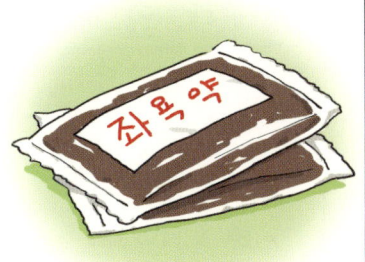

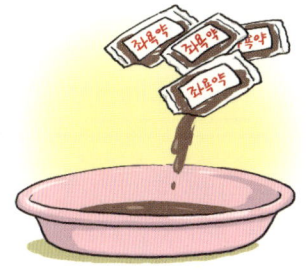

① 얇고 넓은 대야에 따뜻하게 데운 좌욕약 4봉지를 넣고, 항문이 대야에 닿도록 앉습니다.
(좁은 대야가 약이 모여서 잘될 것 같지만, 실제로는 밑면적이 넓은 대야가 더욱 효과가 좋습니다.)

② 물은 절대 섞지 마시고 원액으로만 사용하세요.(물을 섞으면 약효가 떨어집니다.)
4봉지로 하루종일 데워가면서 사용하세요.

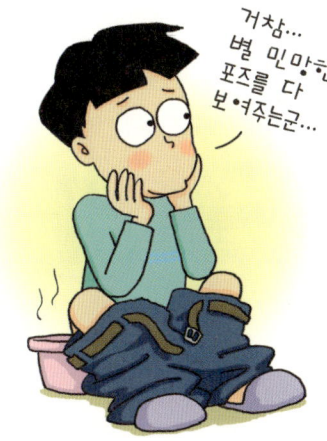

거창... 별 민망한 포즈를 다 보여주는군...

③ 20~30분 정도 앉아계시고 이 치료를 하루 3~4회 합니다. 배변시에는 반드시 합니다.
(쪼그려 앉지 마시고 대야 안에 털썩 앉습니다. 쪼그려 앉으면 치질이 더 커지고 통증이 심해집니다.)

④ 많이 아픈 경우에는 치료약을 컵에 따라서 그 약을 거즈에 묻혀 항문에 대고 있으면 좋습니다.

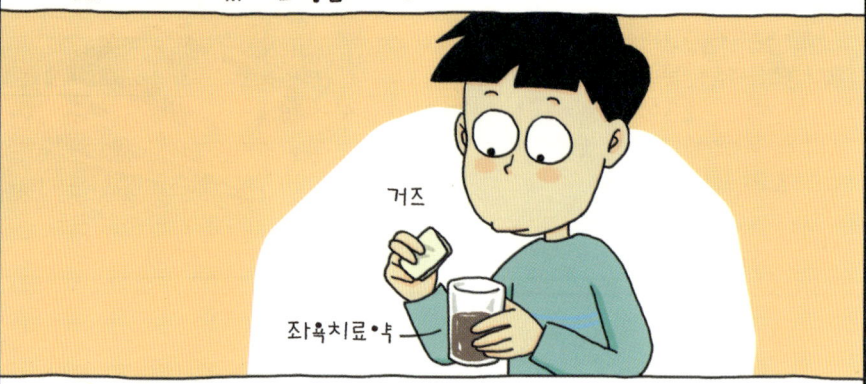

컵에 남은 치료약은 냉장고에 보관했다가 다시 사용해도 됩니다.

⑤ 좌욕 후 항문에 묻은 치료약은 닦아내지 말고 그대로 말리는 것이 좋습니다.

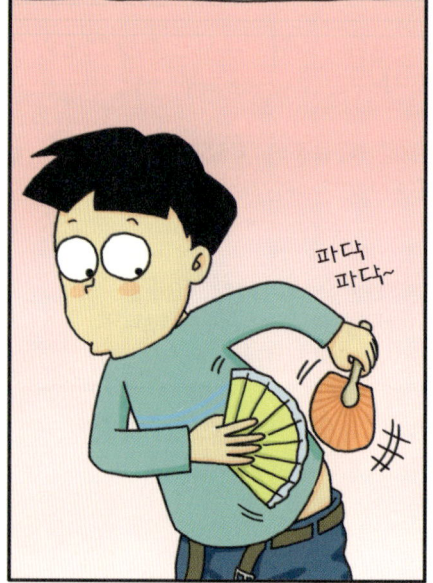

⑥ 치루는 소독심을 넣어야 하고, 잘 들어가지 않는 경우 냉동고에 보관해서 딱딱해지면 더 쉽게 넣을 수 있습니다.

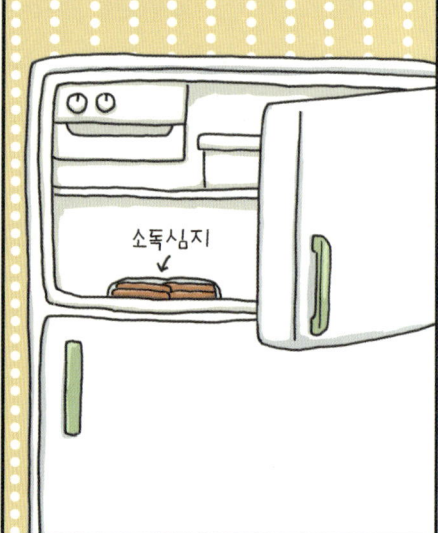

⑦ 평상시에는 항문 바깥에 마른 거즈를 대고 반창고로 붙여 항문이 습하지 않게 해야 합니다.

*거즈는 병원에서 드리는 것이 아니라 집에서 사용하는 부드러운 수건을 잘라서 사용하시는 것이 좋습니다.

•일반 병원에서 사용하는 거즈는 매쉬로 되어 있어서 피부에 자극이 오므로 염증과 가려움증이 생기지만, 수건 거즈는 올로 되어 있어서 피부에 닿는 면이 부드럽고 흡수가 잘되어 염증과 분비물이 사라져 가려움증이 없기 때문입니다.
•약 2시간마다 새것으로 갈아끼우시면 됩니다.

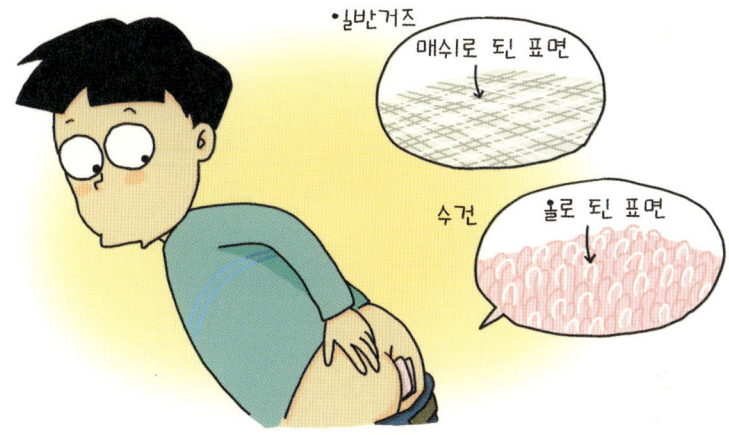

⑧ 항생제는 하루 3번 식후 30분 후에 드세요.

⑨ 진통제는 아플 때 반드시 식사를 하고 한 알씩 드세요.

⑩ 한약은 아침, 저녁으로 양약 드시고 30분 뒤에 드세요.
돼지고기, 닭고기, 술, 녹두는 피해주세요.
•일주일이 지나 급성염증이 지나면 음식을 다 드셔도 됩니다.

⑪ 변 보기가 힘들 때에는 변비약이나 관장약을 사용하지 마시고, 바로 의사에게 연락을 하세요. 설사를 할 경우에도 마찬가지 입니다.

6. 창상치료 및 증상 호소 – 변비나 설사, 진통, 출혈, 또는 한 달이 지나도 계속 아프거나 분비물이 나오면 의사에게 반드시 말씀해 주세요.

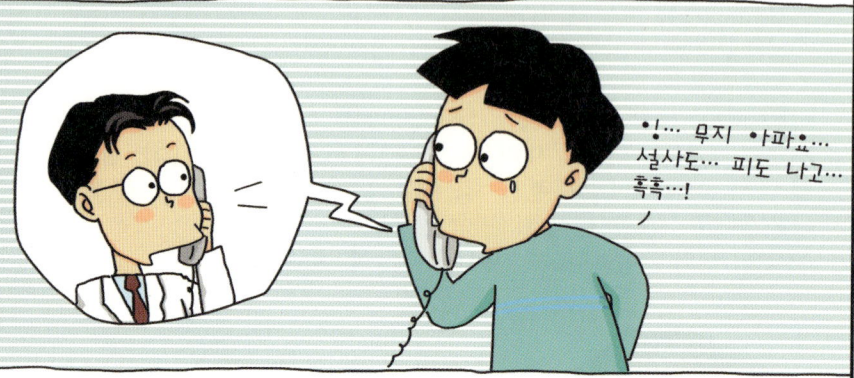

부종은 수술 후 3~4주 지나면 가라앉고, 출혈과 분비물이 며칠간 나오는 것은 정상이니 안심하셔도 됩니다.

7. 치질 치료 후 일주일 정도 지나면 항문 안에 숨어있던 다른 치질이 나오는 경우가 있는데, 이때에는 곧바로 치료를 받는 것이 좋습니다.

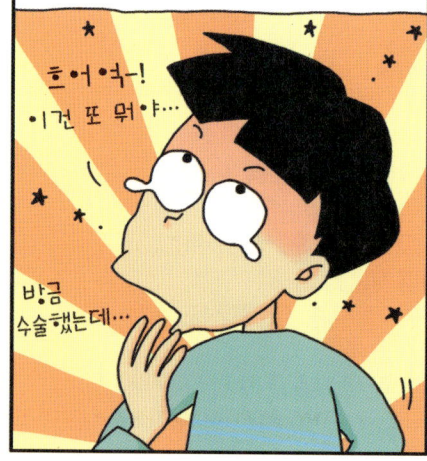

8. 일상생활

① 알코올은 강력한 혈관확장제 이므로, 수술 후 3개월 이전에는 절대로 술을 드시지 마세요.

② 오래 앉아있거나 피로, 수면부족, 과로는 피하시고 충분한 휴식을 취하시기 바랍니다.

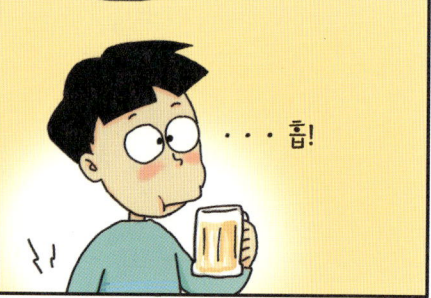

좌약 넣는 법

좌약을 넣을만한 도구가 없을 땐 약국에서 손쉽게 구할 수 있는 관장약 용기를 이용하면 된다.

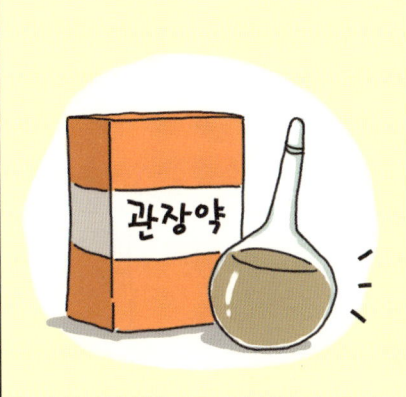

용기 안에 들어있는 관장약을 빼고 좌약을 적당량 빨아들인다.

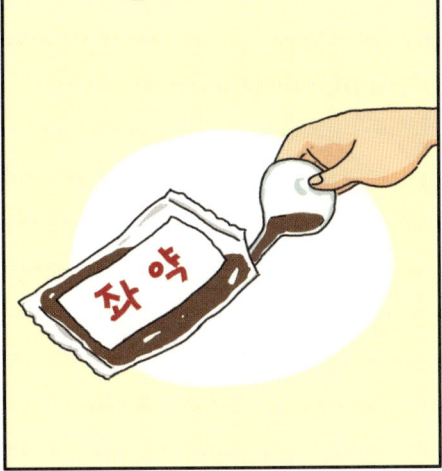

그 다음, 좌약을 항문 안에 반복해서 3회 정도 넣어준 후,

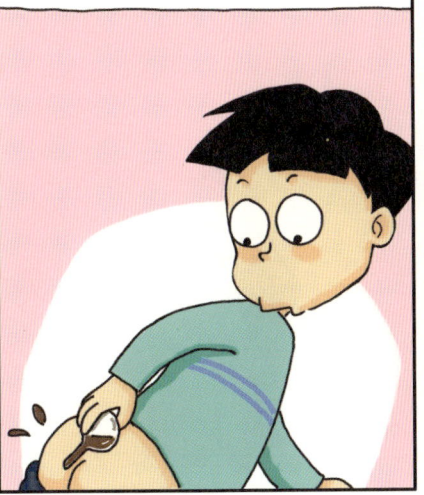

5~10분 정도 기다렸다가 변을 보듯이 빼내면 된다.

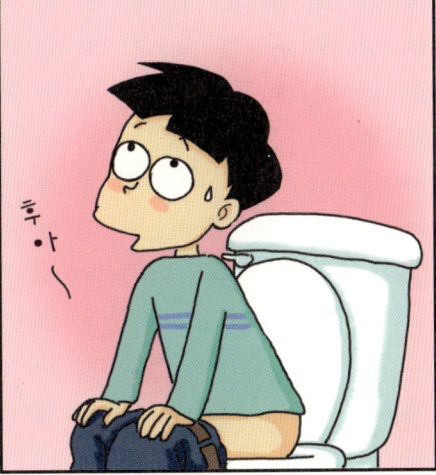

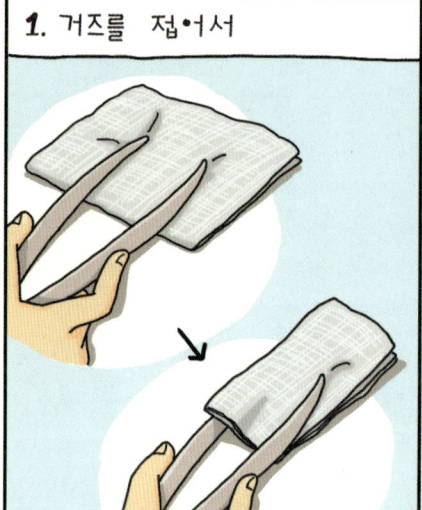
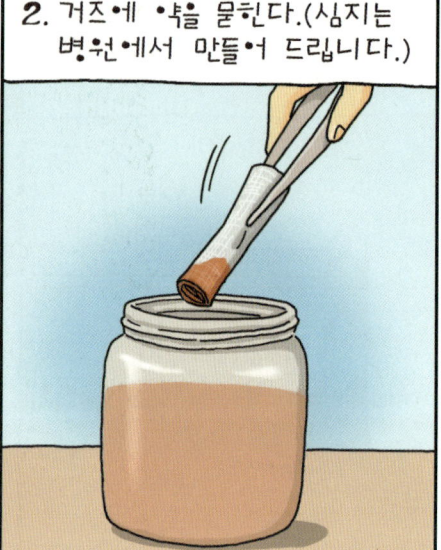
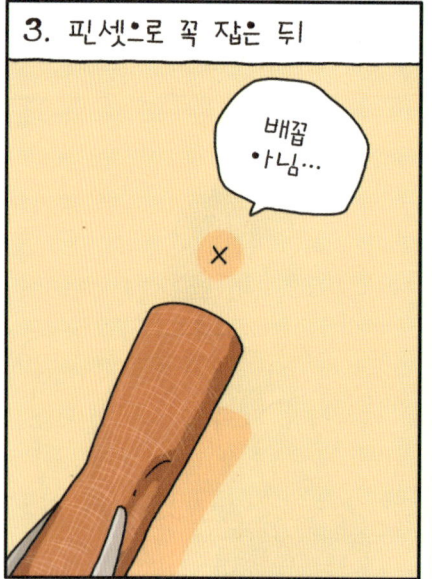
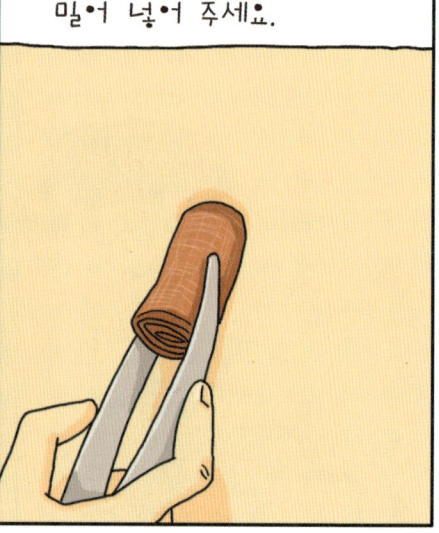

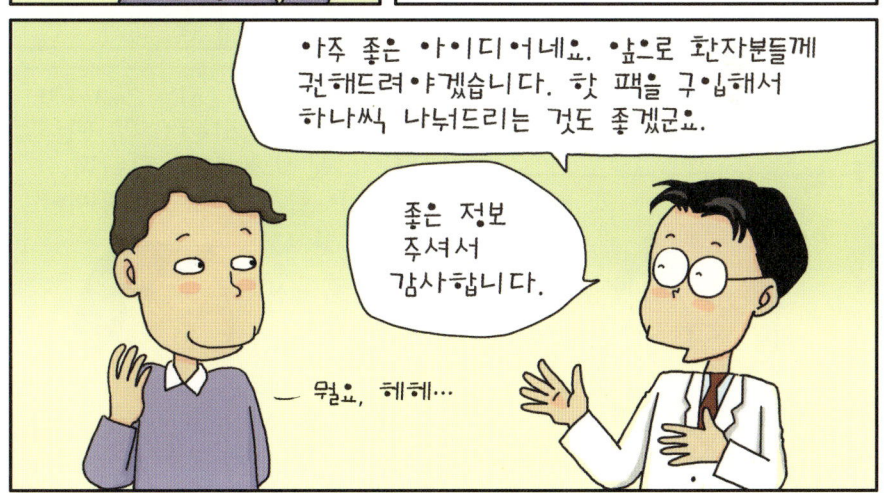

심지를 빼야할 때 1

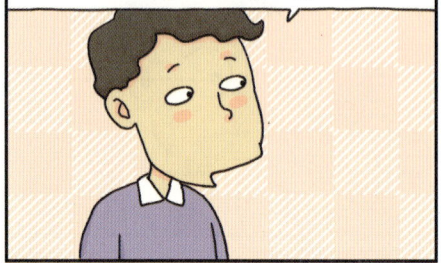

원장님, 한 가지 더 말씀드릴게 있는데요, 제가 수술 후 보름 정도 지나서 무살 제거를 했거든요…

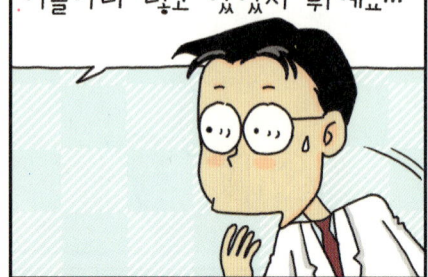

그리고는 소독심지를 넣어주셨는데, 언제 빼라는 얘기를 안 해주셔서 이틀이나 넣고 있었지 뭐예요…

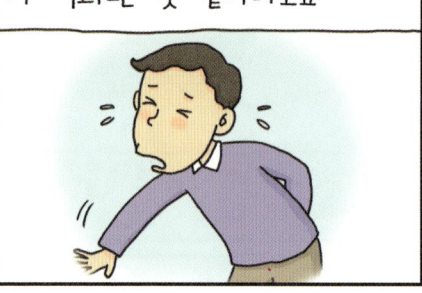

나중에는 심지가 말라서 딱딱해지고 얼마나 불편하던지, 상처가 더 악화된 것 같더라고요…

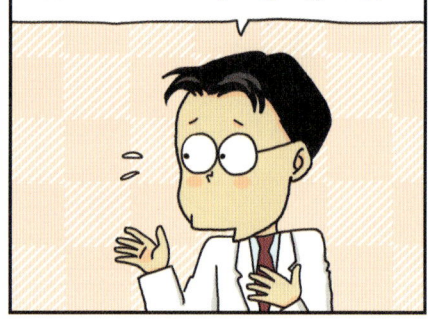

아니, 제게 핸드폰으로 물어보시지 왜 그냥 참으셨어요?

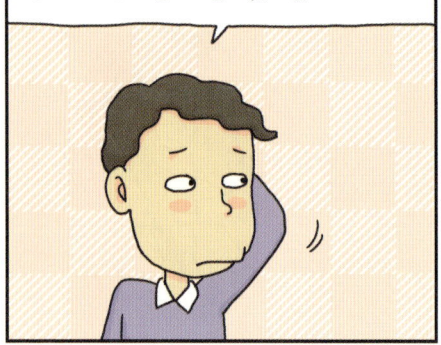

원장님 바쁘실텐데 그런 것 가지고 전화하면 실례될 것 같아서요…

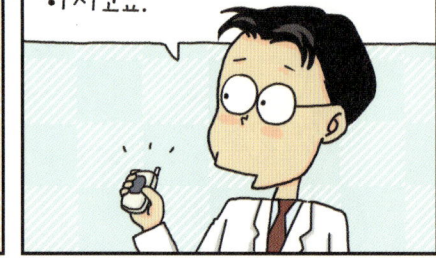

무살 제거 후 심지는 2~3시간 후나 저녁에 좌욕할 때, 또는 자기 전에 빼시면 됩니다. 전화는 항상 받으니 아무때나 하시고요.

심지를 빼야할 때 2

치루 수술 후 첫 배변시에는 손거울로 항문을 보면서 끼워져 있는 출혈방지 심지를 빼내야 됩니다. 빠지지 않고 배변하면 변이 잘 나오지 않는 경우가 많습니다.

거참, 보기 어렵네…

심부치루 환자 중 고무줄같은 실리콘으로 외공에서 내공을 연결해서 항문 밖으로 묶어놓는 경우가 있는데, 이것을 심지로 착각하고 당겨서 출혈되는 경우가 간혹 있습니다. 꼭 손거울로 항문을 보면서 심지를 빼내든지 다음 날 병원에 오셔서 심지를 빼내는 것이 좋습니다.

수술 후 하루 정도는 푹 쉬시는 것이 좋고 운전도 되도록이면 하지 마세요. 일주일 정도 지나서 안 아프다가 갑자기 몸에 열이 나면서 항문에 통증이 생긴다면 재진을 오셔야 됩니다.
숨어있던 항문농양이 나타나서 생기는 증상입니다.

차 빼달라는데…

운전하면 안 되지…

밥 좀 드시고 오세요

수술이 끝나고 간호사가 환자를 모시고 회복실로 가는 과정에서, 환자분이 어지러움과 메스꺼움을 느끼며 구토 증세가 나타나는 경우가 종종 있습니다. 대부분 식사를 안 하고 오시는 환자분께 나타나는 증상입니다.

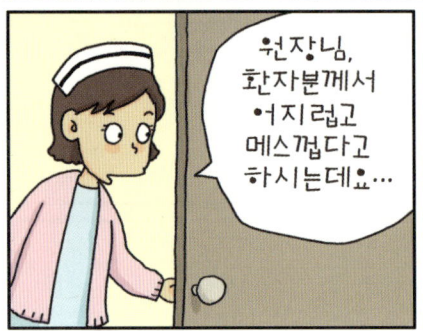
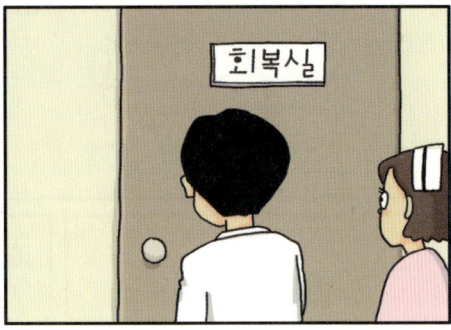
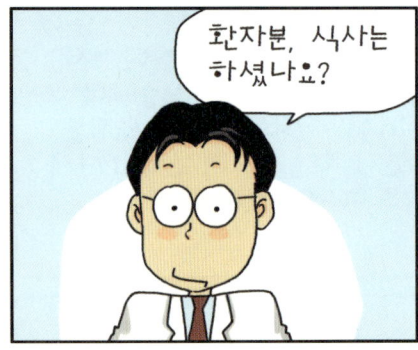
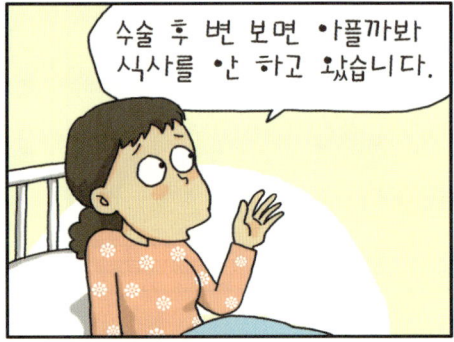
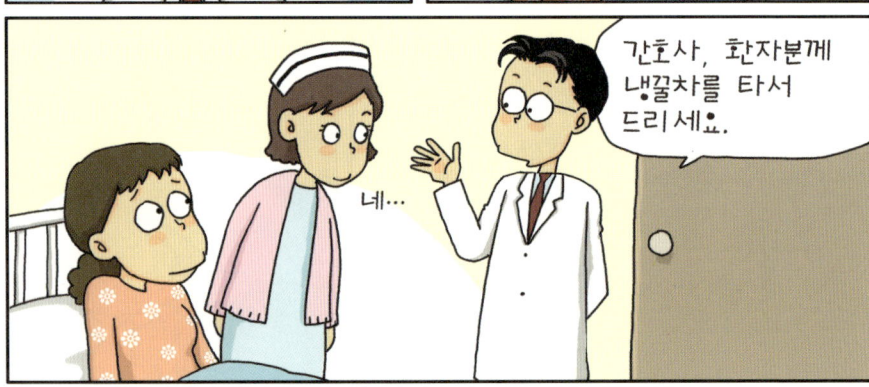

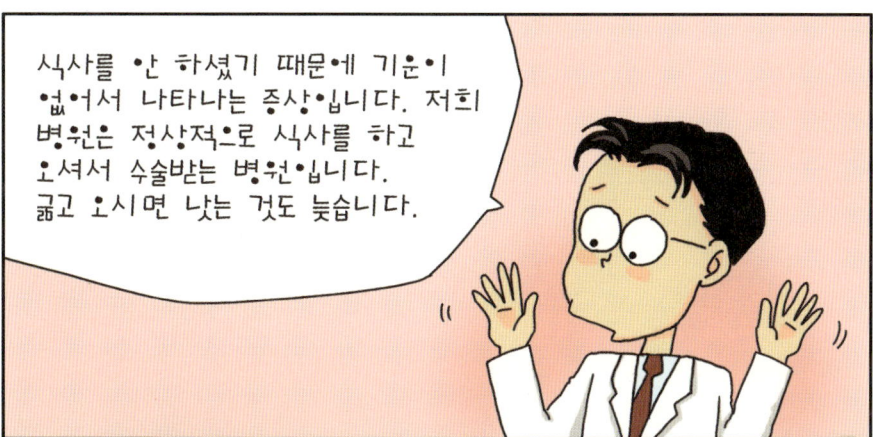
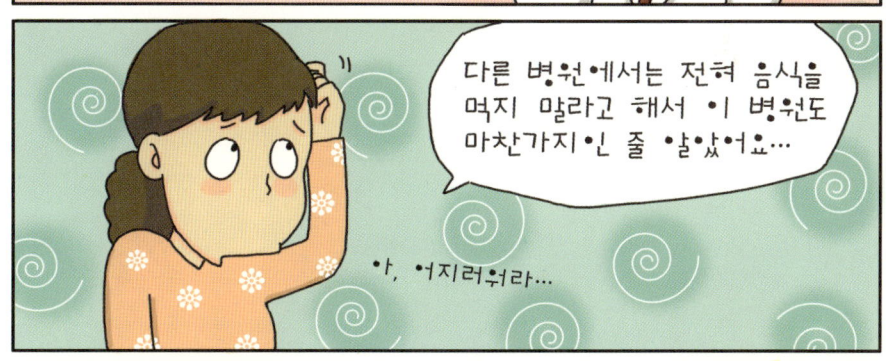
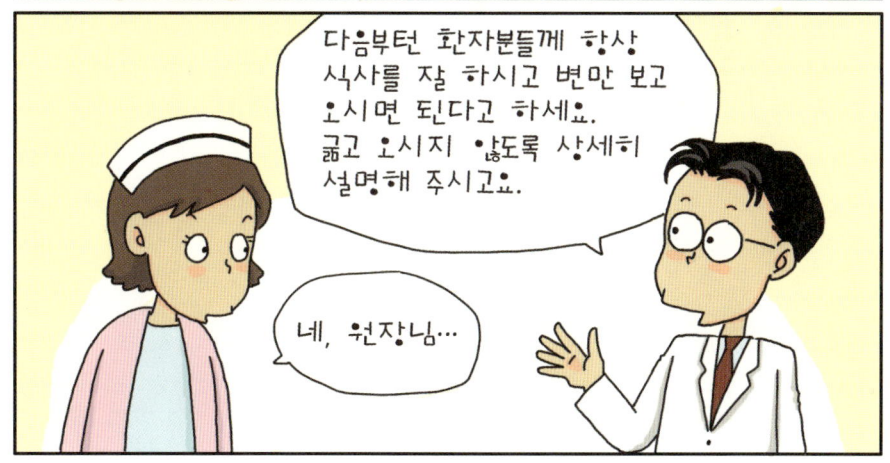

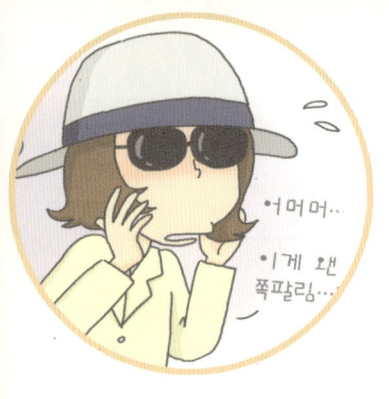

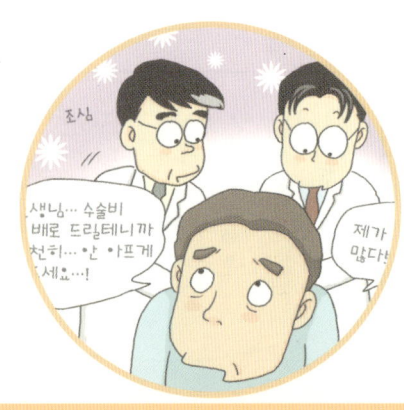

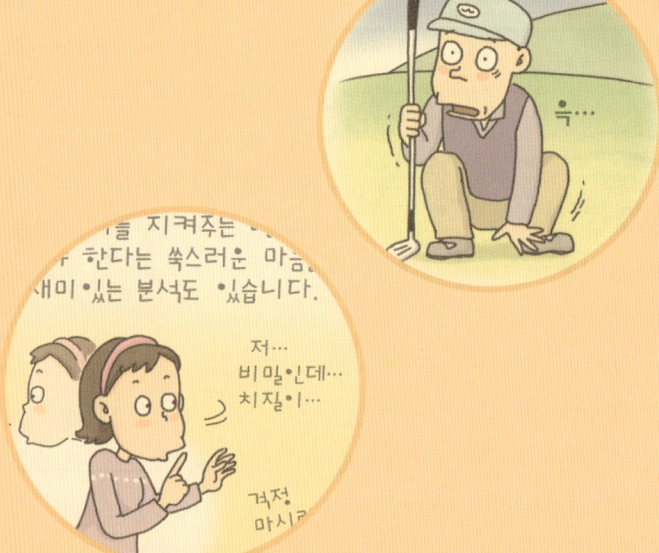

5장

치질 치료, 음지에서 양지로!

똥꼬철학 5 · 항문의 법칙

치질 환자를 치료하면서 가끔씩 신비한 인체의 비밀, 항문의 비밀, 인간 창조의 놀라운 법칙을 느끼게 됩니다.

소아 중에서 태어날 때부터 항문 옆에 구멍이 생겨서 고름과 변이 나오는 치루가 발생하는 경우가 있는데, 희한하게도 여아에게는 결코 치루가 발생하지 않습니다.

그리고 성인 남자나 여자 환자의 경우 항문 주위를 돌아서 구멍이 생기는 심한 심부치루 환자들이 있는데, 치루의 생긴 모양이 항문 주위를 따라 알파벳 M자(말발굽모양)처럼 생기지 결코 W자 모양으로는 생기지 않습니다.

항문병에도 질서와 오묘한 비밀이 숨겨져 있는 것 같습니다.

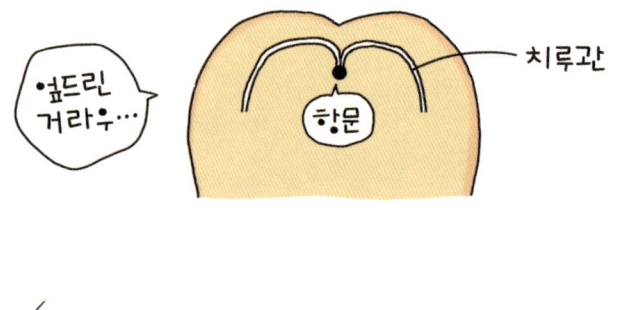

가장 비싼 기계

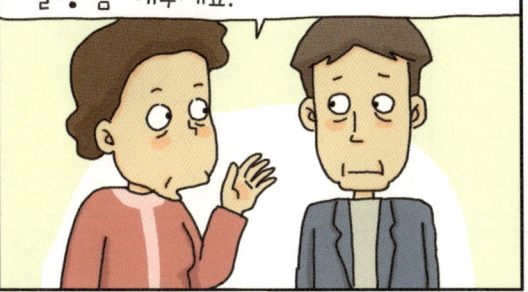

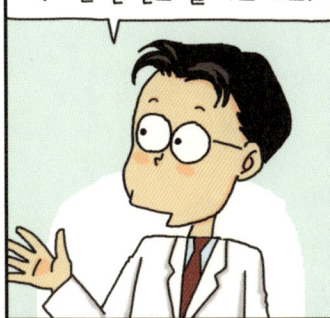

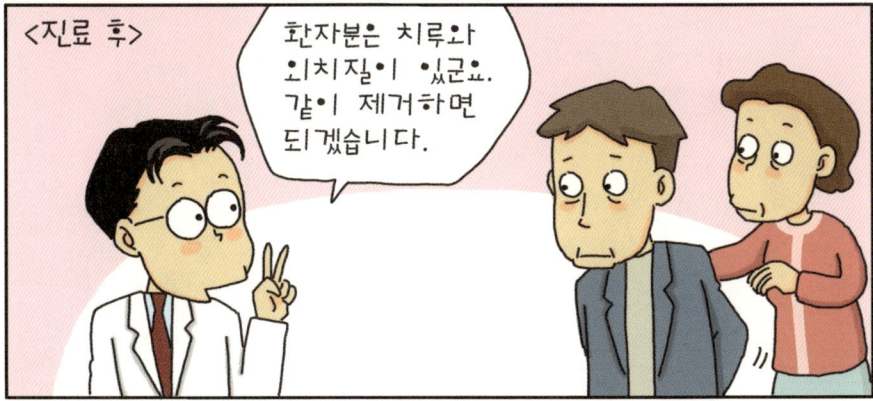

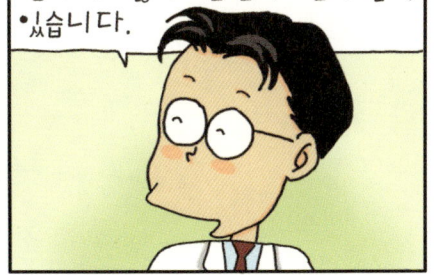

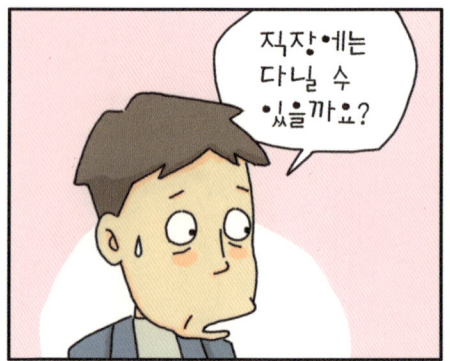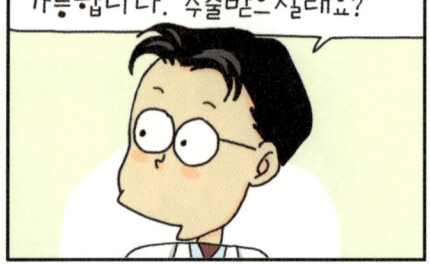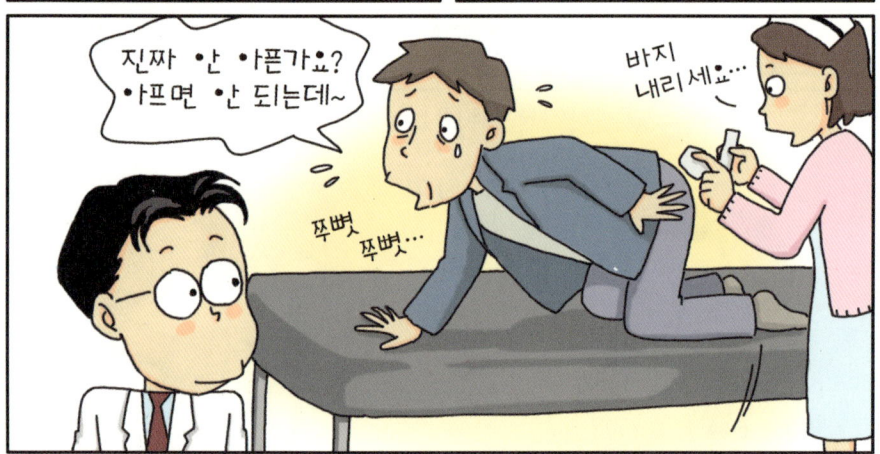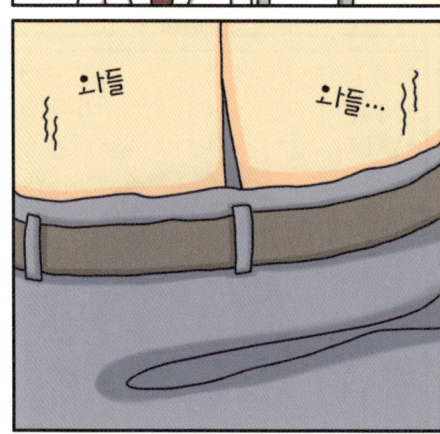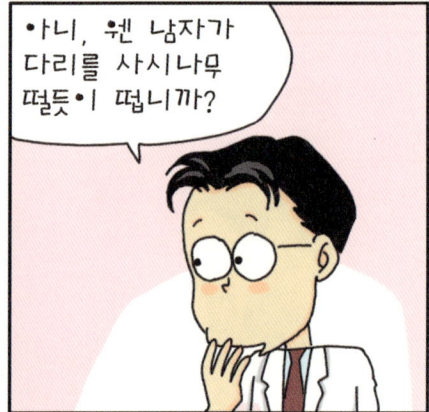

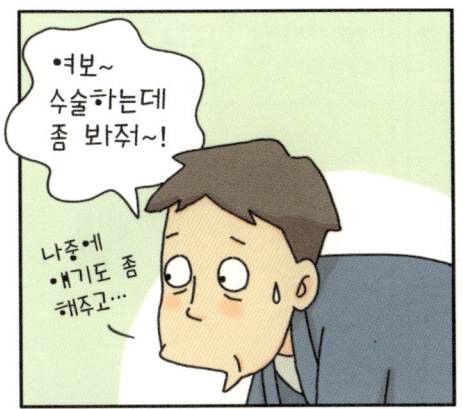
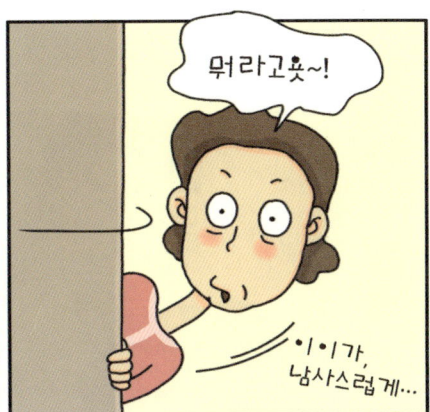
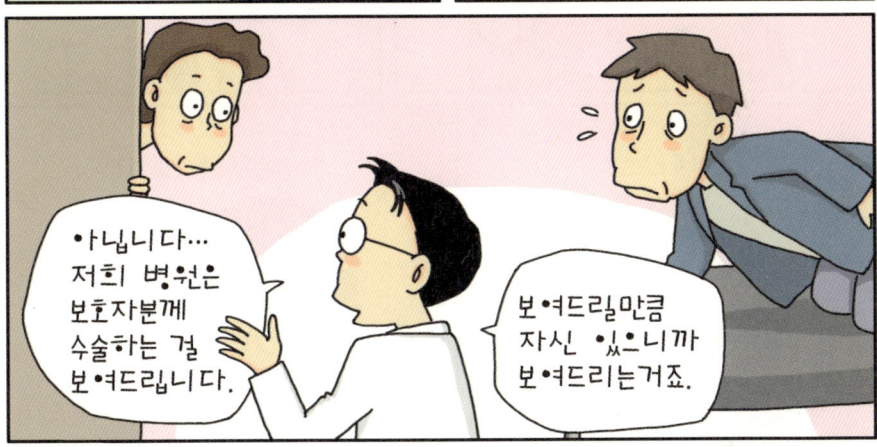
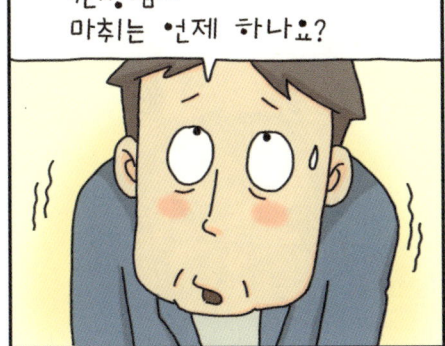
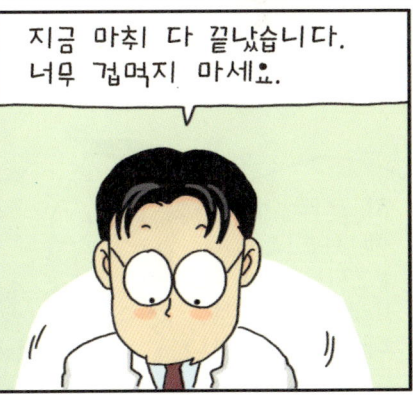

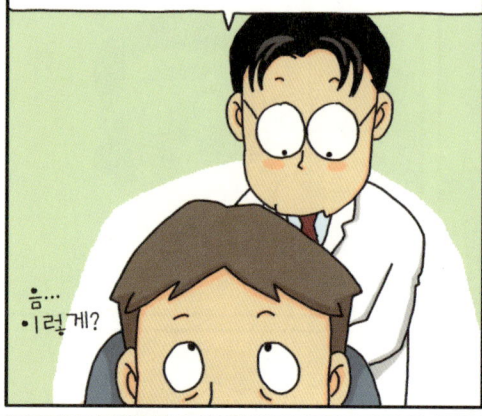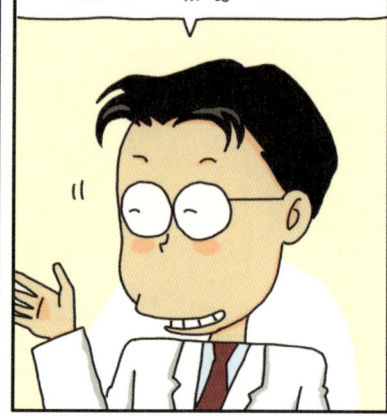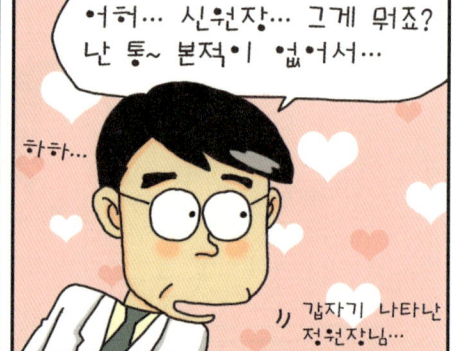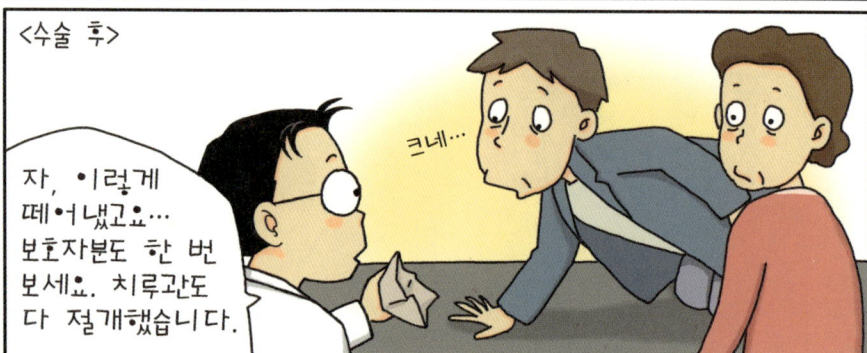

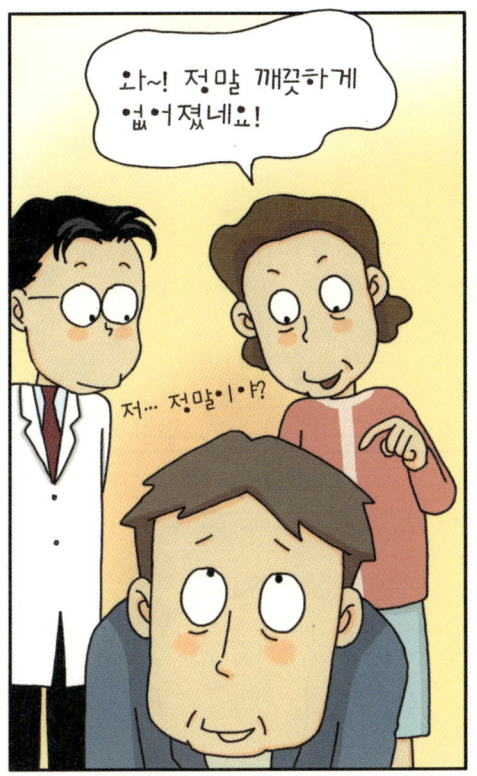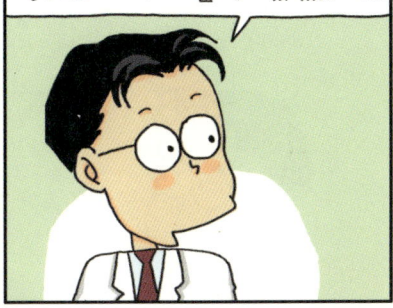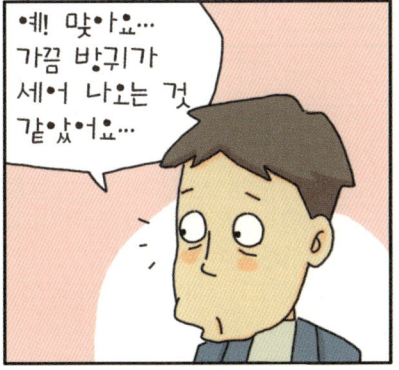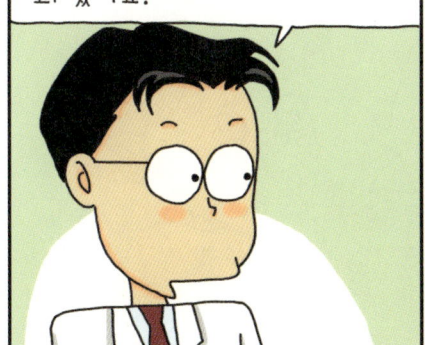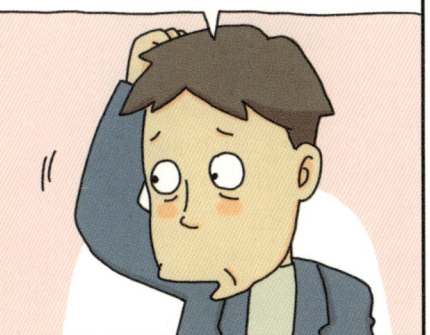

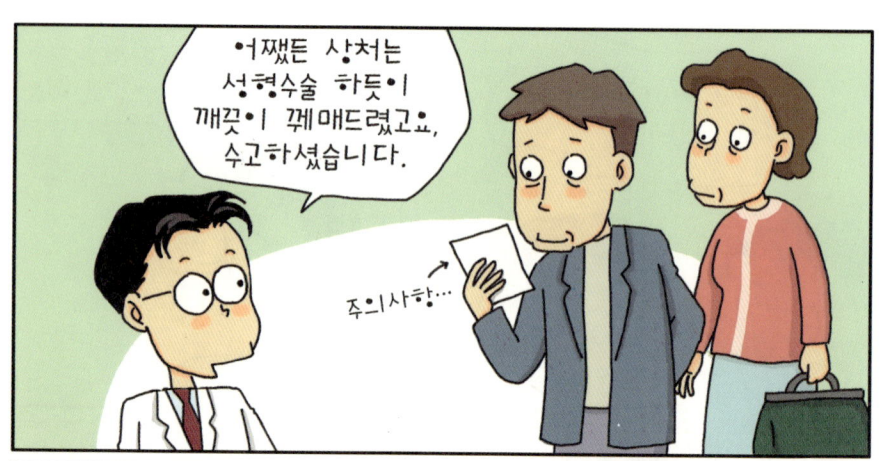
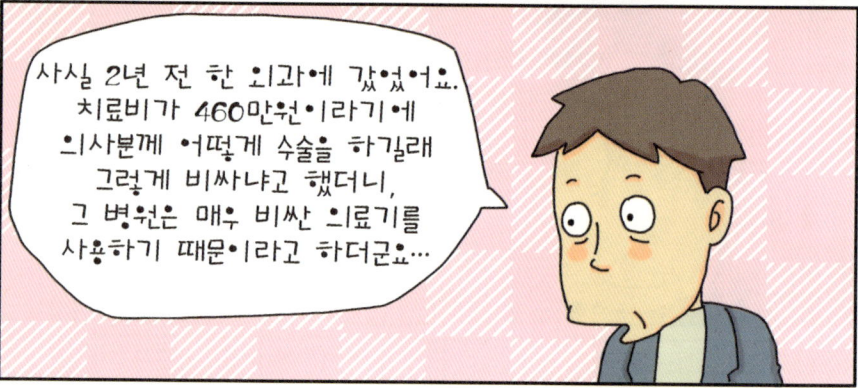
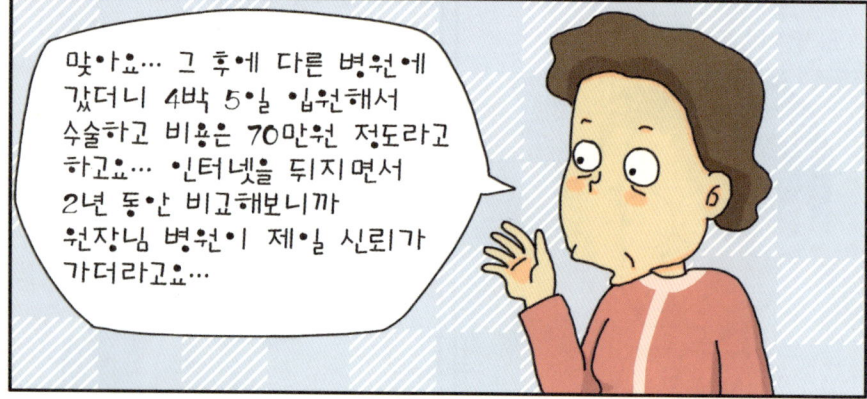

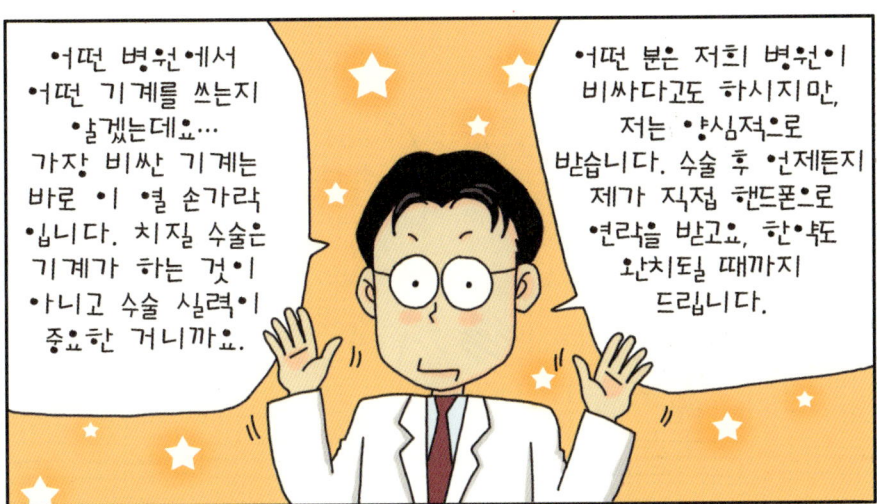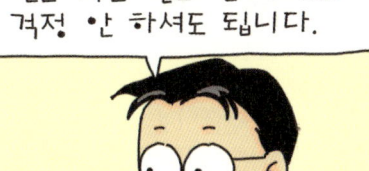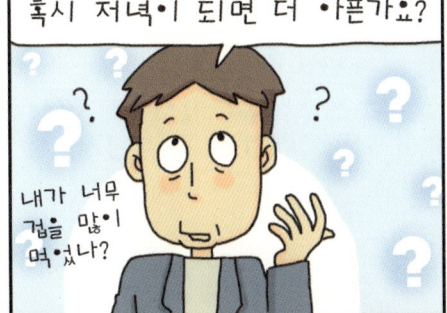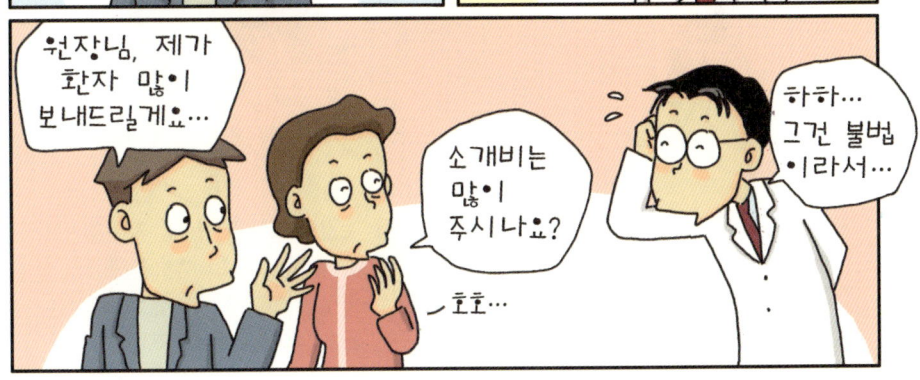

치질 치료, 음지에서 양지로 사뿐히!

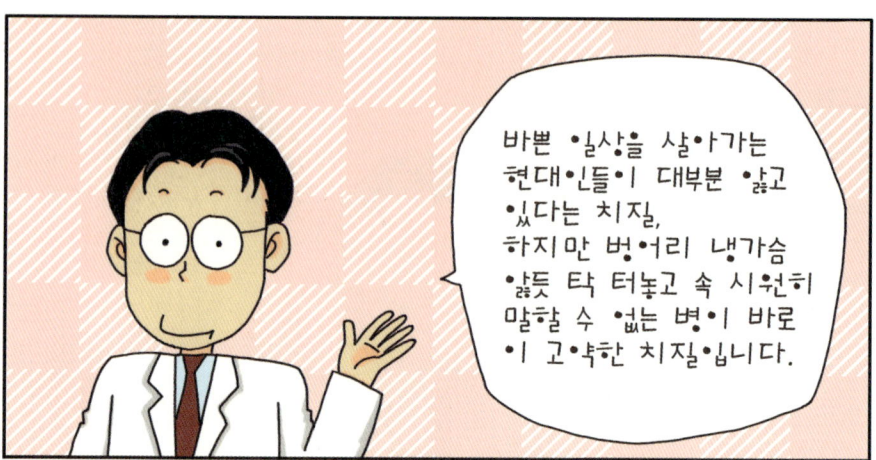

바쁜 일상을 살아가는 현대인들이 대부분 앓고 있다는 치질, 하지만 벙어리 냉가슴 앓듯 탁 터놓고 속 시원히 말할 수 없는 병이 바로 이 고약한 치질입니다.

예전에는 아프다고 소문난 수술이라서 수술받기를 꺼리고, 방송에서도 치질이라면 지저분하다고 취급도 안 하던 고약한 병이었는데…

최근 인기리에 종영된 미니시리즈 "결혼하고 싶은 여자"에서 항문외과 전문의로 출연한 유준상이 참으면 참을수록 깊어지는 병이 치질이라며 조기에 치료하라는 메시지를 강력하게 피력했고,

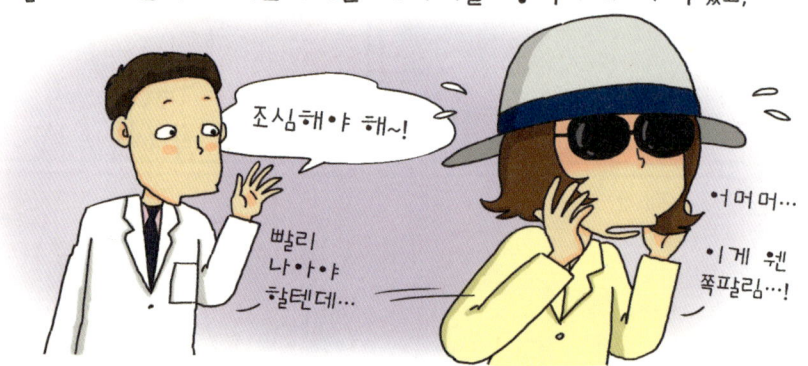

환자로 등장한 이신영 역의 명세빈이 부끄러워 숨어서 진료를 받으러 오고, 진찰 때 손가락을 항문 안으로 넣을 때의 우스운 표정 등 재미난 장면들로 인해서 치질 수술에 대한 거부감이 많이 없어졌다고 볼 수 있습니다.

뿐만 아니라 무섭게만 보이는 치료를 보다 친근하게 보여주고, 개인의 프라이버시를 지켜주는 병원의 서비스 등을 소개한 점이 치부를 드러내야 한다는 쑥스러운 마음을 없애고 치료를 받아보도록 만들었다는 재미있는 분석도 있습니다.

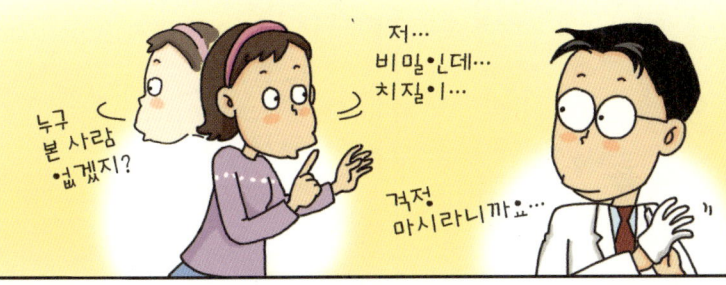

요즘들어 환자 중에서 젊은 20~30대 환자가 40% 이상인 점을 보면 매스컴의 영향이 대단하다는 것을 실감하는 중입니다.
요즘은 젊은이들도 과도한 스트레스와 잦은 술자리 탓에 쉽게 치질이 걸리며, 고민도 많이 한다는 사실을 보여주는 것 같습니다.

예전보다 심한 치질 환자가
줄어든 것은 의사로서
다행이라고 생각합니다.

쉽게 고칠 수 있는 병을
오래도록 방치하는 어리석음을
범하지 않게 한다는 점에서는,
스스로 건강을 지키려는 현대인들의
웰빙 라이프 스타일이
바람직한 현상이라고 봅니다.
창피하다고 꽁꽁 숨기기보다는
미리 알고 조기에 치료하는 것이
현명한 선택이겠죠…

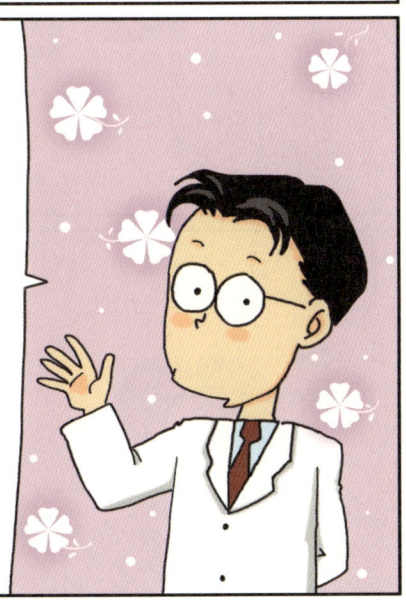

지금은 수술 중

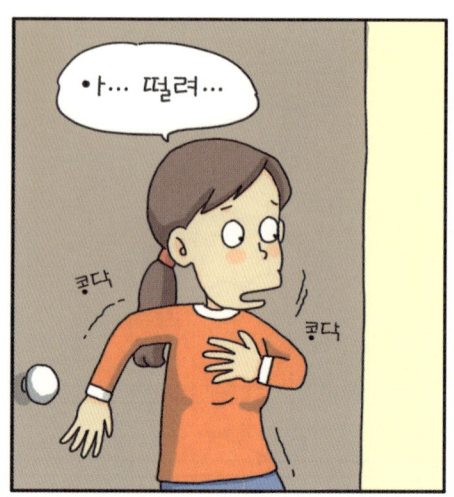
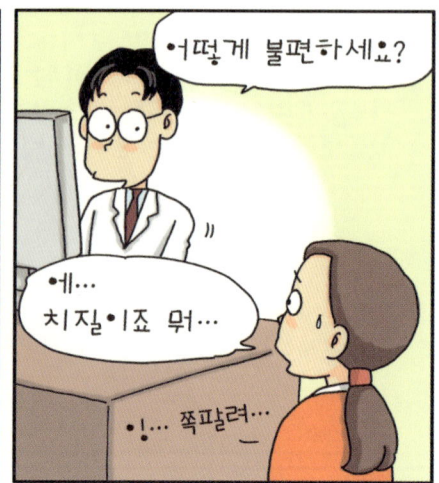
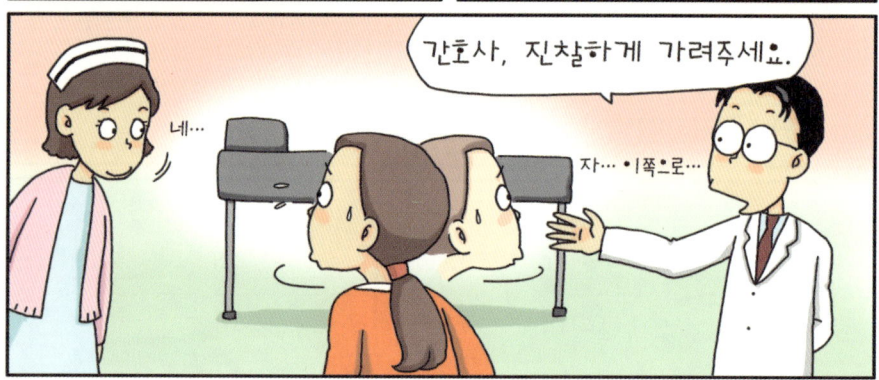
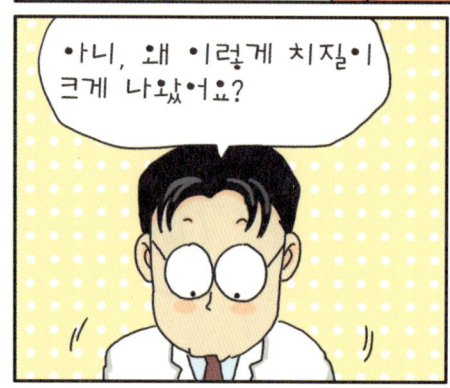
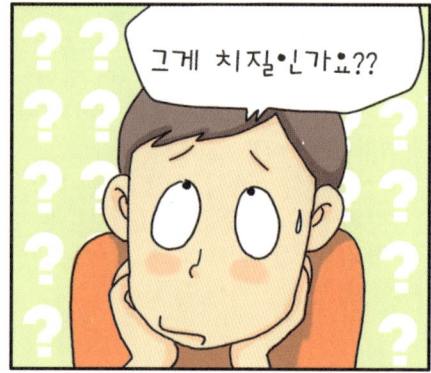

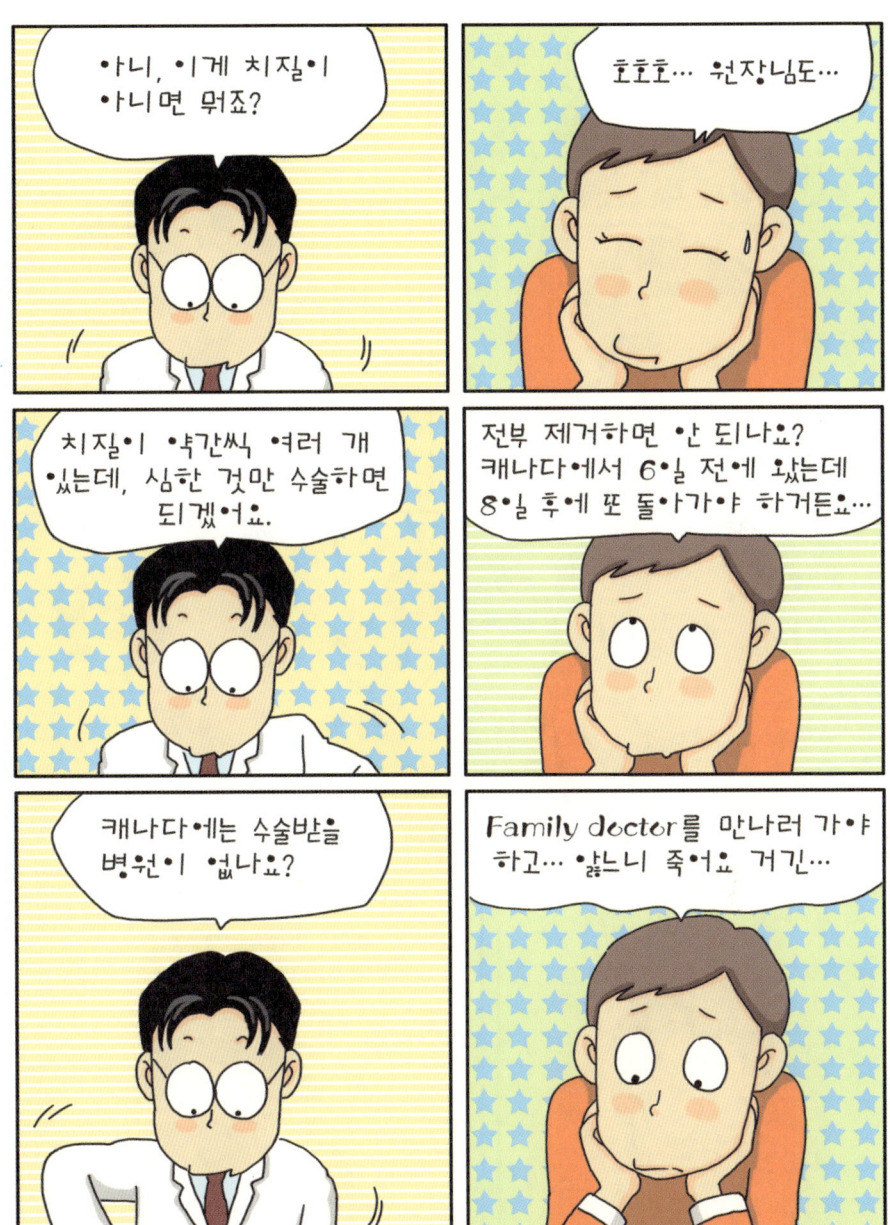

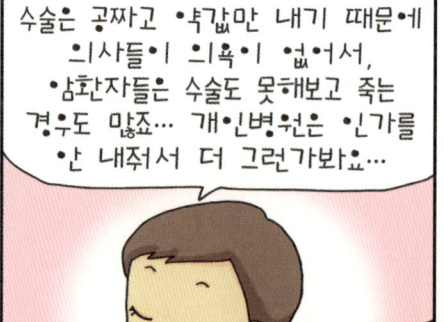
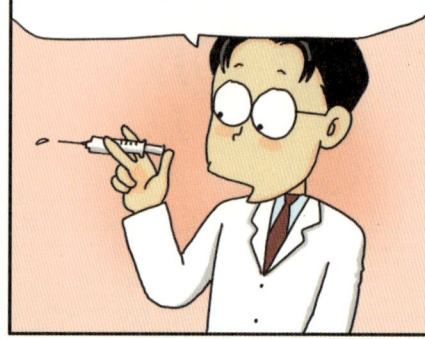
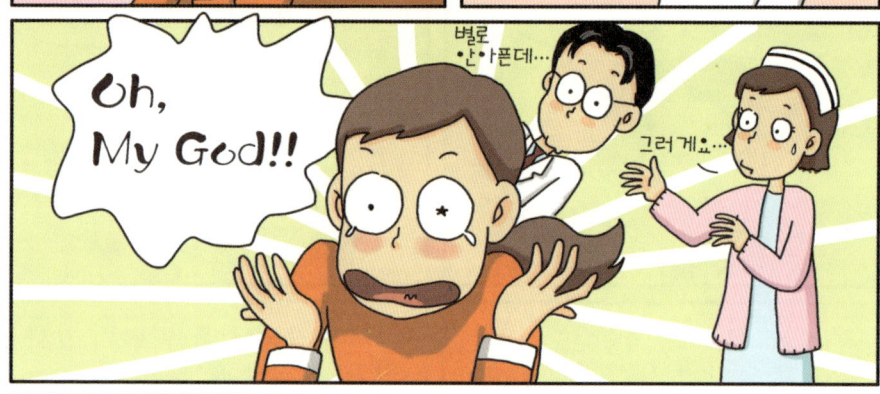
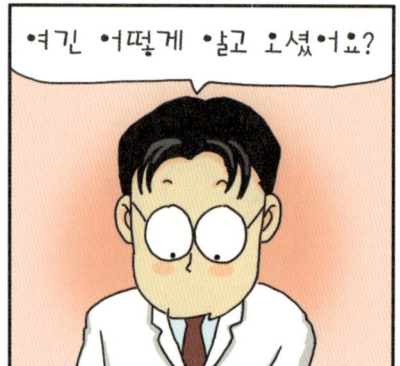
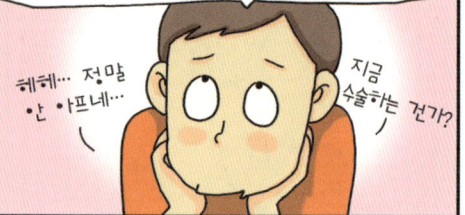

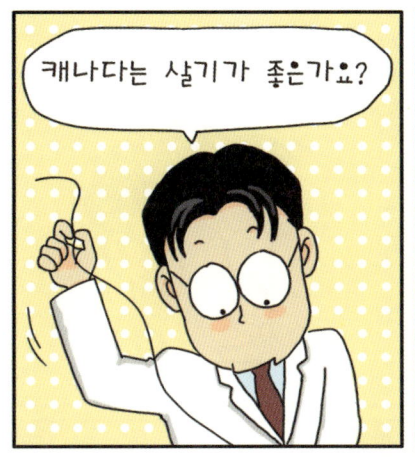
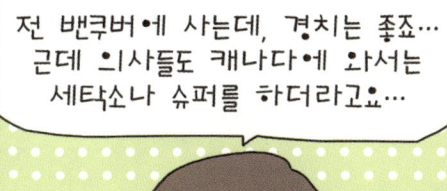
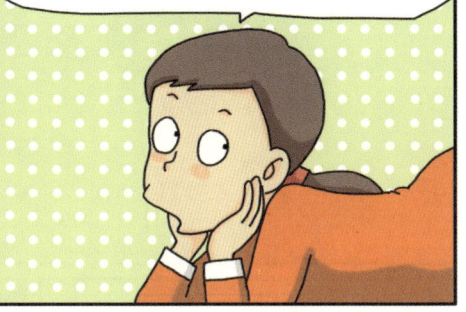
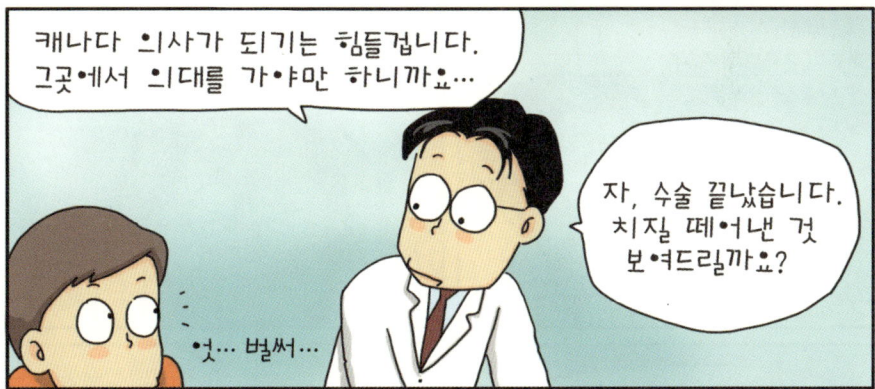
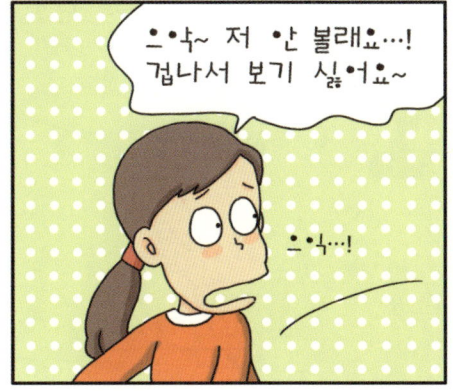

치료 후 통증이 없는 경우

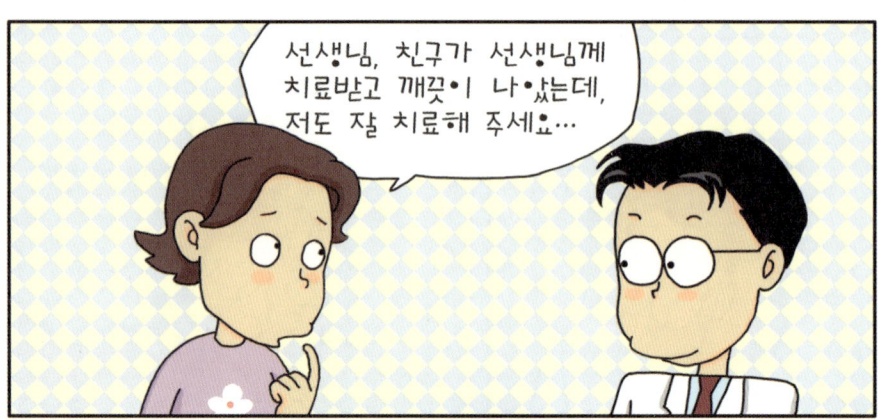
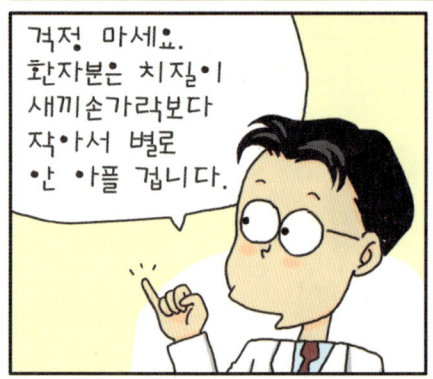
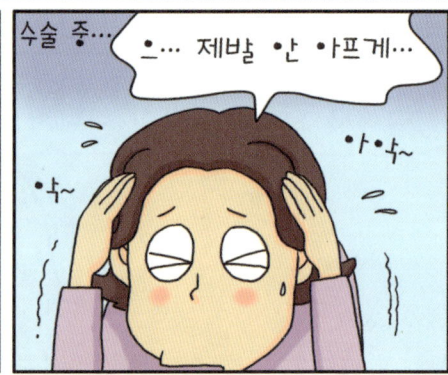
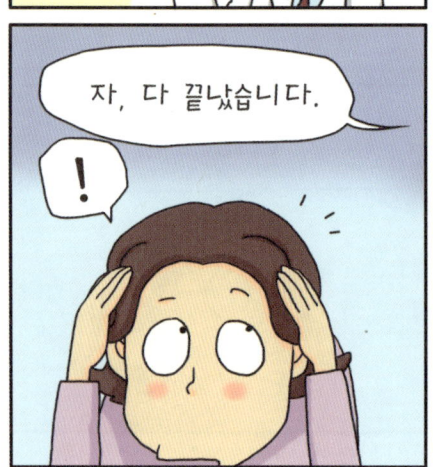
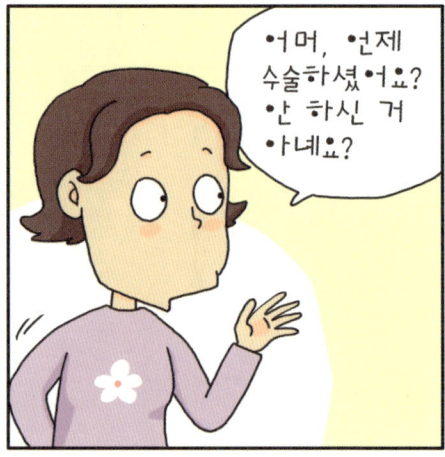

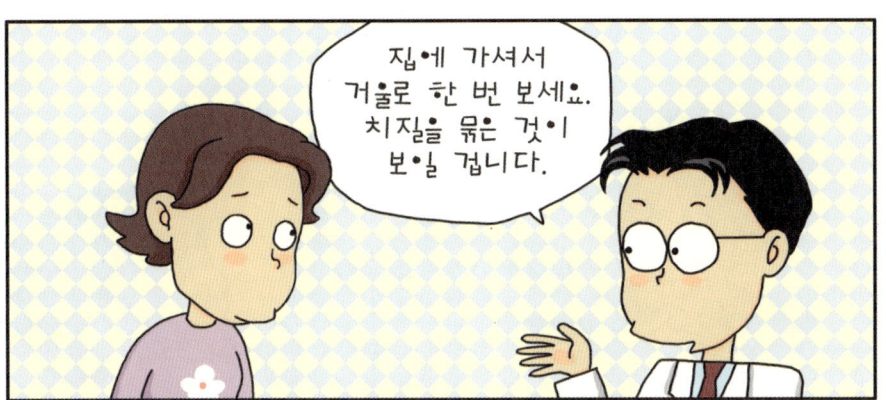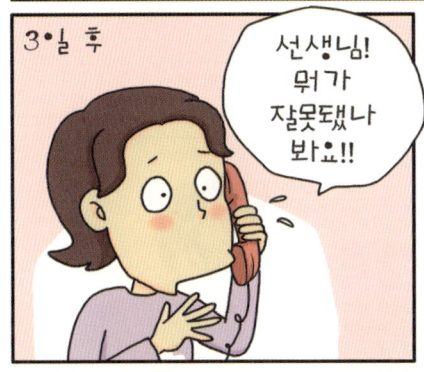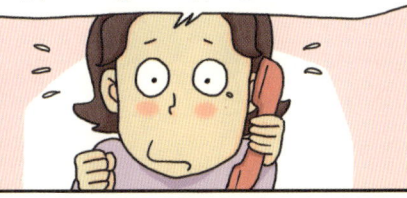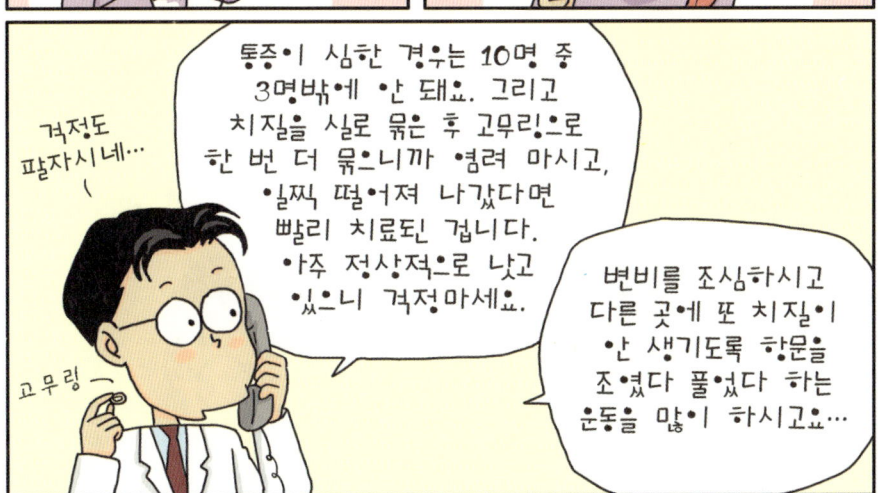

치료비 내놔~!

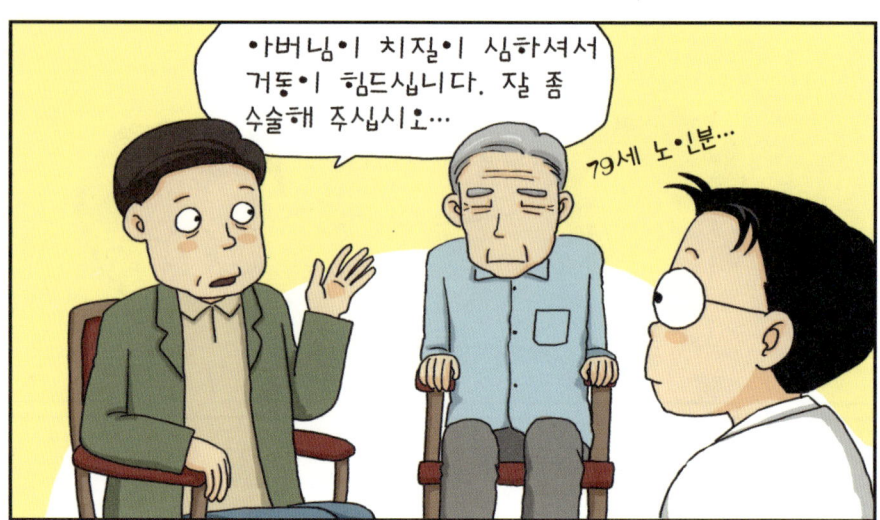

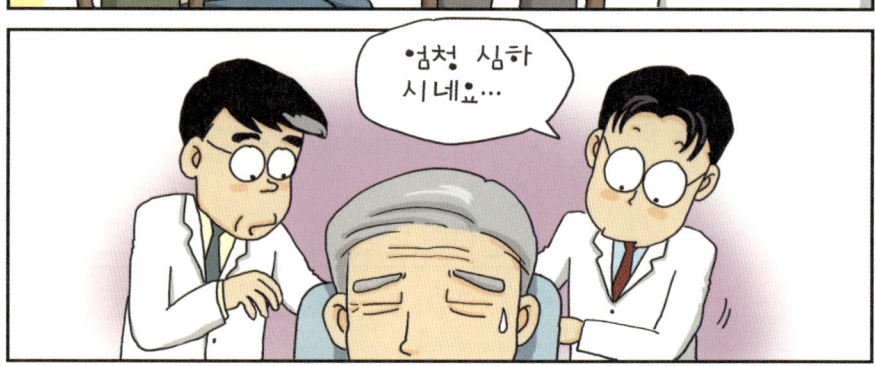

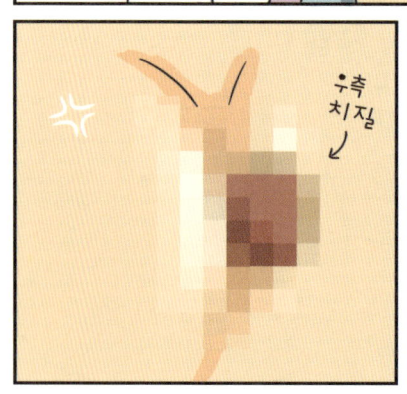

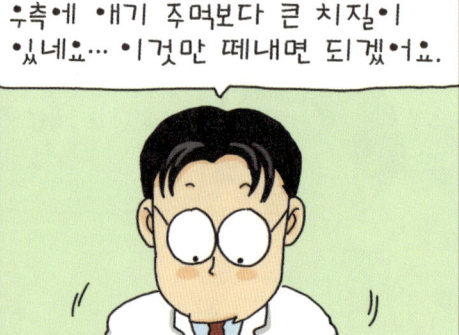

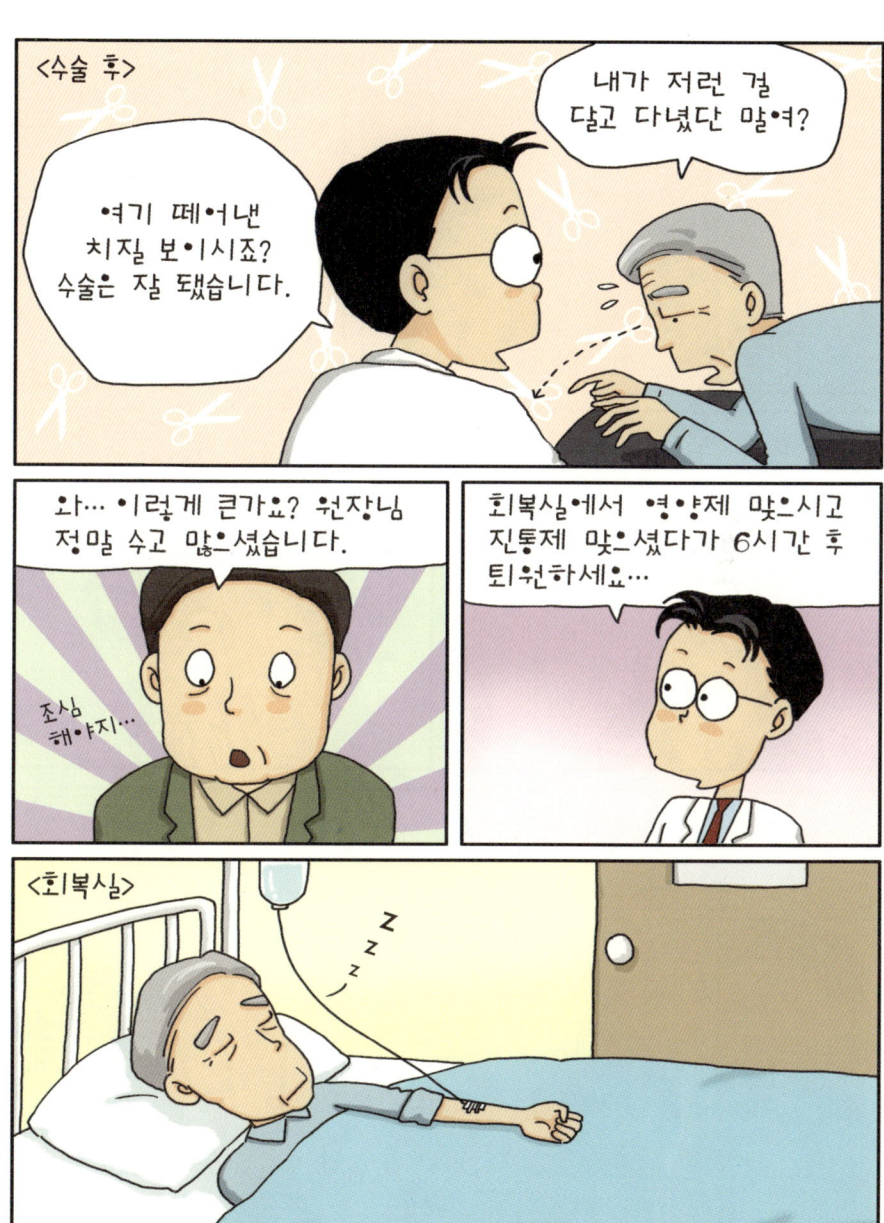

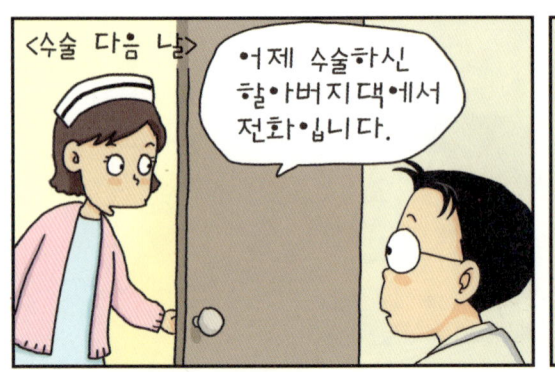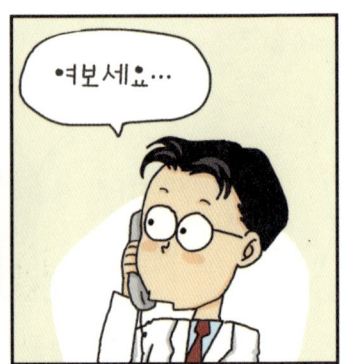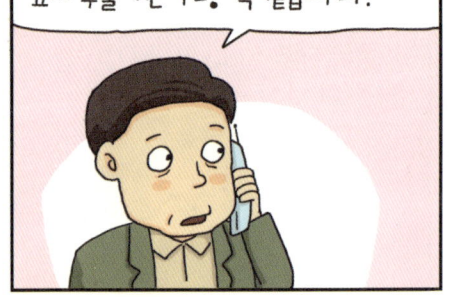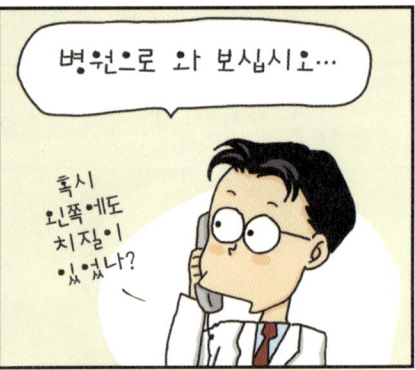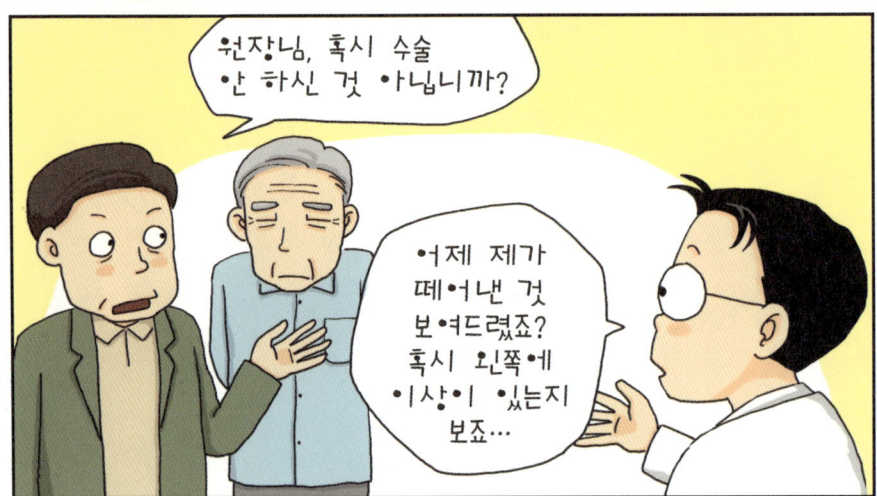

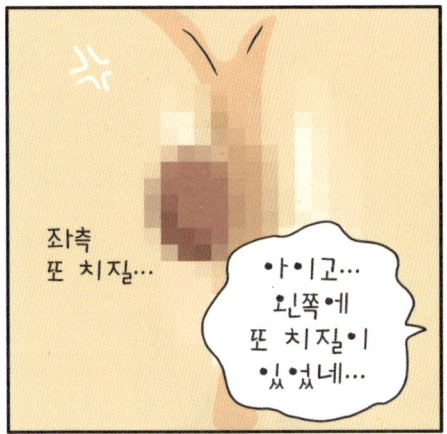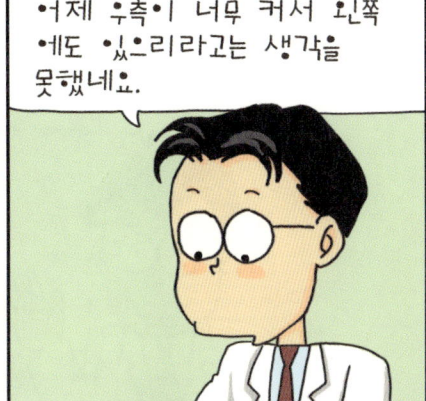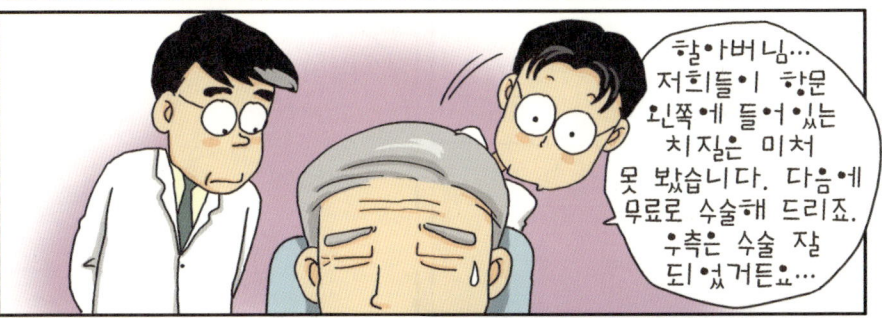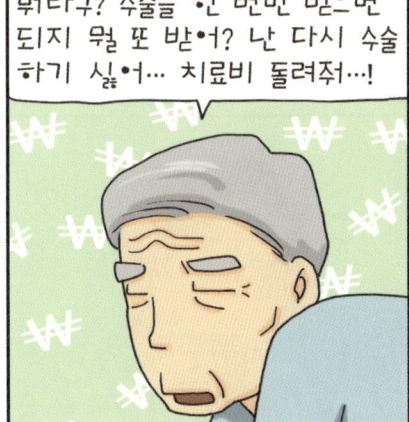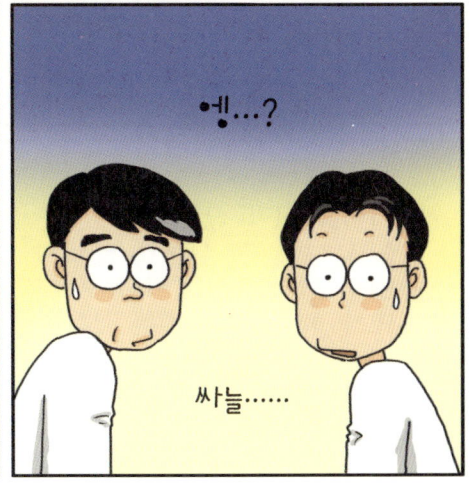

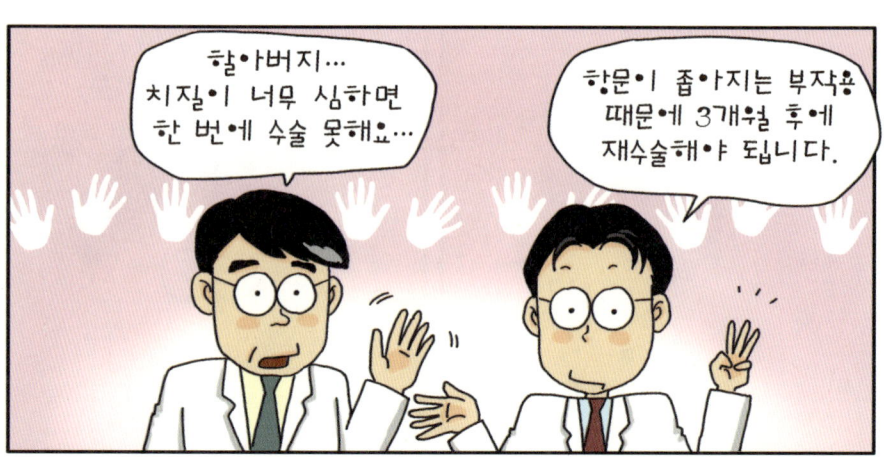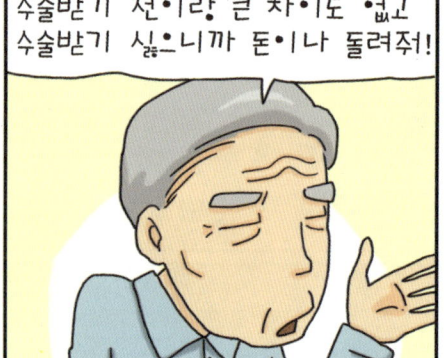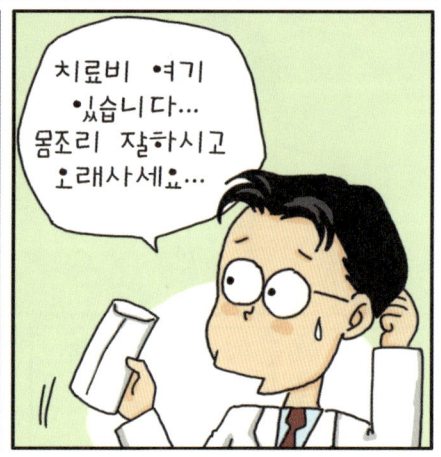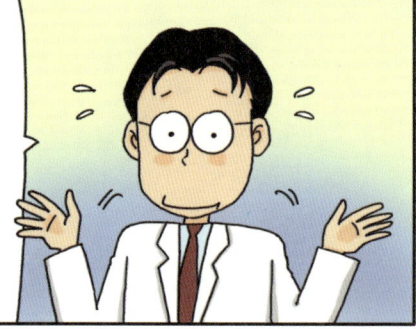

소독약 때문에 생긴 일

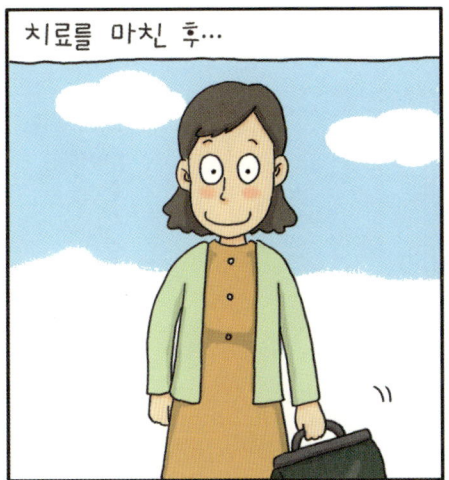

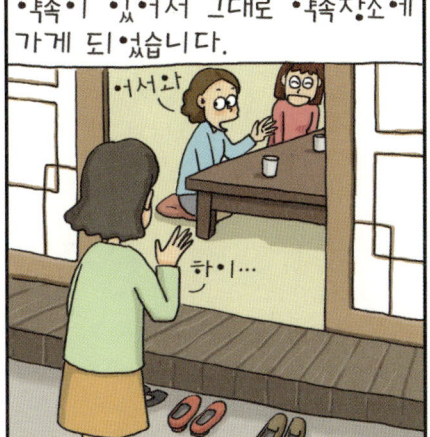

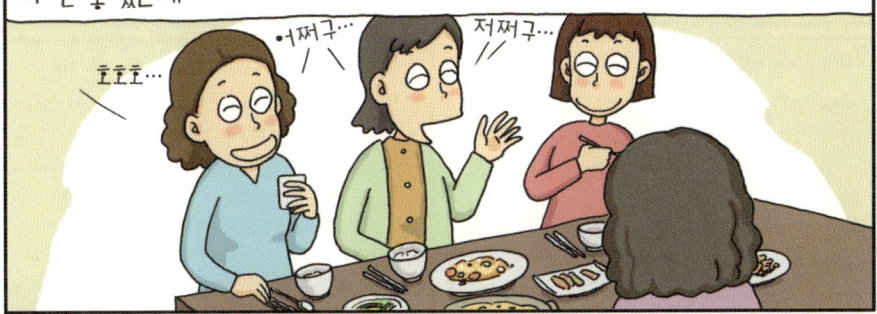

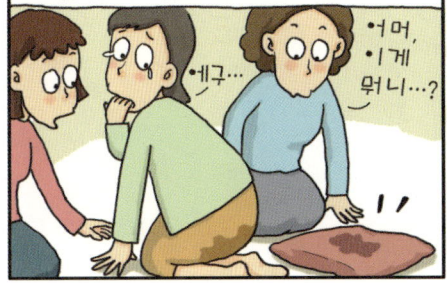

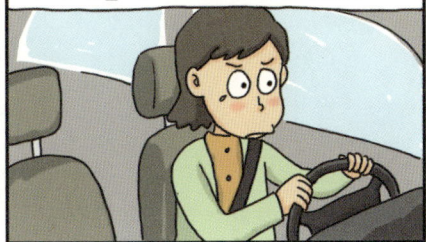

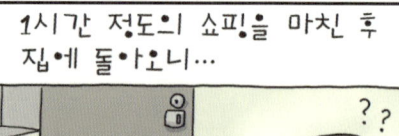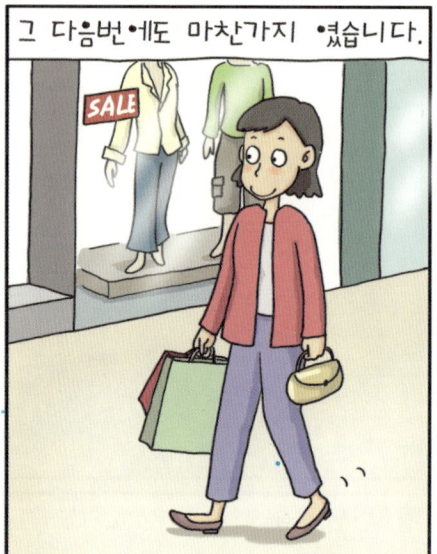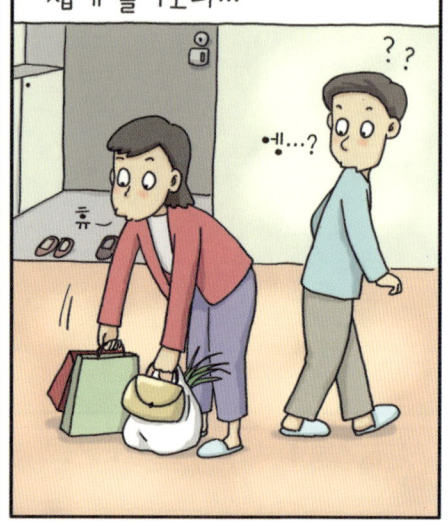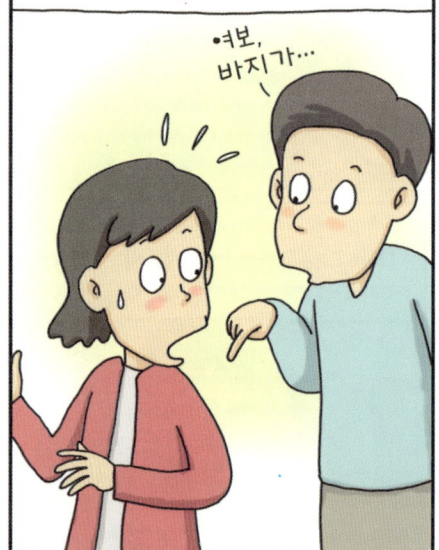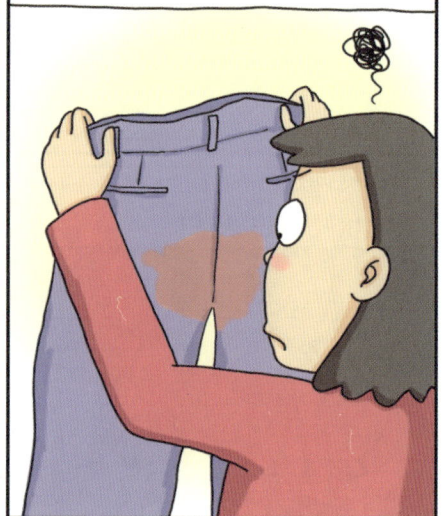

같은 실수가 반복되다 보니 불안하고 기분이 안 좋더군요.
저 혼자 잠깐 불쾌하고 그만이면 되겠지만, 다른 환자분들도 겪을 수 있는 일이기에(특히 지방분들…)
사소한 문제이지만 작은 배려가 환자들에게 더 큰 신뢰감을 줄 수 있다고 생각합니다.

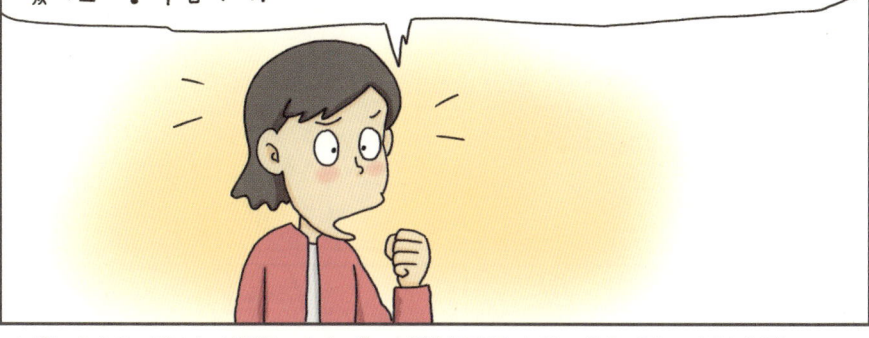

치루 수술을 하신 분께는 수술 후 소독심지를 넣는 경우가 있습니다.
위 사례는 바로 그 소독심지의 소독약이 배어 나와서 바지를 버리게 된 경우입니다. 얼마나 기분 나쁘고, 또 불편하셨겠습니까…?

죄송합니다. 간호사가 거즈를 너무 적게 붙여서 일어난 일인 듯합니다.

간호사 분들께 얘기해서 앞으로는 그런 일이 없도록 하겠습니다.
혹시라도 간호사가 거즈를 적게 붙일 때에는 부끄러워 하시거나, 미안해 하지 마시고 바로 더 붙여달라고 요구하시기 바랍니다.

제가 일일이 신경을 써드려야 하는데, 죄송합니다…

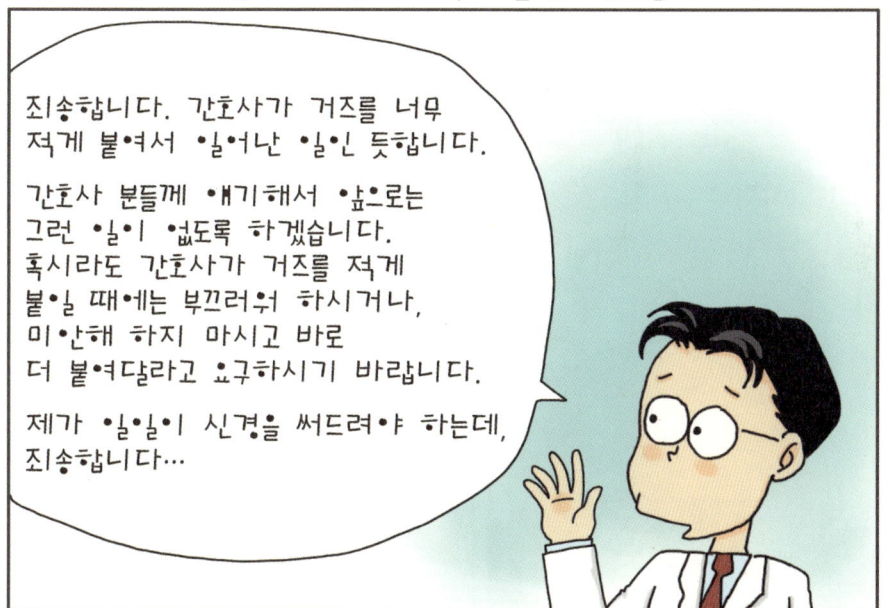

식사를 안 하시는 이유

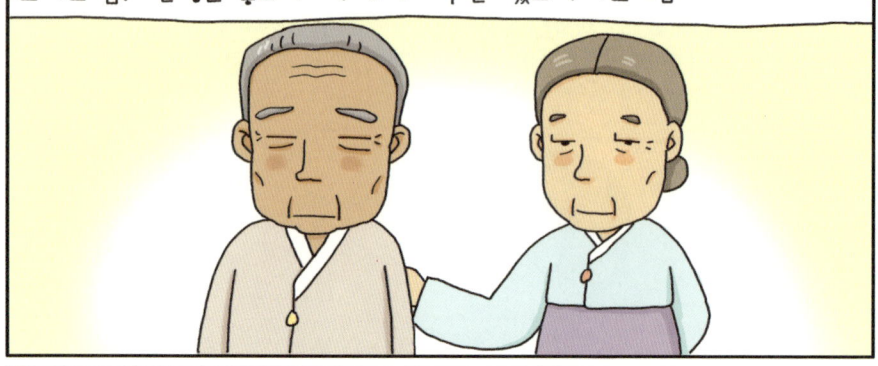
82세의 할아버지가 치질이 심하셔서 수술을 받기 위해 할머니가 모시고 옴. 건강은 좋으나 치매가 약간 있으시다고 함...

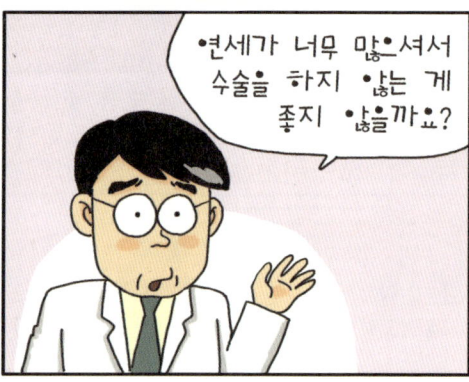
연세가 너무 많으셔서 수술을 하지 않는 게 좋지 않을까요?

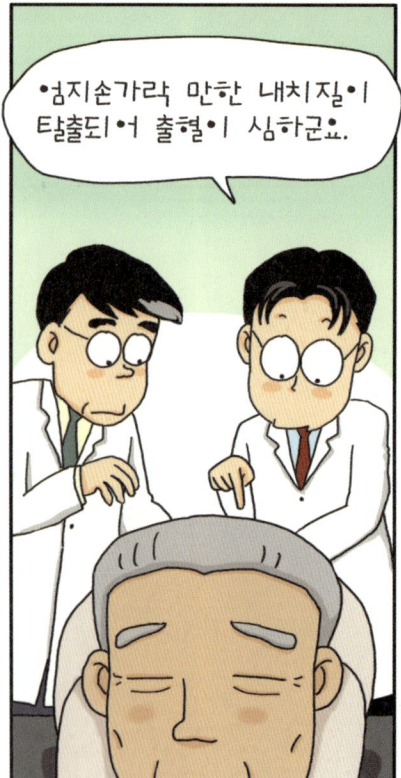
엄지손가락 만한 내치질이 탈출되어 출혈이 심하군요.

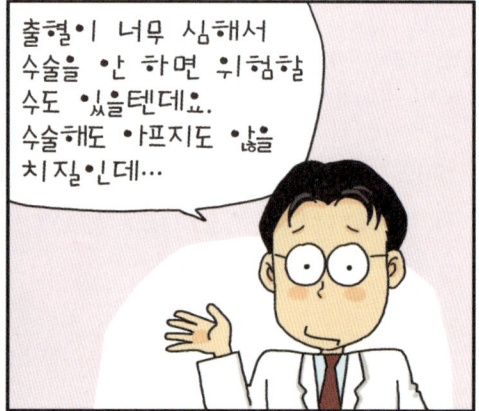
출혈이 너무 심해서 수술을 안 하면 위험할 수도 있을텐데요. 수술해도 아프지도 않을 치질인데...

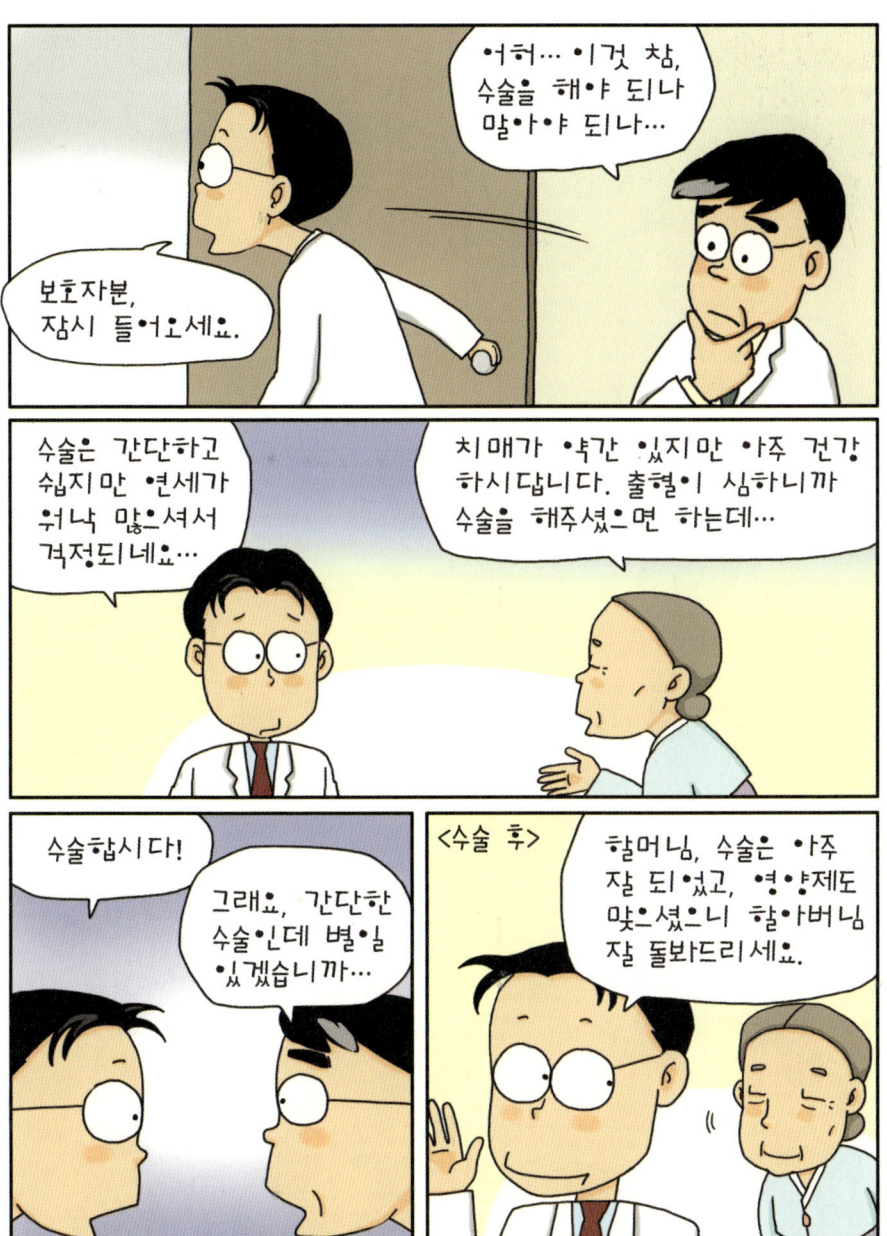

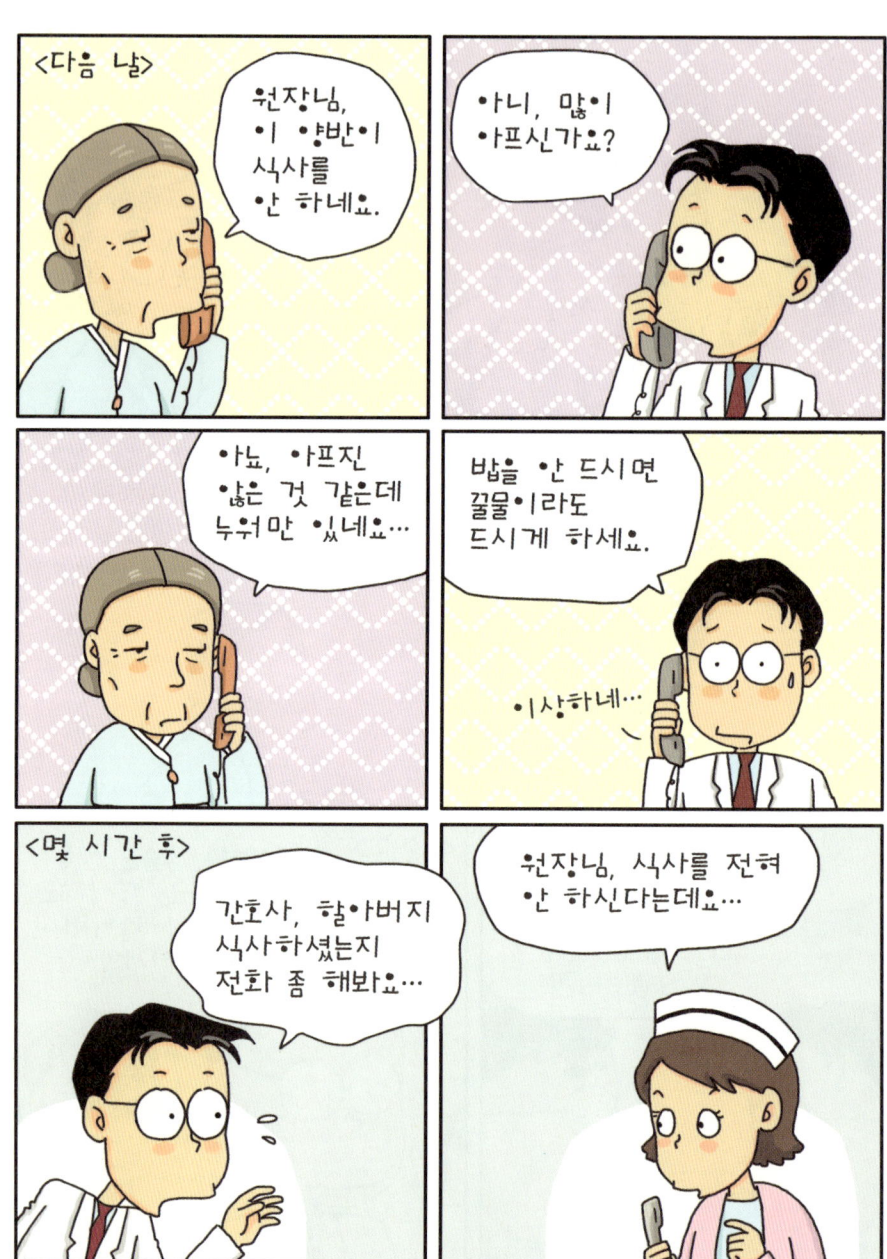

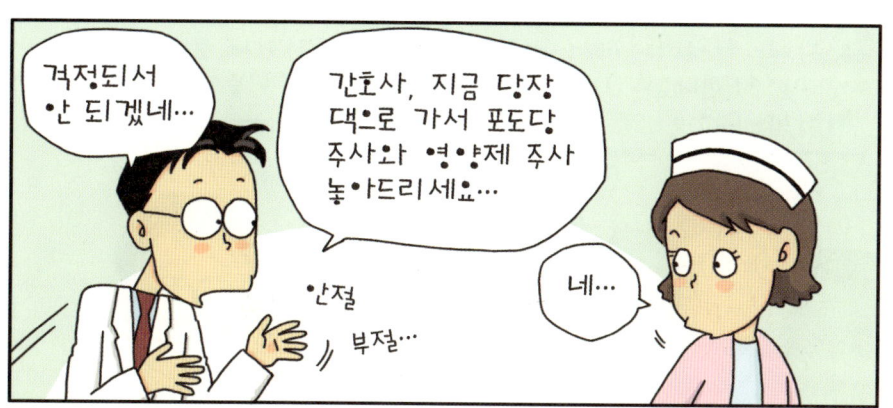
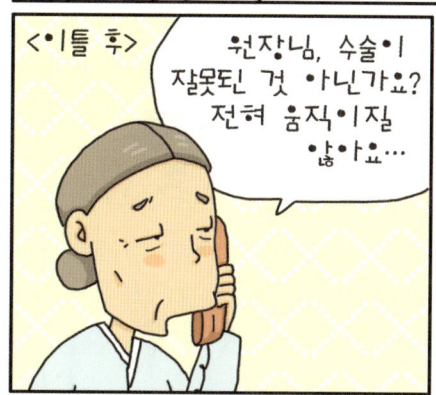
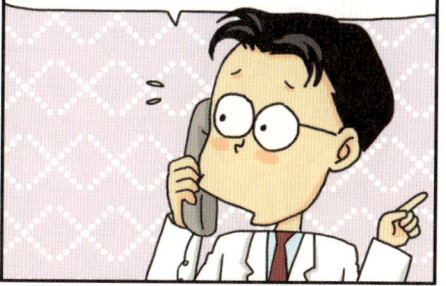
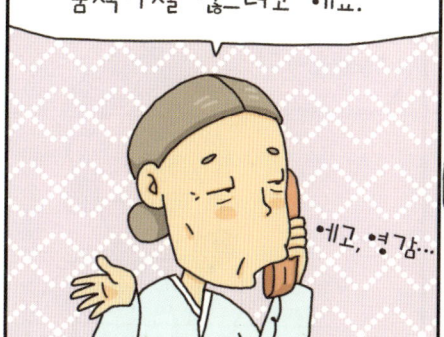
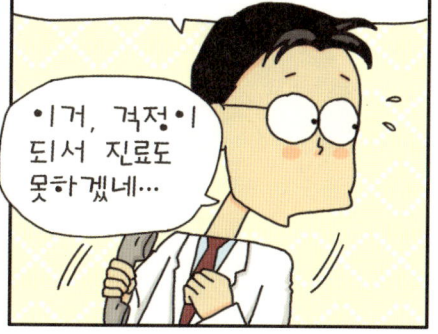

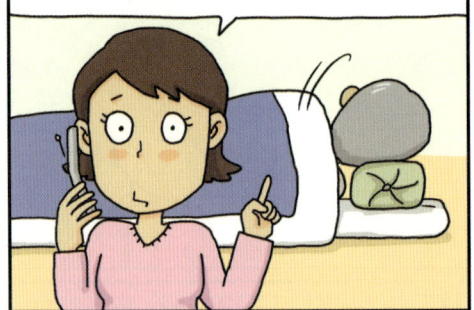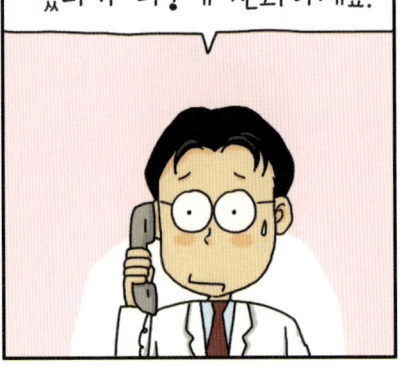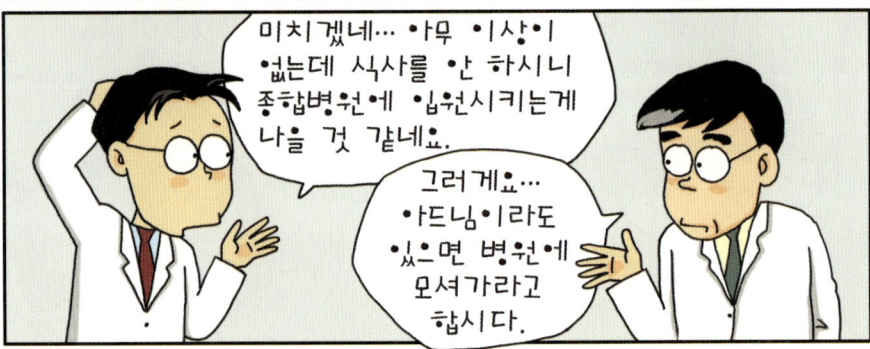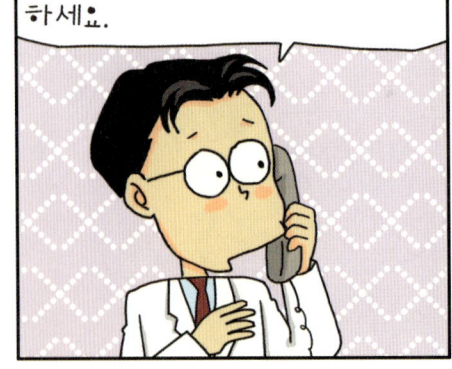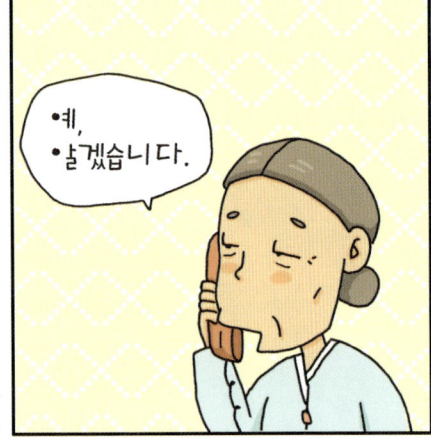

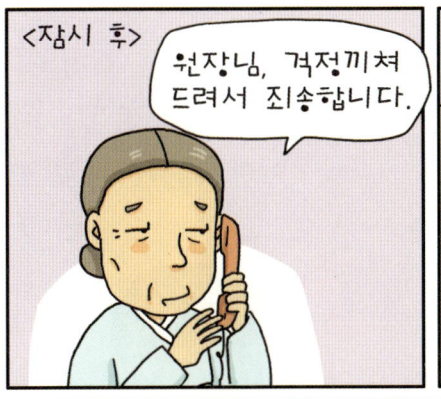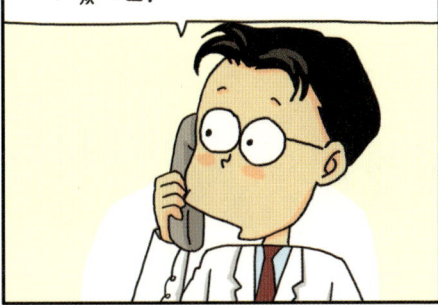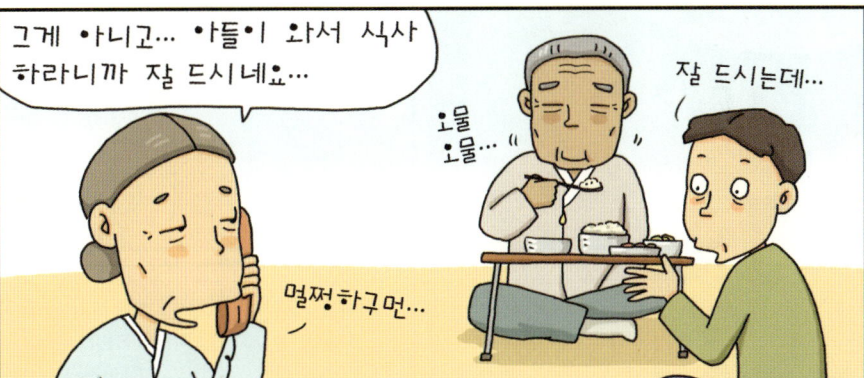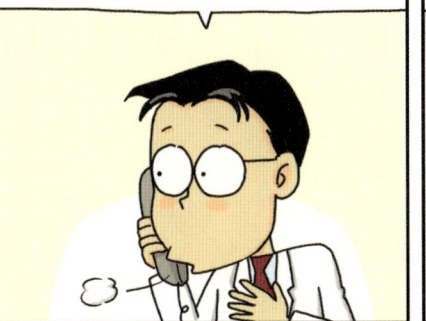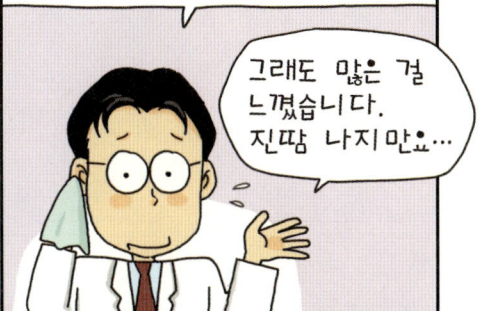

신장 결석

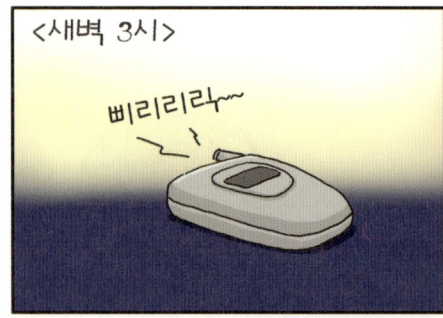

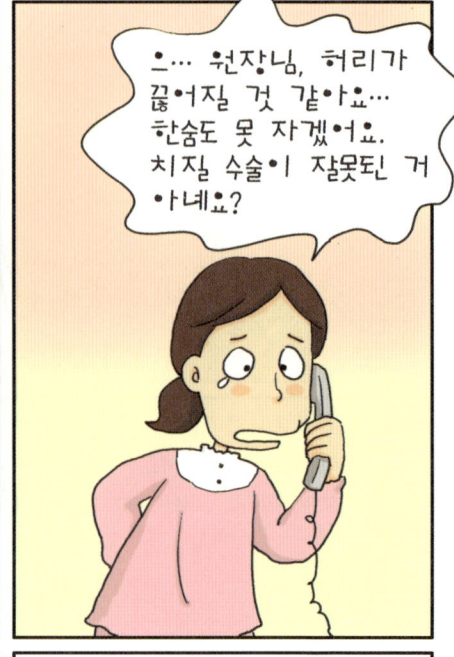

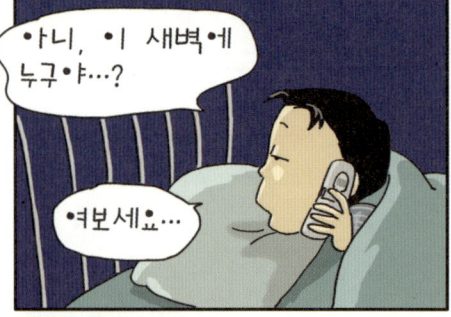

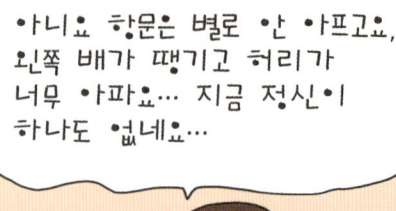

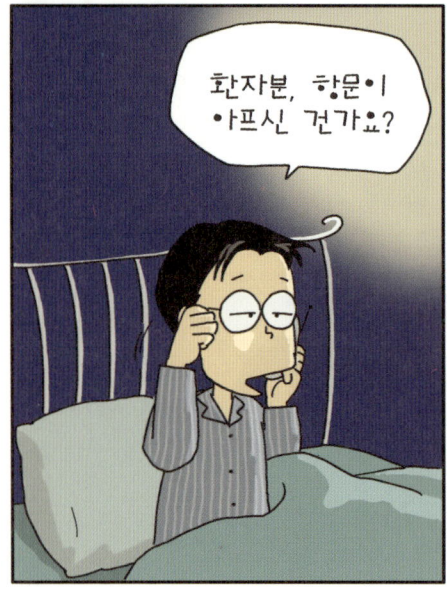

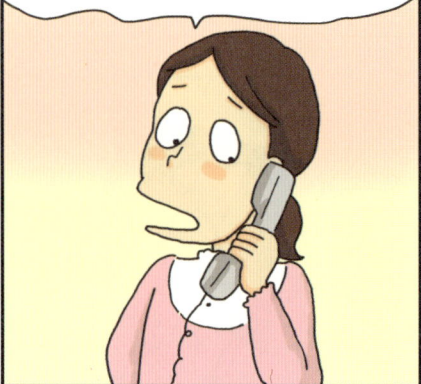

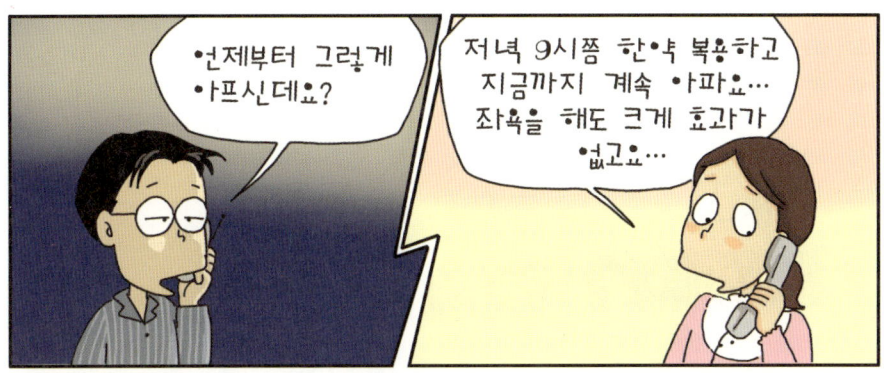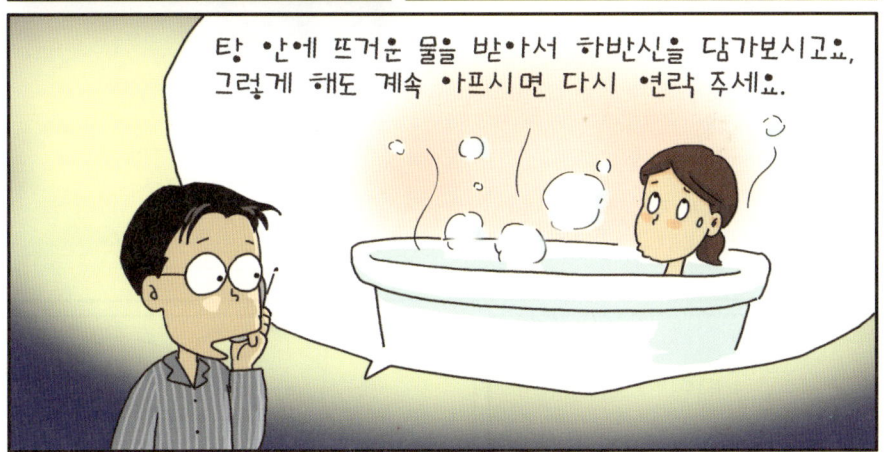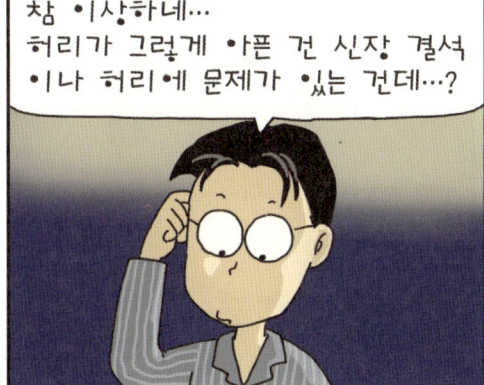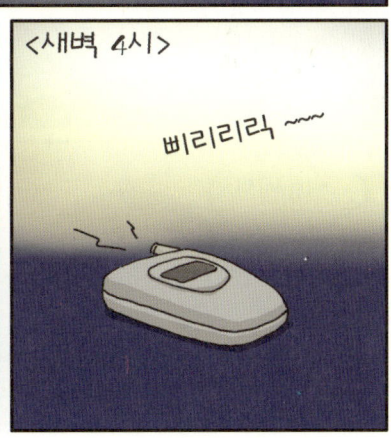

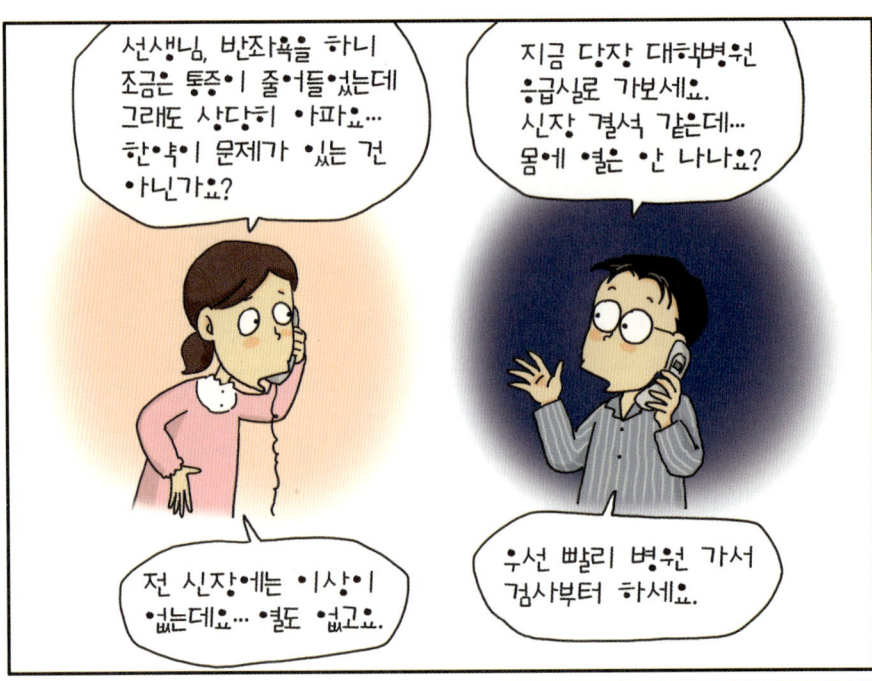
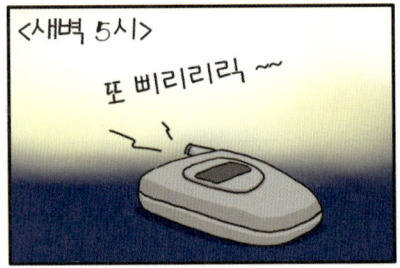
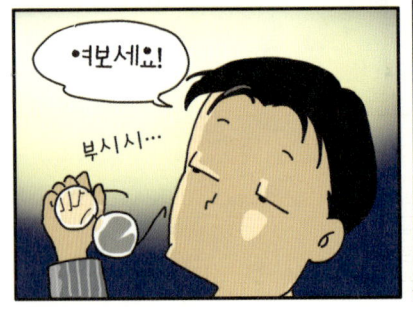
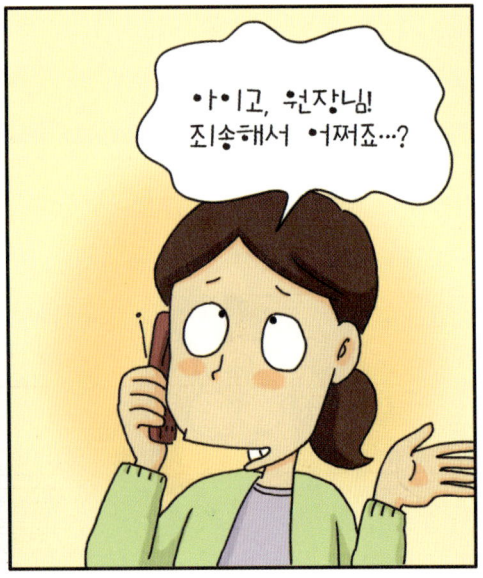

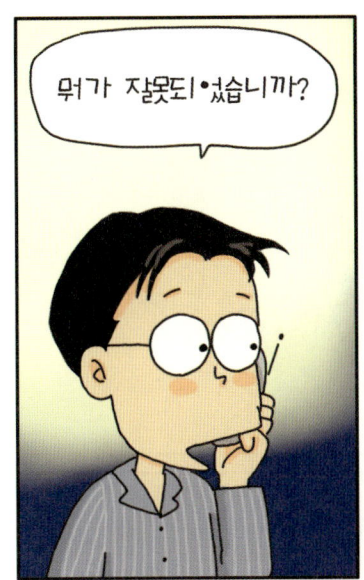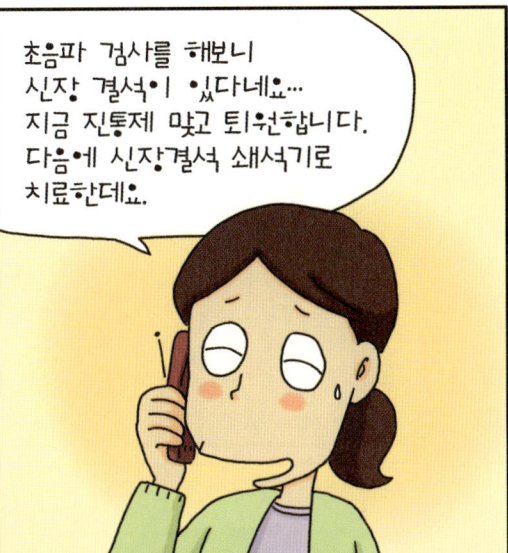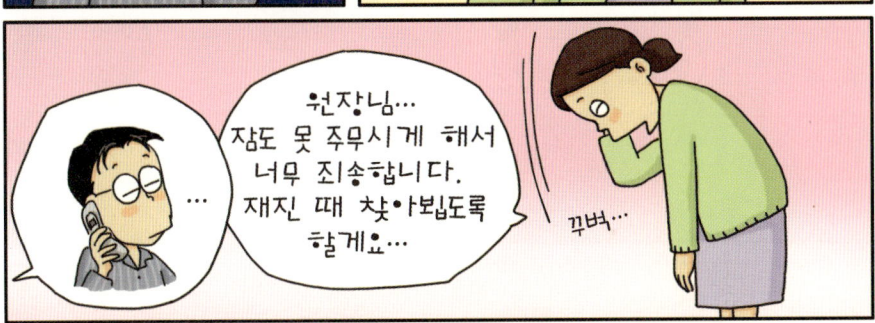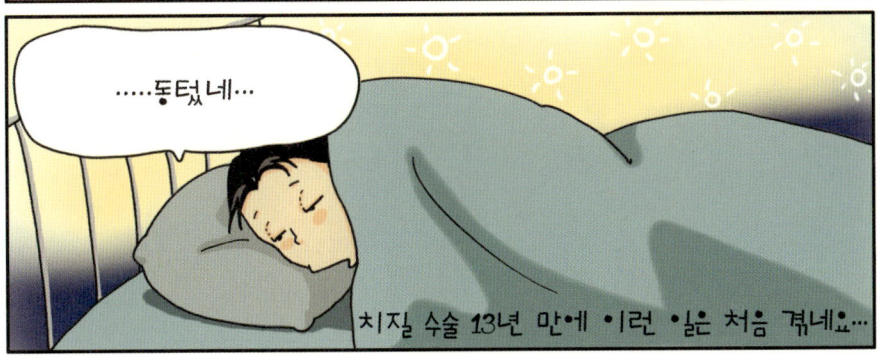

흥보다 딱 걸린 친구

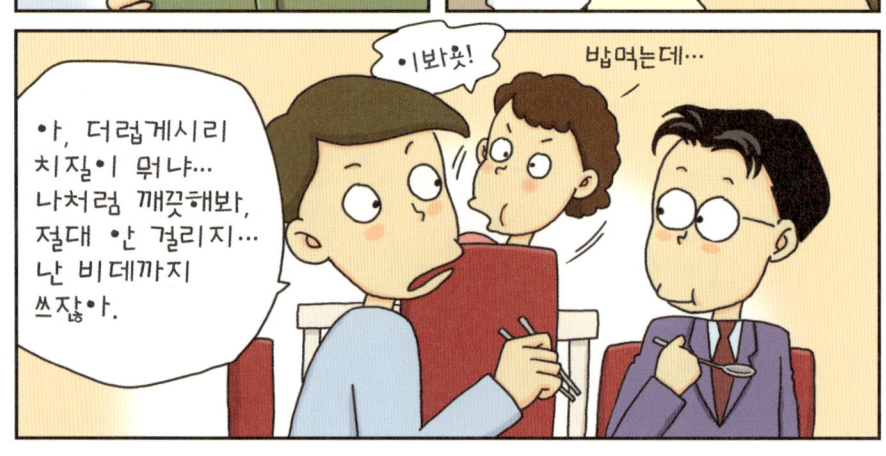

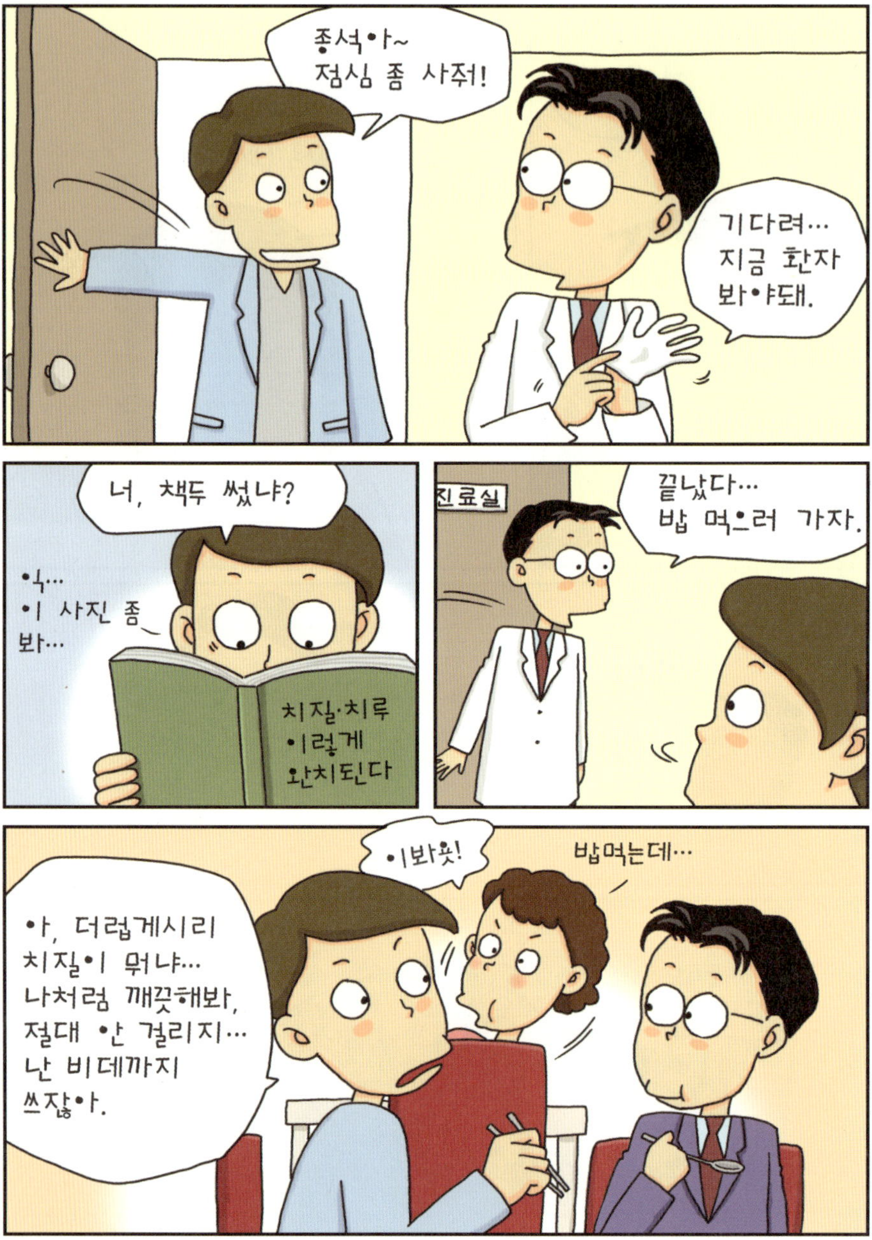

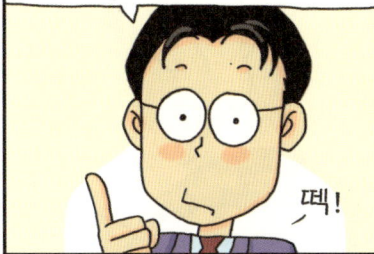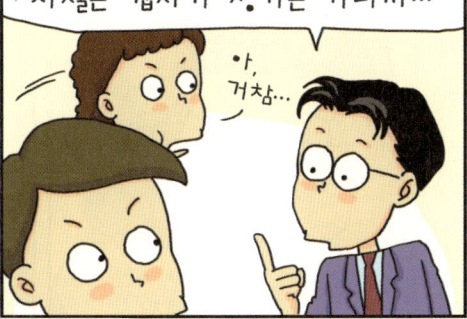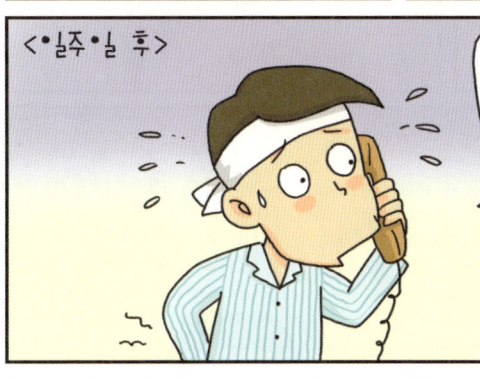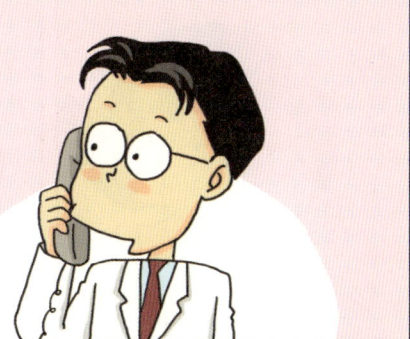

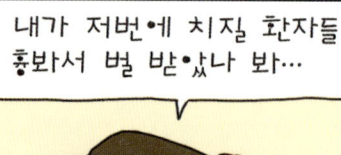
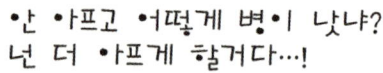
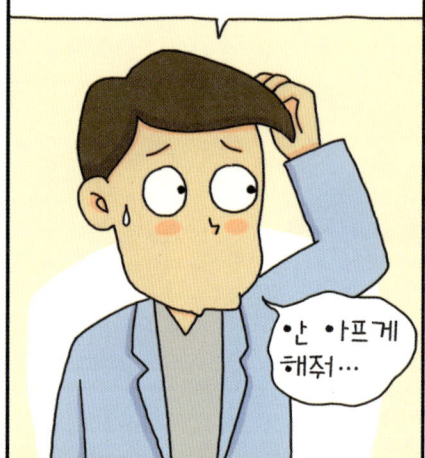
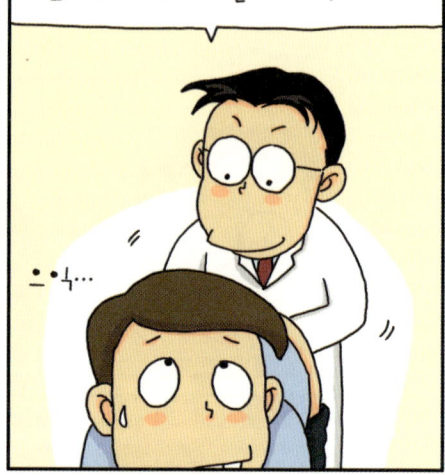
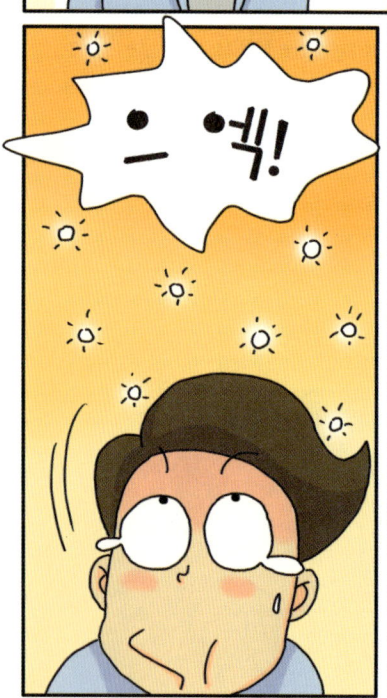
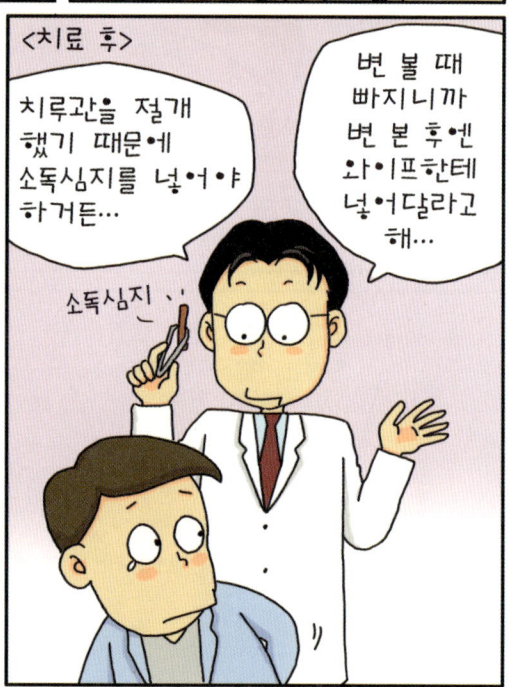

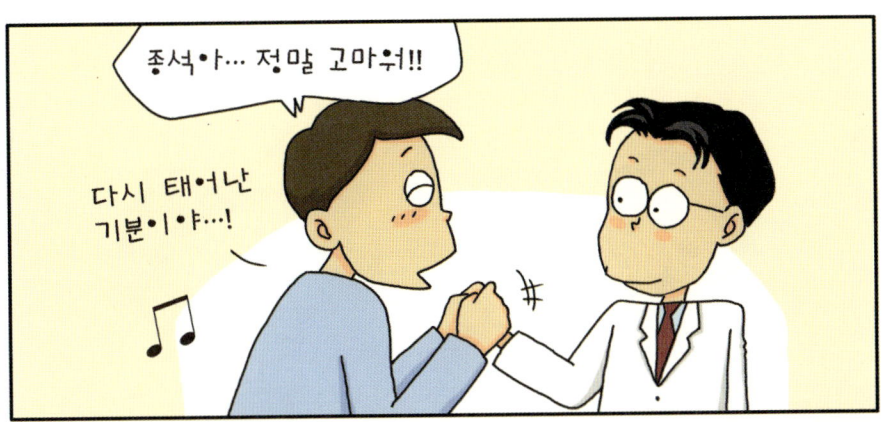
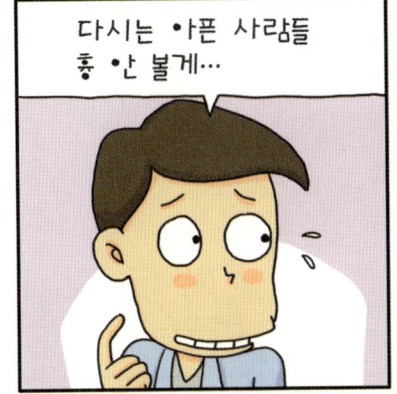
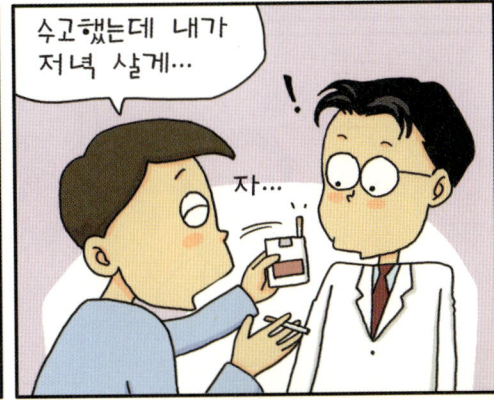
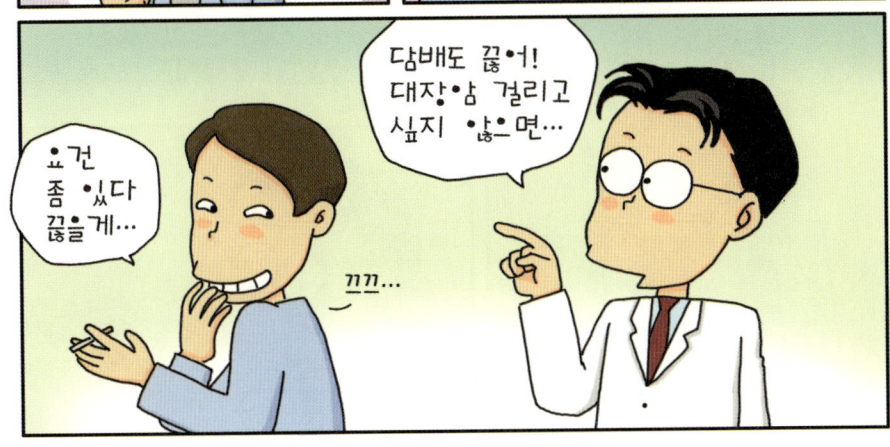

필리핀에서 왔어요

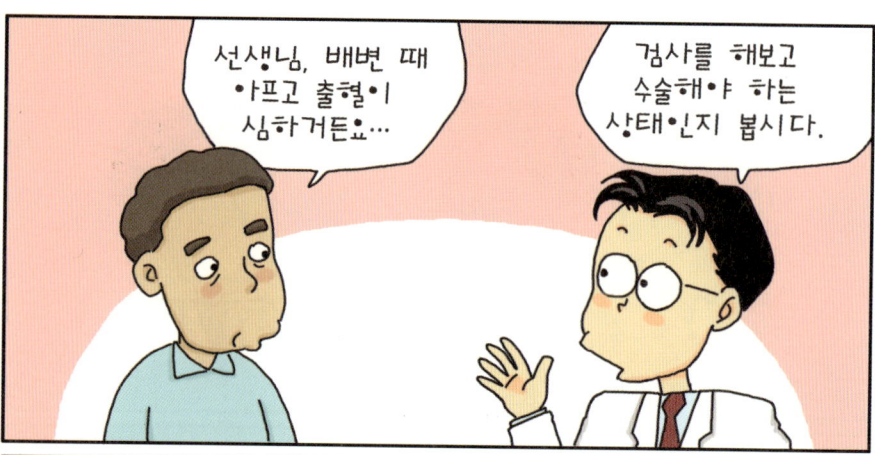

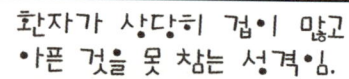

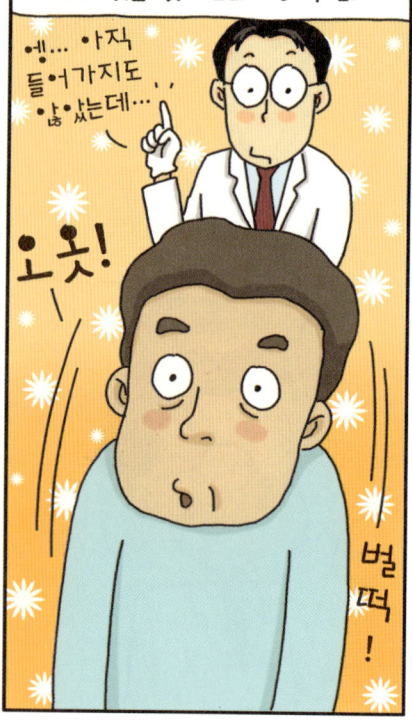

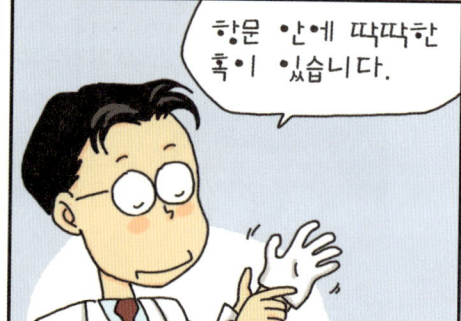

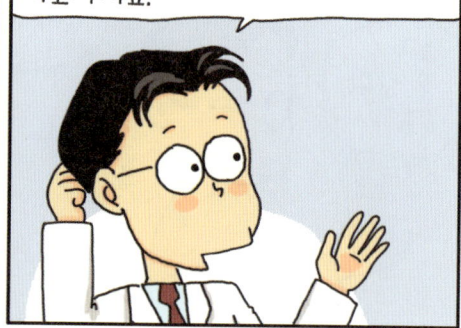

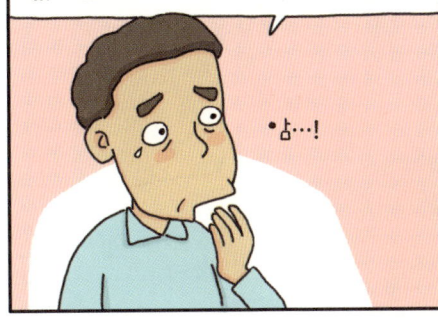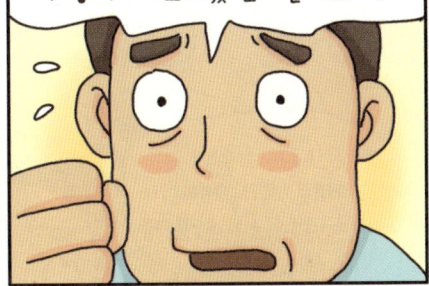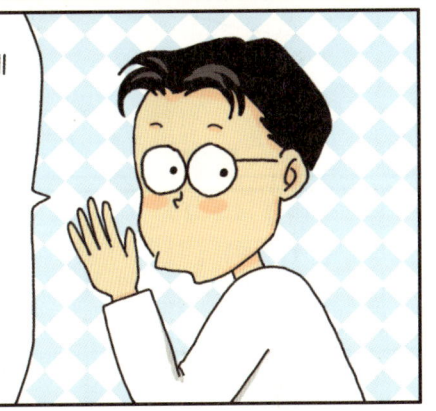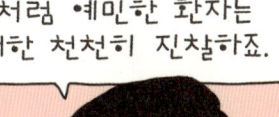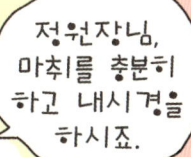

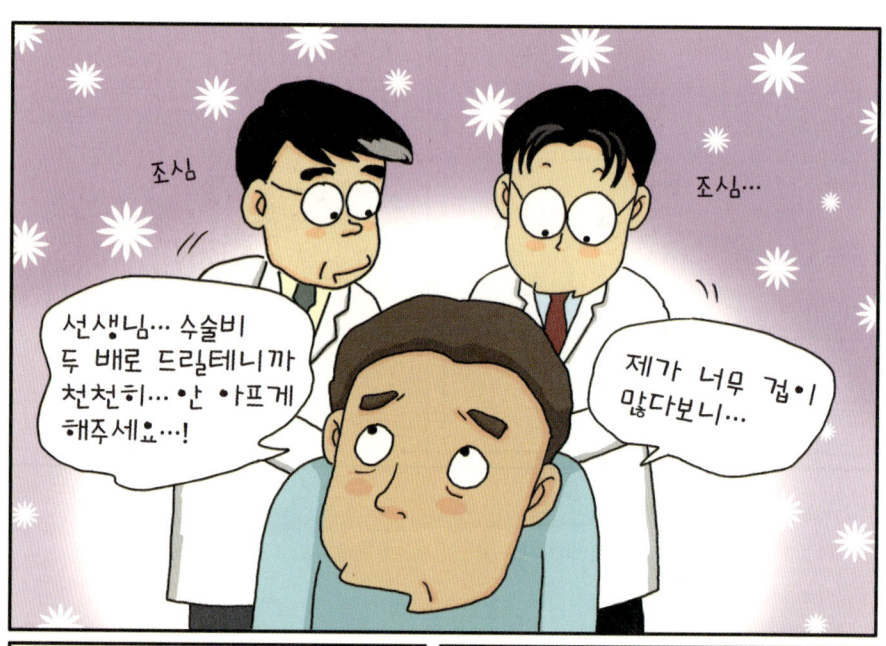
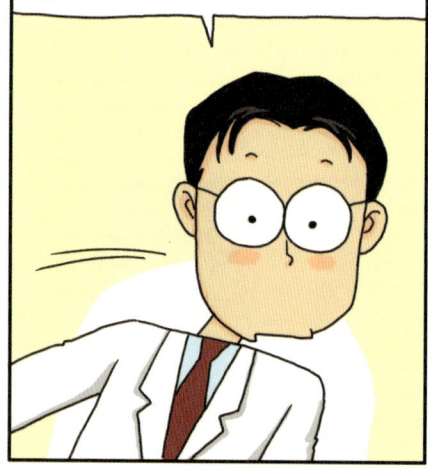
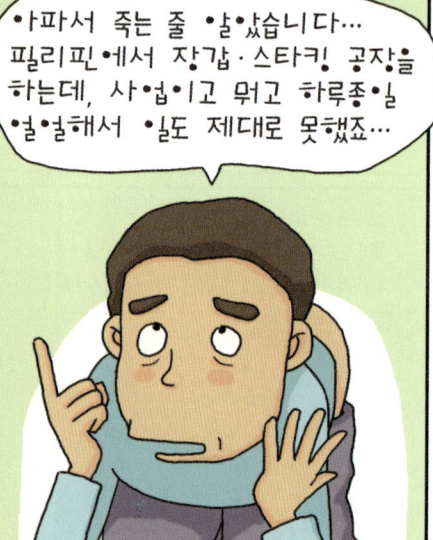

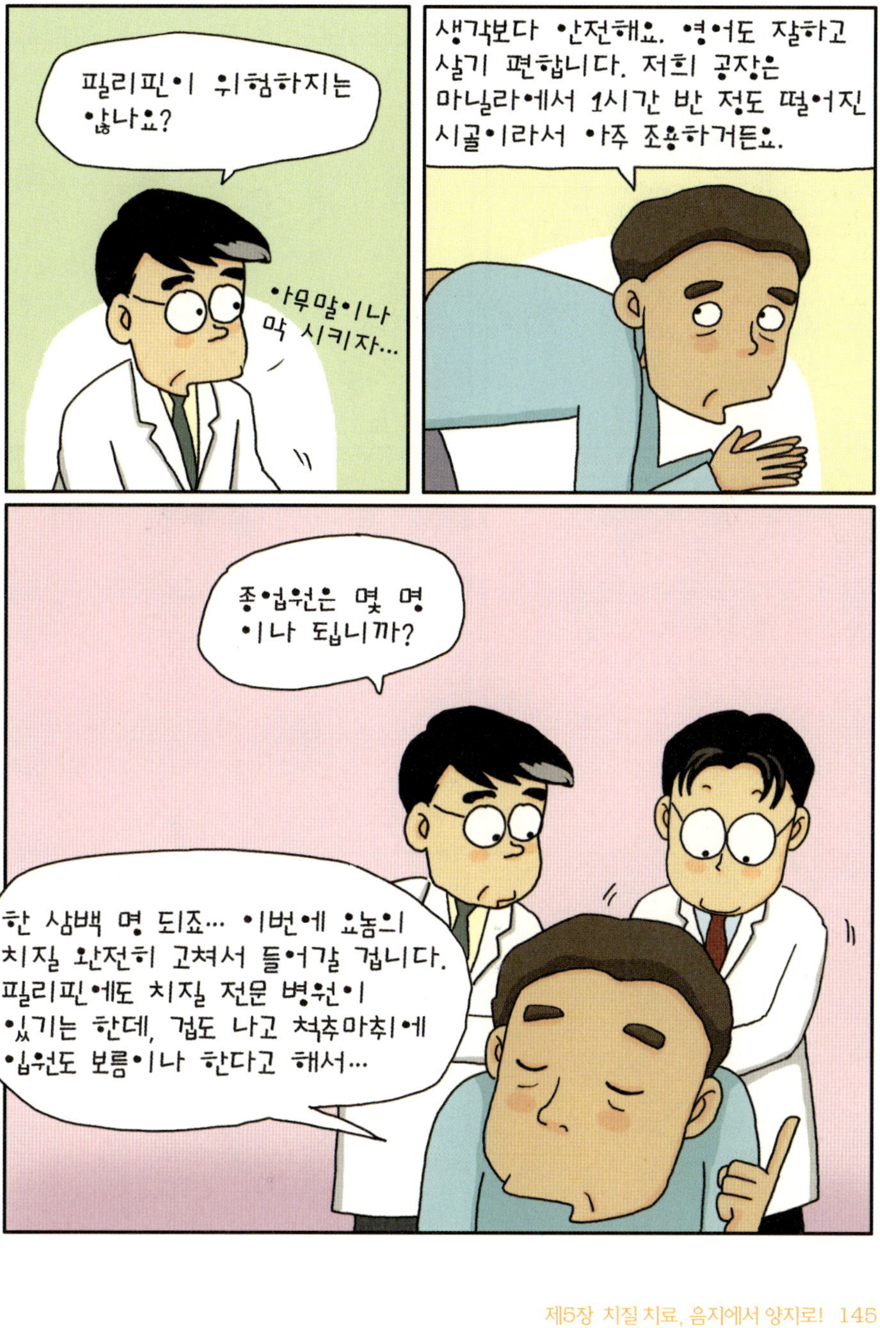

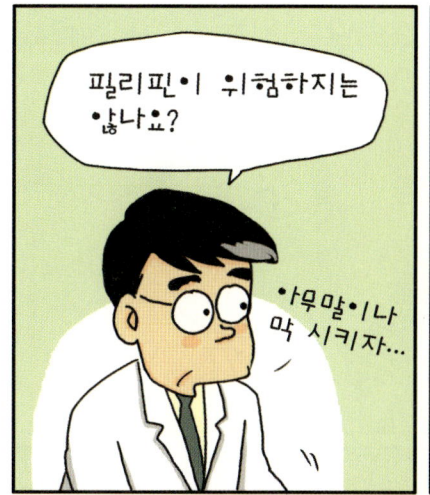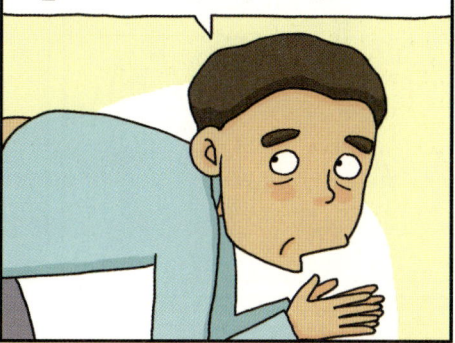

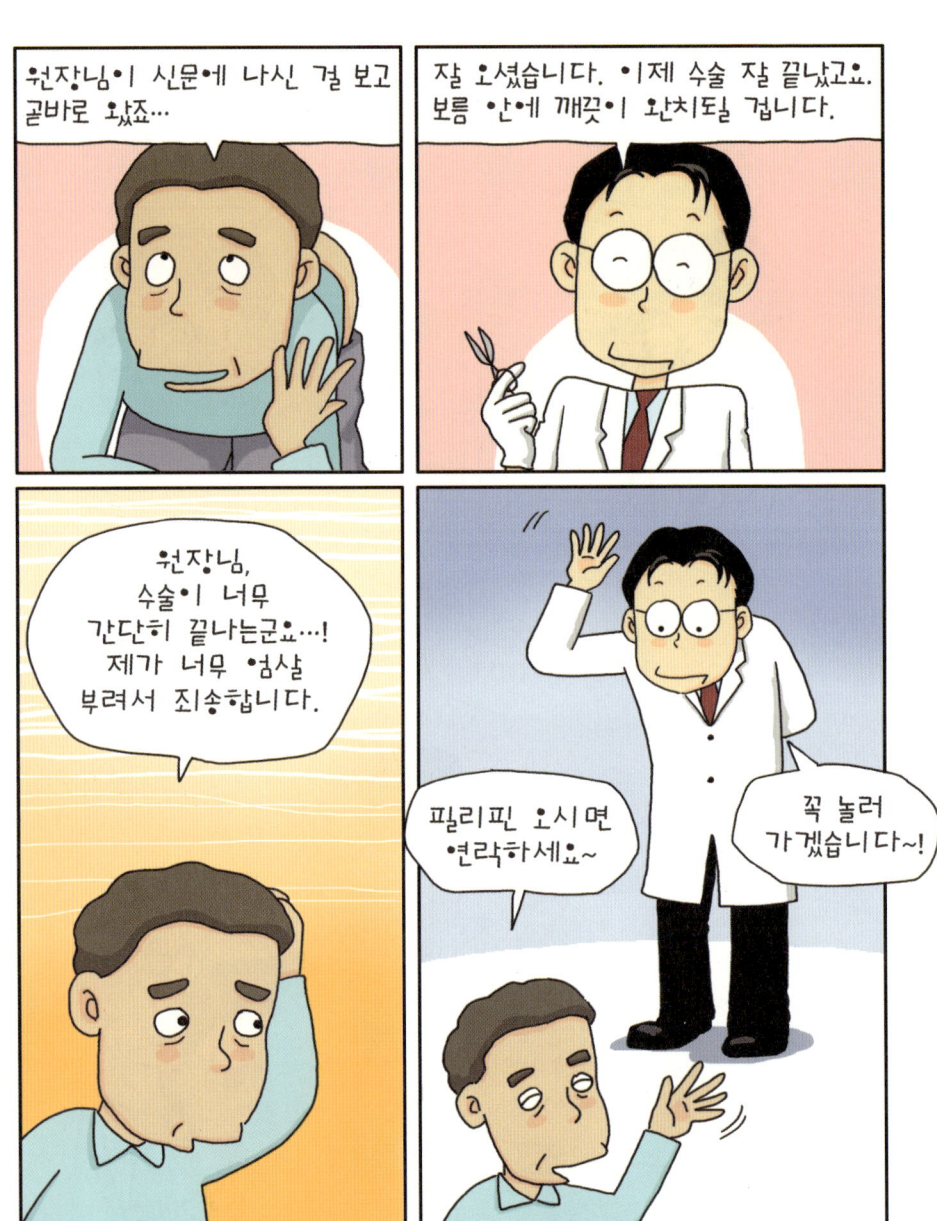

골프와 치질

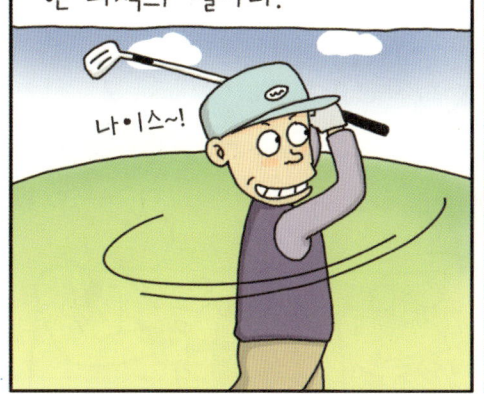

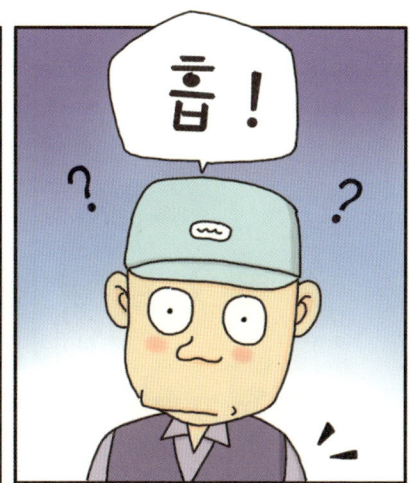

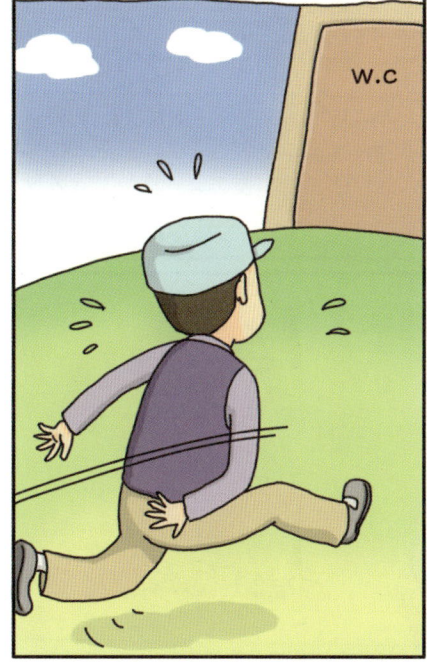

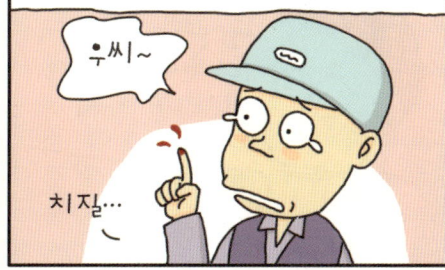

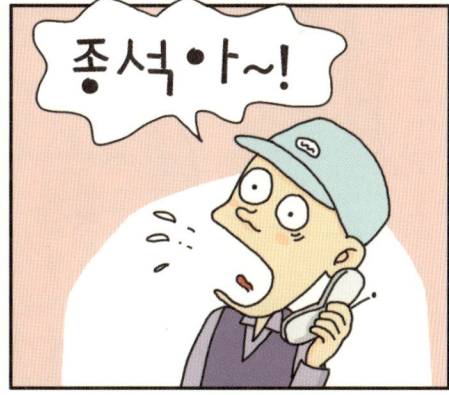

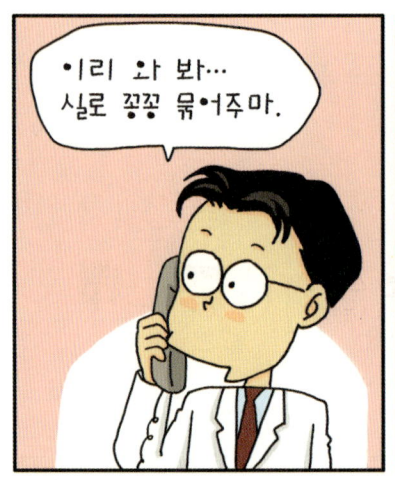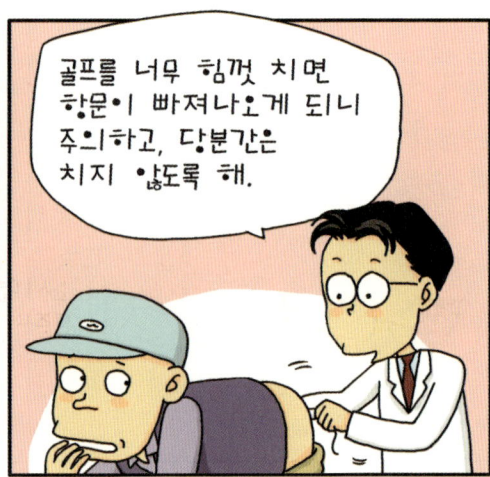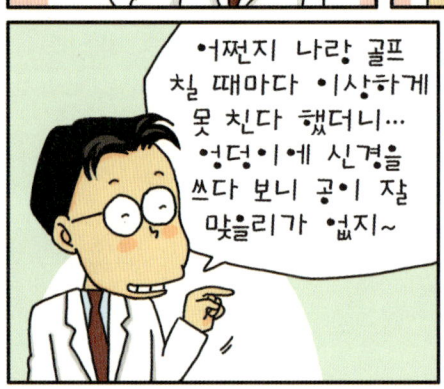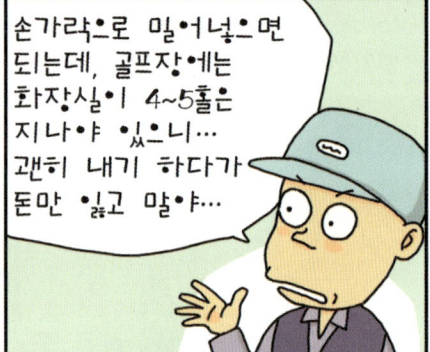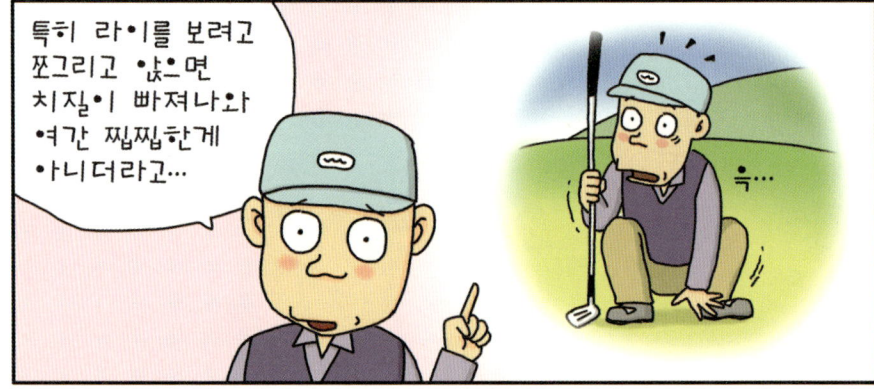

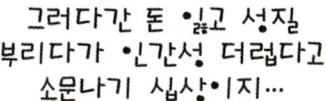
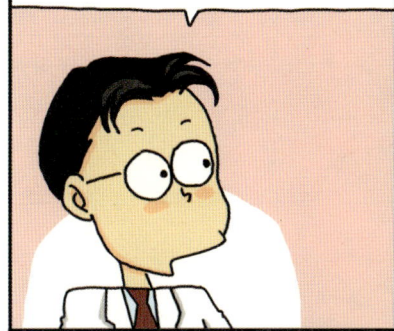
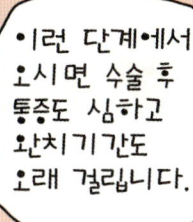
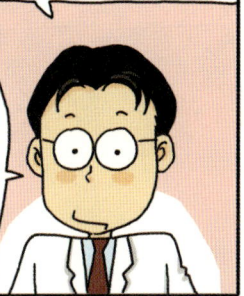
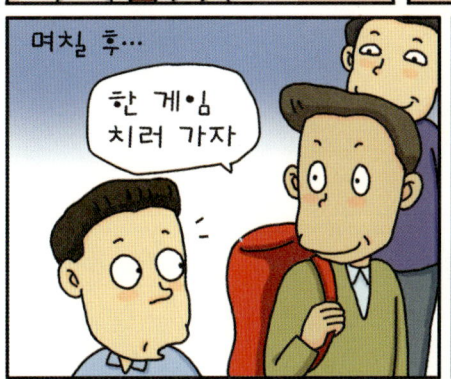
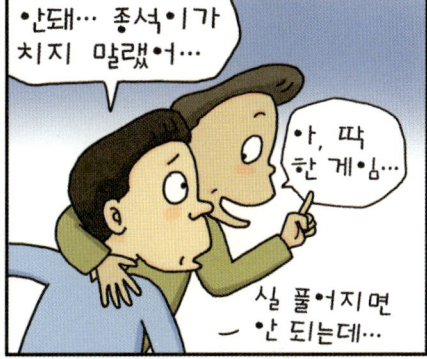
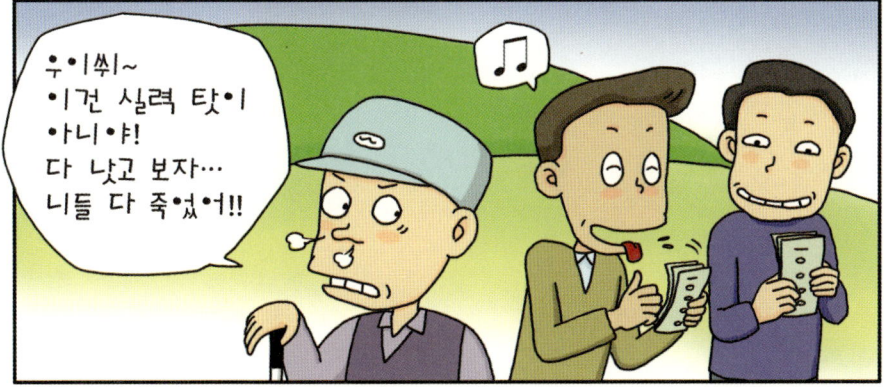

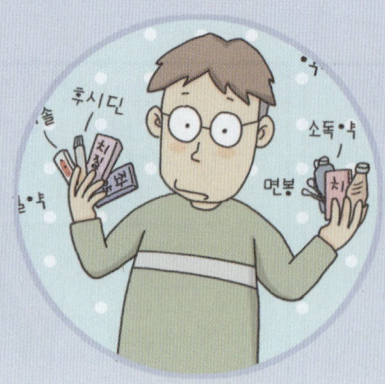

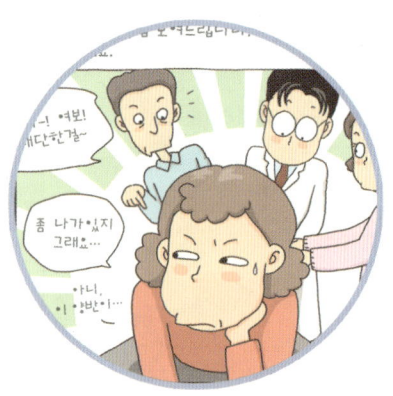

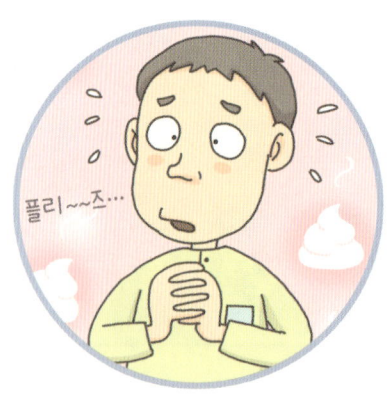

6장

Q & A

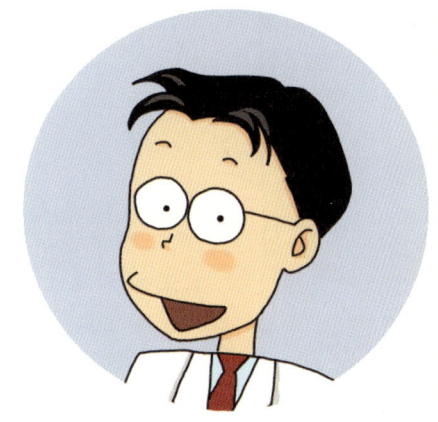

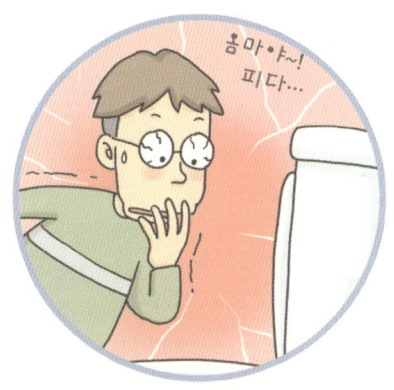

똥꼬철학 6 · 면항십년(面肛十年)

면벽십년(面壁十年)해서 도를 깨우치는 도인이 있듯이, 저는 항문을 십년 이상 쳐다보면서 우주를 느끼는 것 같습니다.

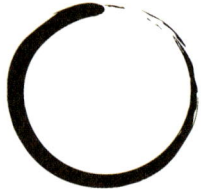

환자들의 고통과 기쁨을 보면서 생로병사의 인간사를 깨달았고, 성공에 이르는 길, 나 자신에 대한 성찰, 인간에 대한 회의와 사랑 등 많은 것을 느꼈습니다.

항문을 보면서 철학자가 된 기분이라고나 할까요…….

1. 집에서 실로 묶어도 되나요?

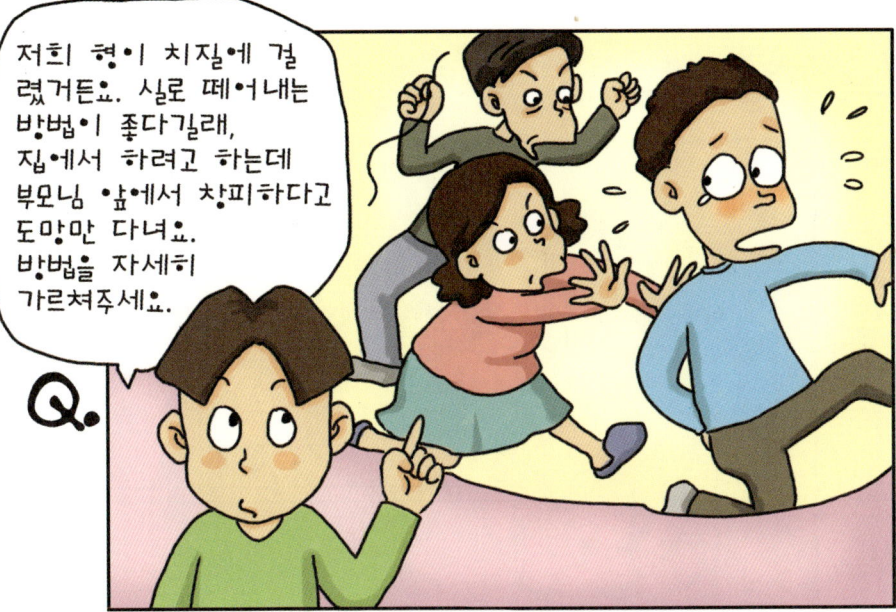

Q. 저희 형이 치질에 걸렸거든요. 실로 떼어내는 방법이 좋다길래, 집에서 하려고 하는데 부모님 앞에서 창피하다고 도망만 다녀요. 방법을 자세히 가르쳐주세요.

A. 저희 병원에서는 치질을 단지 실로 묶어서만 치료하지 않습니다. 치질로 가는 신경과 혈관을 절개한 후 치질 부위가 덜렁덜렁하게 한 상태에서 뿌리 부분을 결찰하는 수술법을 사용합니다. 괜히 실로 묶어서 고생한 후 수술법을 욕하지 마시고 병원에 오셔서 치료를 받으시기 바랍니다. 간혹 혼자 집에서 실로 묶었다가 죽을 뻔했던 환자분도 계십니다. 제발 위험한 행동은 안 하셨으면 합니다…

2. 깨끗이 씻어도 가려워요.

Q. 청결히 하기 위해서 변을 보고난 후 비누로 깨끗이 씻는데도 항문이 조금씩 가려워요… 왜 그럴까요?

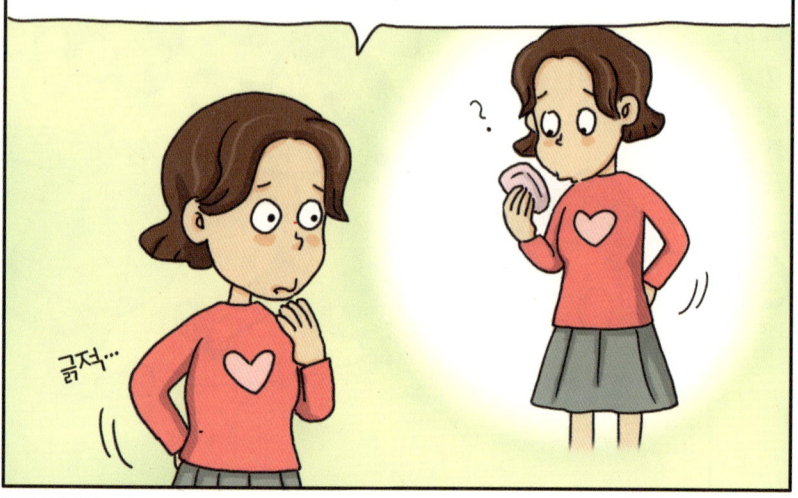

A. 항문이 가려운 분들은 배변 후 항문을 씻을 때 비누칠을 조금만 하시기 바랍니다. 비누를 많이 바르시면 피부의 지방이 빠져나가서 가려워지고 피부도 두터워 집니다.
샤워기로 씻은 후 드라이어 찬바람으로 말려주시면 좋습니다.

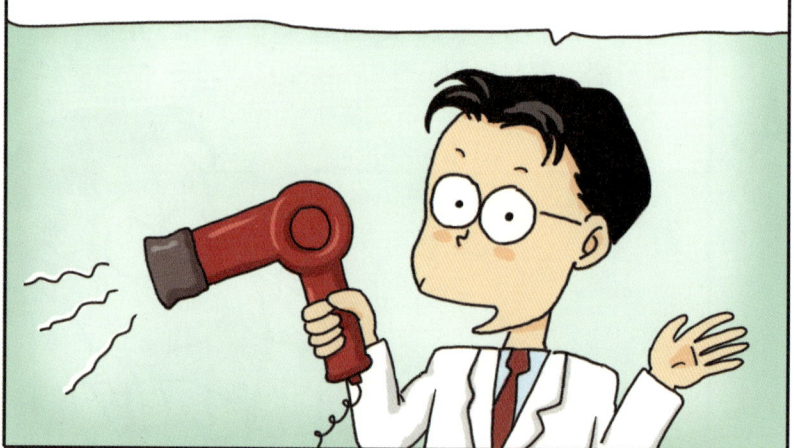

3. 수술을 위해서 휴가를 내야 할까요?

Q. 수술을 하려고 하는데, 휴가를 며칠이나 잡아야 할까요? 신원장님 병원은 입원도 안 하고 바로 퇴원 가능하다기에 하루 정도면 괜찮지 않을까 하는데, 사람마다 틀리잖아요… 혹시 수술하고 그 다음 날 출근 못 하는 사람도 있나요? 아무일 없듯 출근할 수 있는지요?

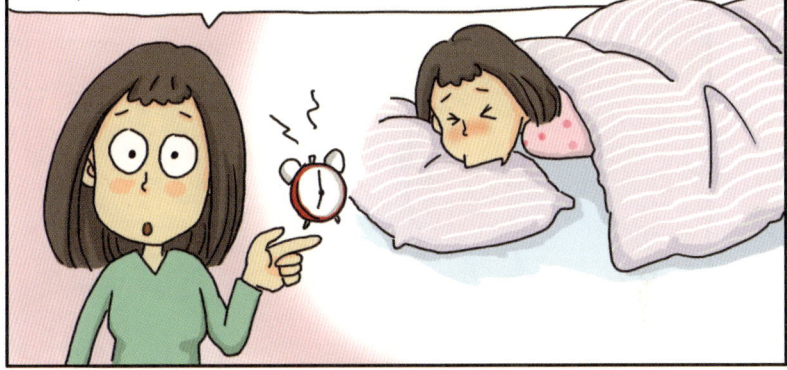

A. 치질이 엄지손가락 한 마디보다 작으면 휴가를 낼 필요가 없습니다. 하루 정도 쉬시면 대부분은 직장생활이 가능합니다. 만약 직장생활을 못할 것 같으면 미리 말씀드립니다. 우선 휴가를 내지 마시고 진찰부터 받으러 오세요. 간단하면 바로 수술해 드리고, 심하면 나중에 날을 잡도록 해 드립니다.

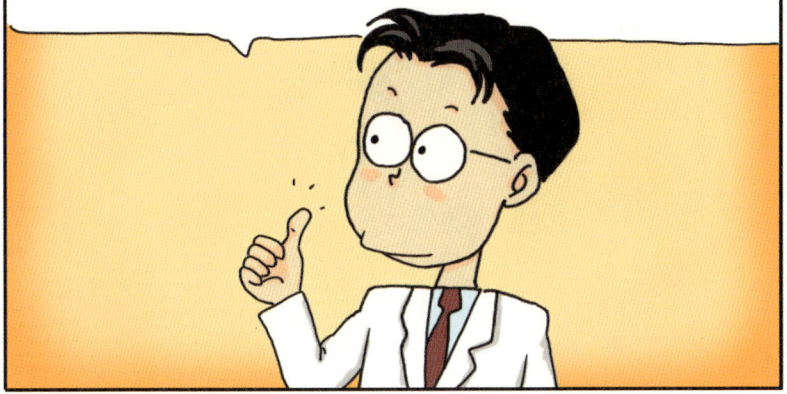

4. 한약과 양약을 같이 복용해도 되나요?

Q. 치루 수술을 받았던 환자입니다. 저는 B형 간염 보균자인데요… 얼마 전 대학병원에서 간수치검사를 했는데, 결과가 좋지 못하여 항원검사, 초음파검사 등을 거쳐 반년 가량의 한약을 처방받았습니다. 장에 도움이 되는 성분을 함께 처방한 것으로 아는데요, 치루 수술 후 주신 약과 병행해서 복용해도 상관이 없는지요?

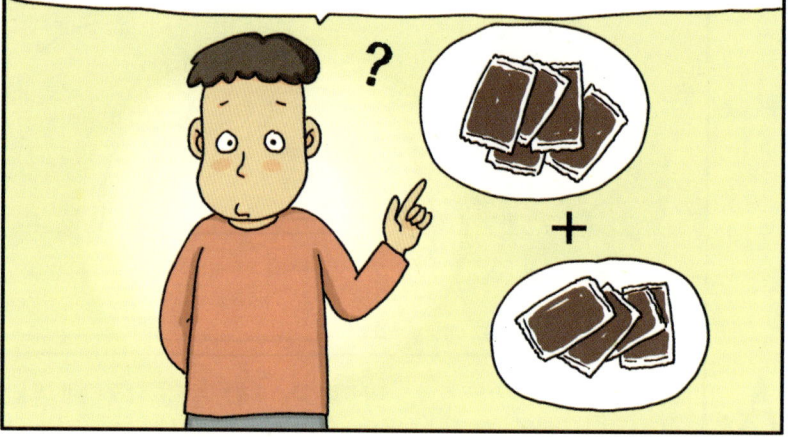

A. 한약과 양약은 같이 드셔도 상관이 없지만, 한약만 같이 드시면 약의 양이 너무 지나칩니다. 간이 나빠질 수도 있으므로 우선 저희 병원에서 드린 약을 드신 후 나중에 대학병원에서 받은 한약을 드시기 바랍니다.

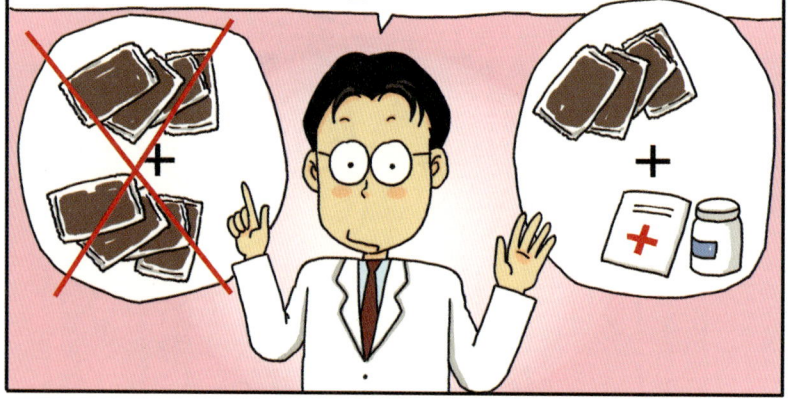

5. 소금이 치질에 도움이 되나요?

Q.

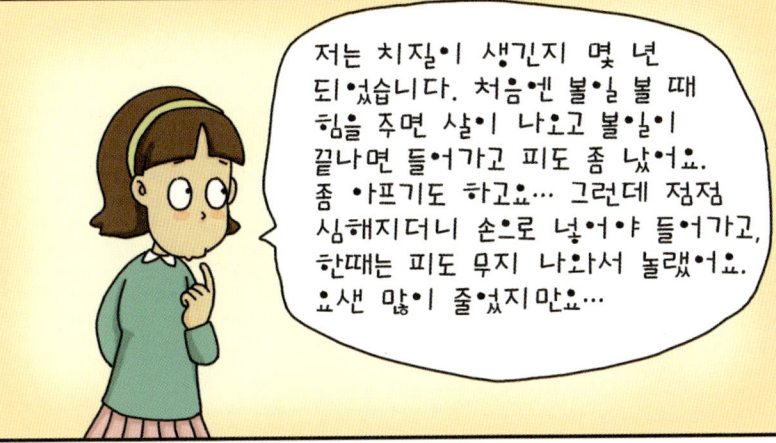

저는 치질이 생긴지 몇 년 되었습니다. 처음엔 볼일을 볼 때 힘을 주면 살이 나오고 볼일이 끝나면 들어가고 피도 좀 났어요. 좀 아프기도 하고요… 그런데 점점 심해지더니 손으로 넣어야 들어가고, 한때는 피도 무지 나와서 놀랬어요. 요샌 많이 줄었지만요…

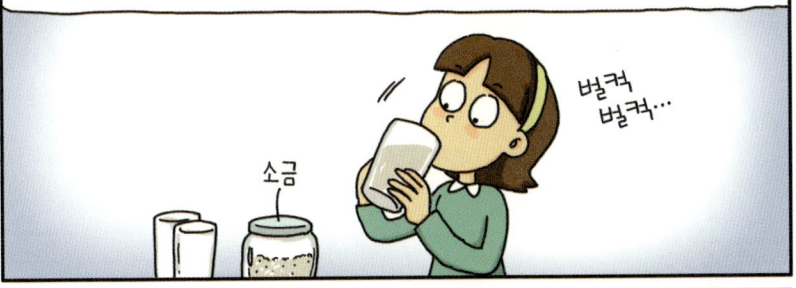

며칠 전부턴 변비를 치료하기 위해 소금물을 많이 마셨더니, 통증도 많이 줄고 변도 묽어서 살도 나오지 않고, 피도 나오지 않더군요. 물론 의자에 앉으면 불편한 느낌이 들긴 하지만요…

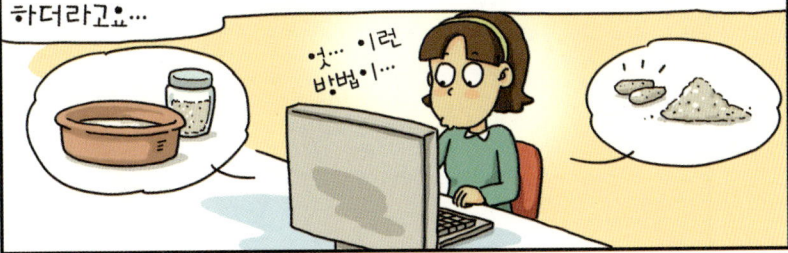

그래서 이 기회에 아예 치료를 했으면 하고 인터넷을 돌아다니다 보니, 어떤 분이 진한 소금물로 부위를 닦아주고 소금을 뭉쳐서 총알 모양으로 만들어 좌약처럼 넣어주었더니 몇 주 후 완전히 나았다고 하더라고요…

그래서 똑같이 만들어 넣었는데, 너무 쓰라리고 통증을 참기가 힘들어 3일 하고 포기했습니다. 이 방법이 효과가 있는 건가요? 아프긴 한데 좀 나은 것 같은 느낌도 들거든요…

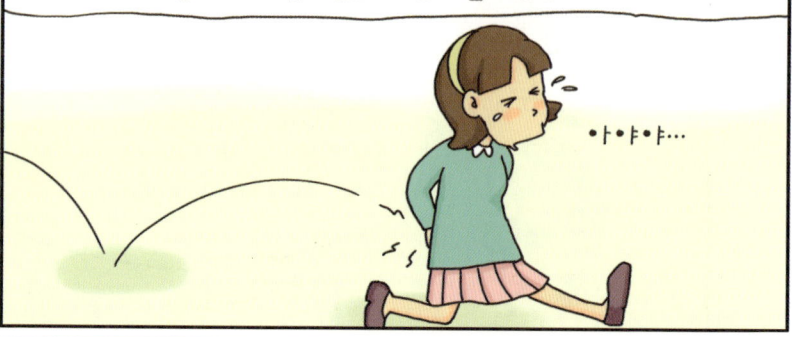

A. 소금물을 드시거나 소금을 묻혀서 항문 안에 넣는 바보짓은 하지 마십시오. 소금물을 마시고 변비가 없어지는 것은 상당히 건강을 해치는 일입니다. 장에 염분이 많아져서 삼투압 현상으로 수분이 대장 쪽으로 이동해서 나타나는 일시적인 현상입니다. 장기간 소금물을 드시면 고혈압이나 인체기능 전반에 상당한 위험을 일으킵니다. 소금을 묻혀서 항문에 넣는 것도 절대 안 됩니다. 그냥 치질 좌약을 넣는 것이 낫습니다.
환자분의 치질은 내치질 3도의 증상으로 수술을 받으셔야 되는 상태고요, 수술받지 않으면 빈혈도 심해지고 통증도 심해집니다.

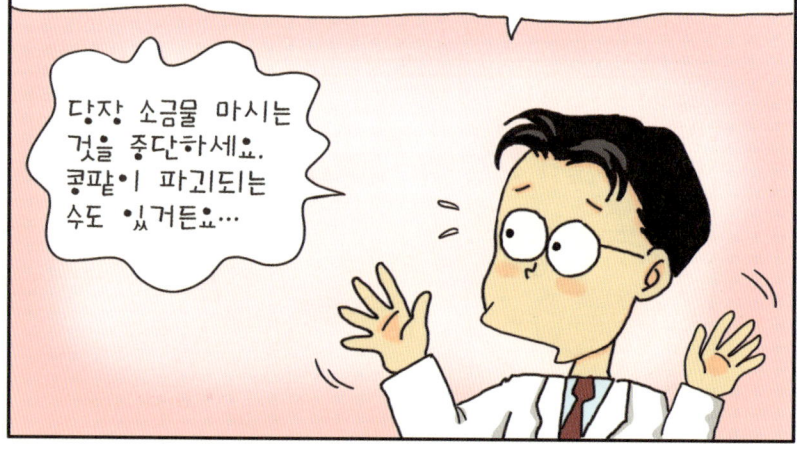

6. 여러 가지 약을 한꺼번에 써도 될까요?

Q. 저는 1년 넘게 공부를 하고 있는 중입니다. 그래서 책상에 앉아있는 시간이 하루에 12시간 안팎인데, 규칙적인 식생활도 안 한지가 1년이 넘은 것 같네요... 그러다 보니 전에 없던 변비가 생겼습니다.

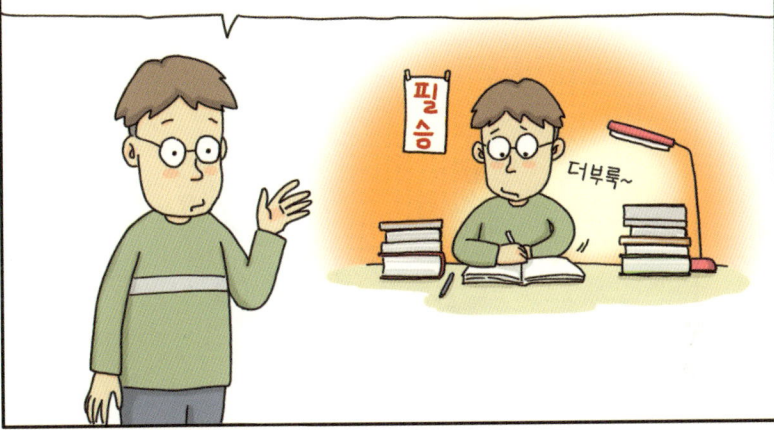

별로 걱정스럽게 여기지 않다 보니 더 심해진 것 같아요. 한번은 변을 보는데 항문이 찢어지는 듯한 느낌이 들면서 변기에 피가 가득 고였지 뭐예요... 그리고 한 사흘 뒤에 또 한 번... 변 보기가 무서울 정도입니다. 그 이후에 간지럽고 따갑기도 하고... 상처가 난 건 아닌지...

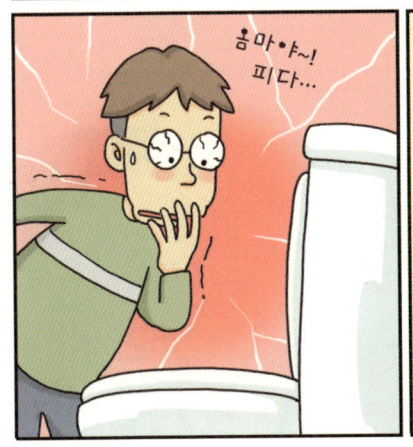
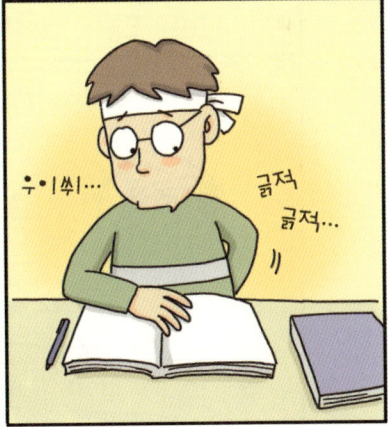

그래서 면봉으로 마데카솔이나 후시딘도 사서 발라주고, 좌약으로 된 치질약도 썼습니다. 음식 조절도 하고, 식이섬유도 섭취하고, 좌욕도 하고 있고요… 이렇게 한지 2주일쯤 됐는데, 낫는 듯합니다. 하지만 걱정은 제가 오히려 병을 악화시키는 건 아닌지 해서요. 외상으로는 튀어나왔거나 하는 것도 없습니다.

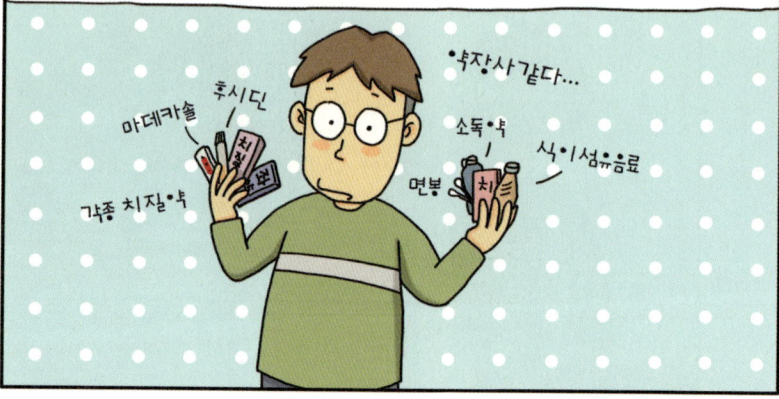

 배변 전에 치질연고를 항문 안쪽으로 바르시면 나을 수 있는 초기 치열 같습니다. 굵고 딱딱한 변으로 인해서 항문이 찢어진 상태를 치열이라고 하는데, 변이 굵게 나오지 않도록 생감자를 아침·저녁으로 두 번 드시고 양배추를 삶아서 하루에 반 통 정도 된장을 찍어 드시면 변비도 없어지고 치열도 나을 수 있습니다. 배변 전에 바세린이나 치질연고를 항문 안쪽으로 발라주시면 빨리 낫는데 도움이 됩니다. 크게 걱정 안 하셔도 될 것 같습니다.

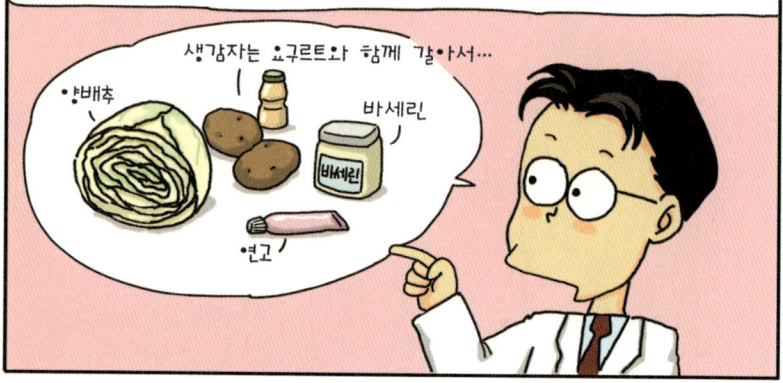

7. 임산부는 어쩌죠?

Q. 저는 35주째 임산부입니다. 그동안 그리 심하게 변비를 앓지도 않았는데, 갑자기 어느 날인가부터 항문 쪽에 조그마한 몽우리가 잡히더니 이제는 많이 커졌어요… 앉을 때도 아프고 볼일을 볼 때에도 아파서 어찌해야 좋을지… 전 수술도 못하는데… 그렇다고 애 낳을 때까지 가만히 있으려니 아프고, 또 뜨거운 물로 좌욕을 해도 그때 뿐이니… 좋은 방법이 없을까요?

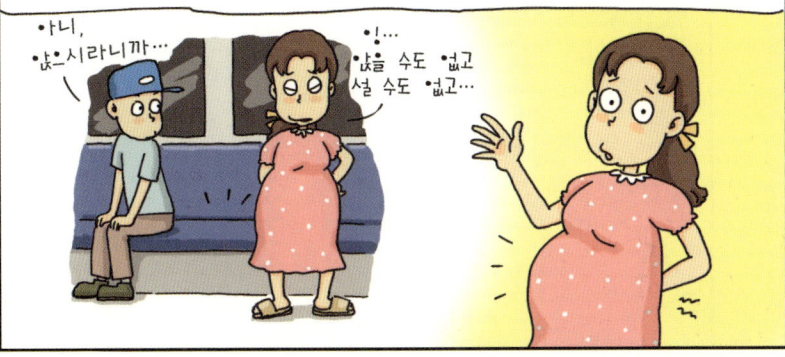

A. 항문 주위의 모세혈관이 파열되어서 생긴 혈전치 같습니다. 바세린을 배변 전에 항문 안으로 바르시고요, 손가락으로 부드럽게 치질 주위를 마사지하시면 덜 아프고 저절로 없어지기도 합니다. 좌욕은 뜨겁게 하시면 도리어 악화되므로 따뜻한 정도로 해야 합니다. 간혹 엉덩이가 시커멓게 변색되어 오시는 분들도 계시는데, 좌욕을 뜨겁게 하기 때문입니다.

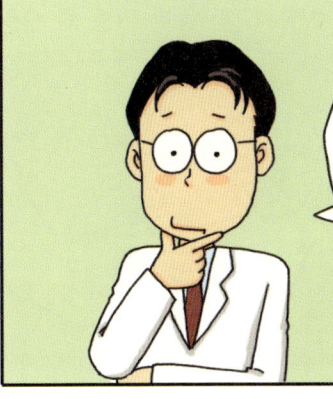

임신해서 치질이 생기면 아주 고통스럽고 귀찮지만 조금 참으셔야 합니다. 약도 사용할 수 없고 좌욕약이나 연고도 안 좋습니다. 마사지와 좌욕으로 완치시켜야 하고요, 좌욕은 쪼그리고 앉지 말고 편안히 앉던가 욕조에 그냥 앉아서 하시기 바랍니다.

8. 항문 주위가 쓰리고 아픈데...

Q. 전 항문 주위가 약간 열이 나면서 쓰리고 아픕니다. 변을 볼 때 피가 나거나 하지는 않고요... 변을 본 후 닦을 때 가끔씩 피가 닦이는 정도입니다. 그 외에 특별한 증상은 없지만, 설사를 하고 나면 더 쓰라리고 닦을 때 피도 묻어 나옵니다. 샤워를 하거나 피부질환 연고를 발라주면 그땐 괜찮지만요... 청결하게 관리를 못해서 생기는 단순한 피부 질환인지, 아니면 치질인지 궁금합니다.

A. 항문을 깨끗이 관리하지 못해서 생긴 습진인 것 같습니다. 아침·저녁으로 항문을 씻고 수건으로 닦고 건조시켜야 하는데, 축축하거나 항문을 씻지 않아서 습진이 생긴 것입니다. 항문을 비누로 씻지 말고 물로만 씻고, 항상 항문이 건조하도록 노력하시면 나을 수 있습니다. 오셔서 진찰받으시고 복용하는 습진약이나 습진연고를 처방해야 합니다. 집에서는 사용하시던 수건을 가로×세로 6cm 크기로 잘라서 한 시간 정도 항문 사이에 끼웠다가 버리는 것을 반복하면 쉽게 나을 수 있습니다.

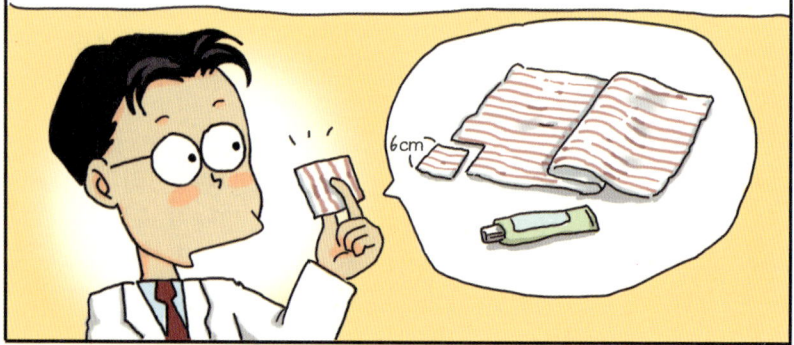

9. 수술 후에 설사를 해요

Q. 오늘이 치질 수술한 지 6일째 되는 날입니다. 수술 후 3일까지는 변을 아침마다 해결했는데요, 이틀 전부터는 아침·저녁으로 두 번 변을 보게 됩니다. 수술 전에는 변을 보고 싶다는 느낌이 들어도 참을 수 있었는데, 지금은 1분도 참을 수가 없어서 바로 화장실로 달려가게 됩니다.

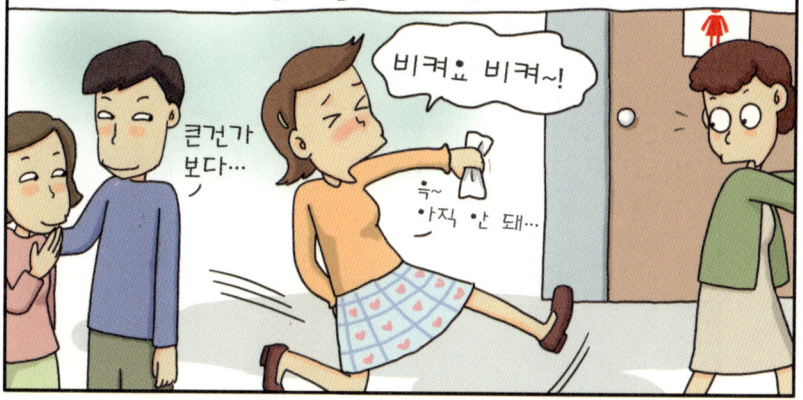

또 바세린을 항문 안으로 바르고 손가락을 보면 맑은 피가 조금 묻어 있어요. 항문 밖으로 피가 나오거나 하지는 않지만요…

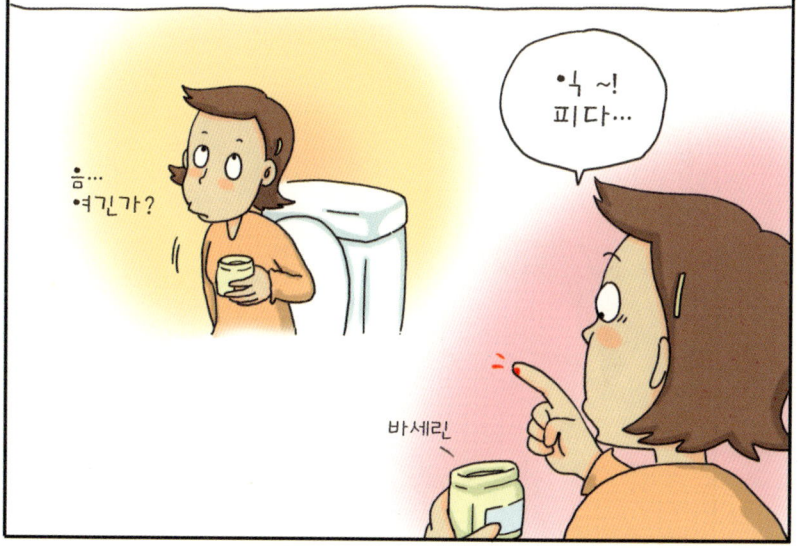

그리고 좌욕 후 거울로 항문을 보면, 정상적으로 보이지만 약간 부기가 있고요... 실로 2바늘 정도 꿰매놓은 모양이 보이기도 합니다. 혹시 묶은 실이 풀어지거나 하지는 않겠지요?

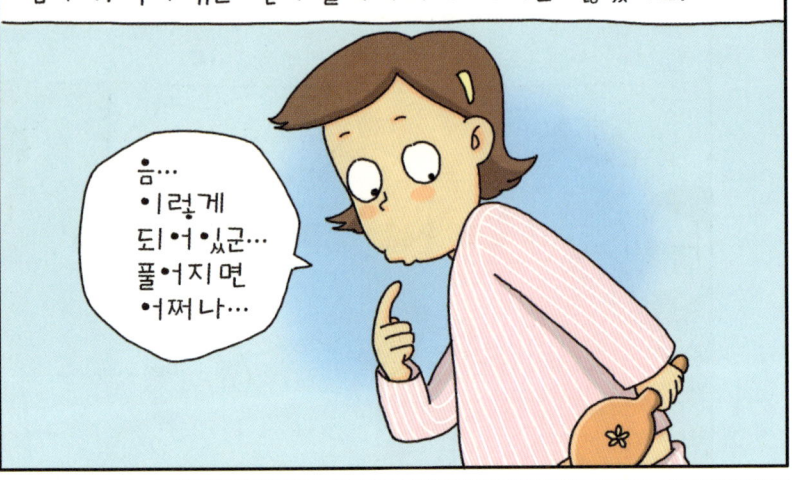

 한약 성분이 변을 잘 나오게 하니, 아침·저녁으로 한 봉지씩 드시지 마시고 반 봉지씩만 드세요. 처방해드린 진통제는 변을 약간 안 나오게 하는 성분이 있고 통증도 줄여줍니다. 진통제는 식후에 드시면 되고요, 실밥은 절대로 풀어지지 않으니 안심하세요. 변만 하루 한 번 보시면 통증도 없어질 겁니다.

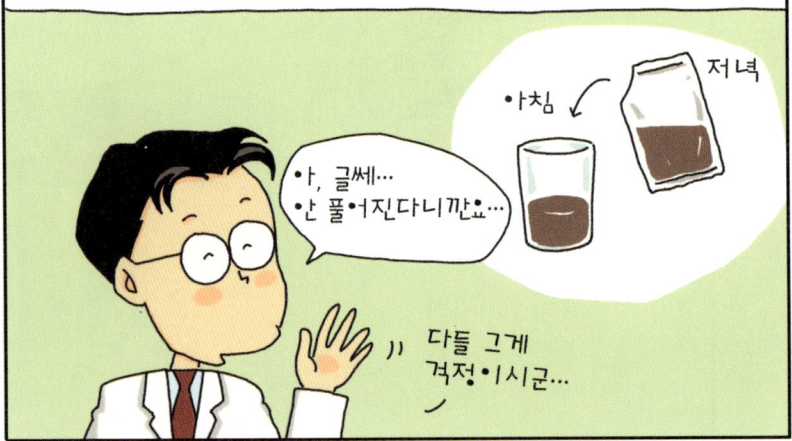

10. 항문에서 계속 피가 나요

Q. 2년 전쯤 치질 수술을 받았습니다. 3도 말의 심한 치질이었죠. 내치핵과 외치핵 복합증상으로 인해 치질 수술치고는 상당한 대수술을 받았고, 5일간 입원 후 퇴원했습니다.
수술 후 소변이 안 나와서 이상한 관을 꽂아서 소변을 보는데, 며칠 간 죽을 뻔했습니다. 수술 후에도 재진을 한참 다니고... 정말 지긋지긋했죠...

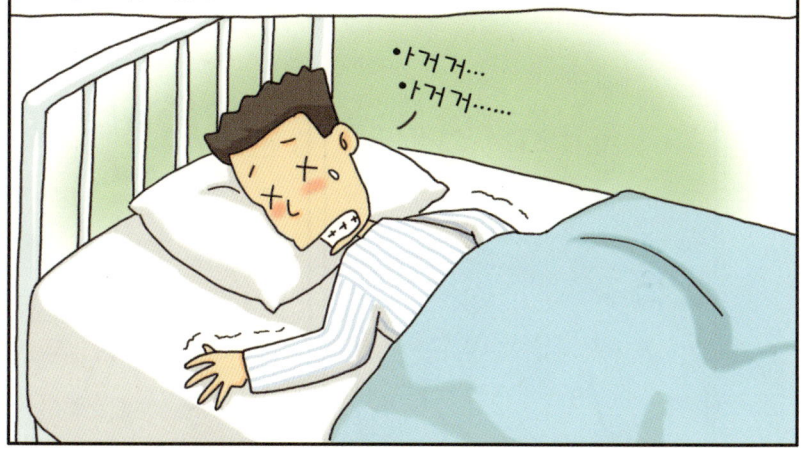

이후 2년 동안은 괜찮았는데, 요즘 와서 갑자기 또 말썽이네요... 군 입대도 얼마 안 남았는데 몇 가지 걱정거리가 생겼습니다.

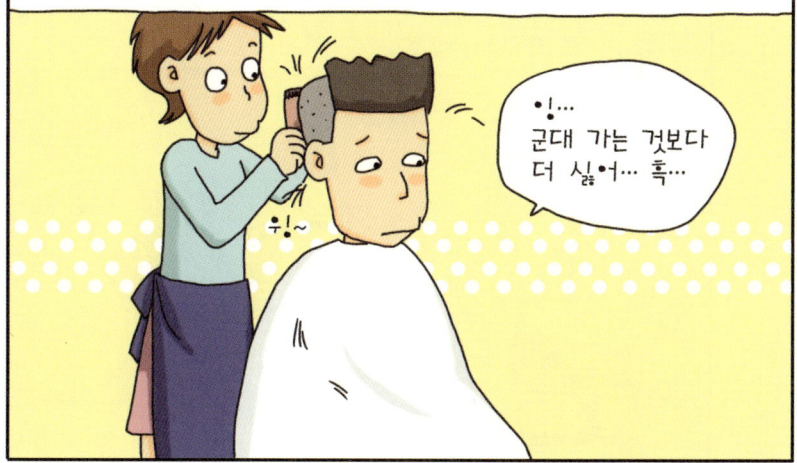

요즘 대변 보기가 무섭습니다. 이유인즉슨… 가끔가다 항문에서 피가 나옵니다. 뚝뚝 떨어지는 정도는 아니지만 휴지로 닦으면 묻어나오는 정도로요…

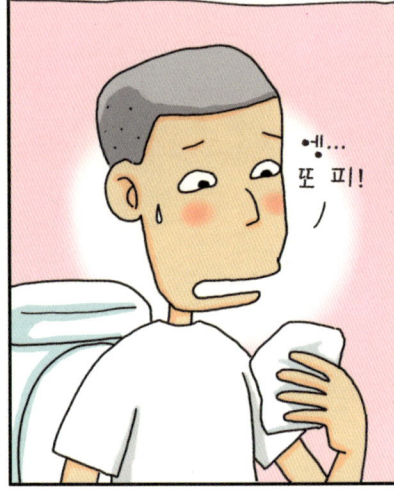

또 대변 본 후 잔변감이 상당합니다. 따갑다고 느낄 정도고요, 다 닦고 나서 한 10분 정도 후에 닦으면 또 묻어나옵니다. 이런 식으로 4~5번 정도 계속 닦아줘야 안 묻어나오더라고요.

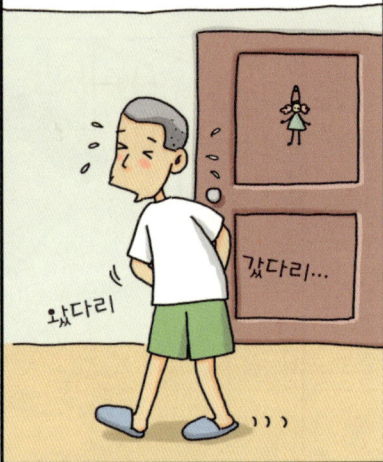

1년 전쯤에는 좀 오래 걷기만 해도 항문에서 피가 나고 쓰리고 그랬는데, 지금은 그런 증상은 사라졌지만 위 문제들 때문에 고민입니다. 계속 안 닦아주면 속옷에 묻어나올 정도니 하루에 한 번씩 속옷을 갈아입는 게 습관화 됐고요.

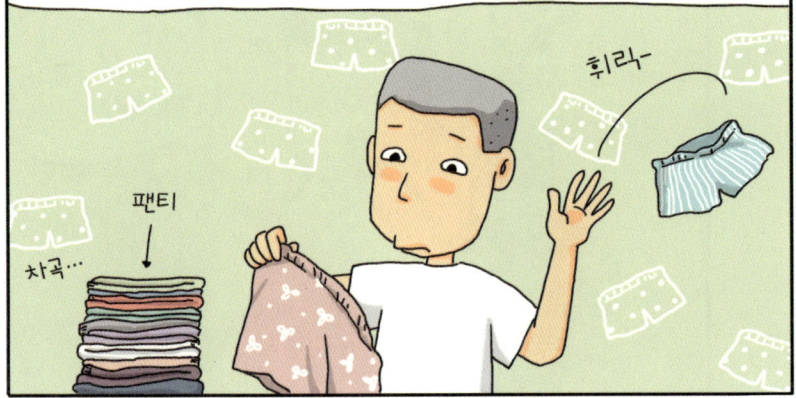

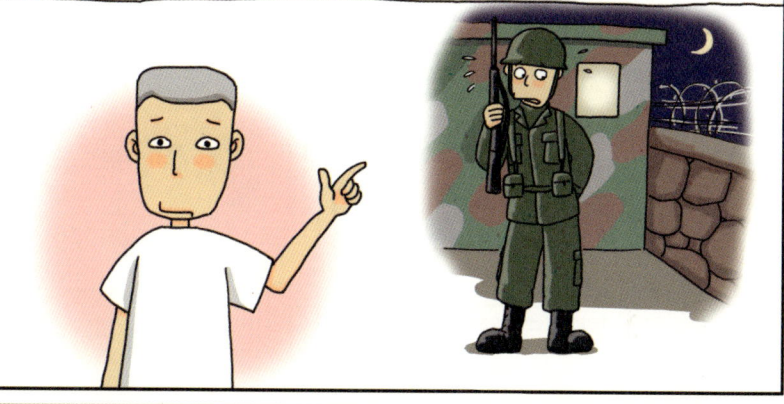

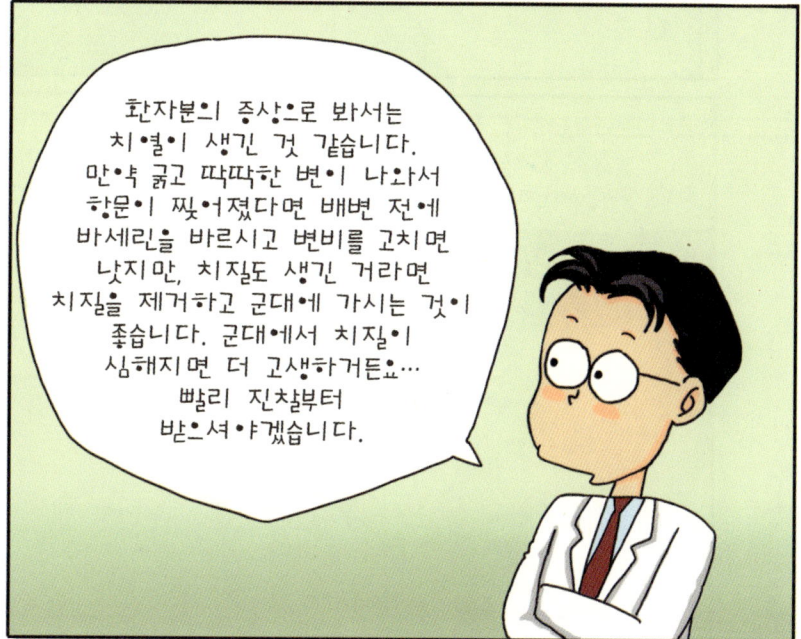

11. 소독심지는 얼마나 끼우고 있어야 하나요?

Q. 얼마 전 원장님께 치루 수술을 받았습니다.
수술 덕분에 10년 넘게 같이 동고동락하던 치루 놈을 떼버리니 참 홀가분하네요. 근데... 치루 환자는 소독심지를 끼우잖아요? 잘 안 들어가서 냉동을 시켜 넣었더니 겨우 들어갔거든요. 그런데 나중에 보니 소독심지가 1/2가량 빠져나와 있던데... 좀 덜 들어가도 상관없는지요?

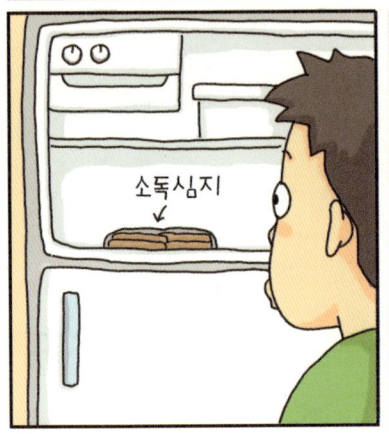

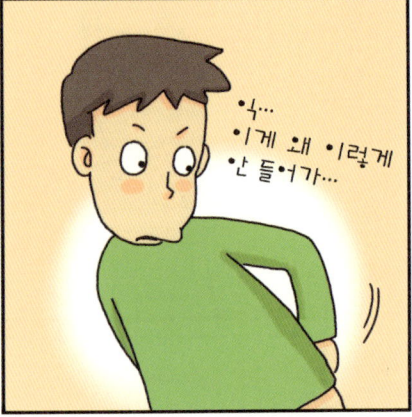

그리고... 밤이나 새벽쯤 되면 소독심지 때문인지 간지럽기도 하고 몸을 움직일 때마다 쓰라리고 따가워서 깨어나 밥도 먹고 진통제도 먹고 다시 잡니다. 정상적인 현상인가요?

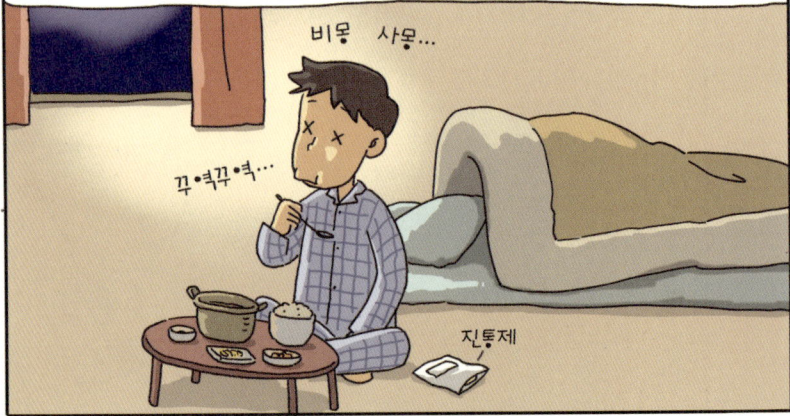

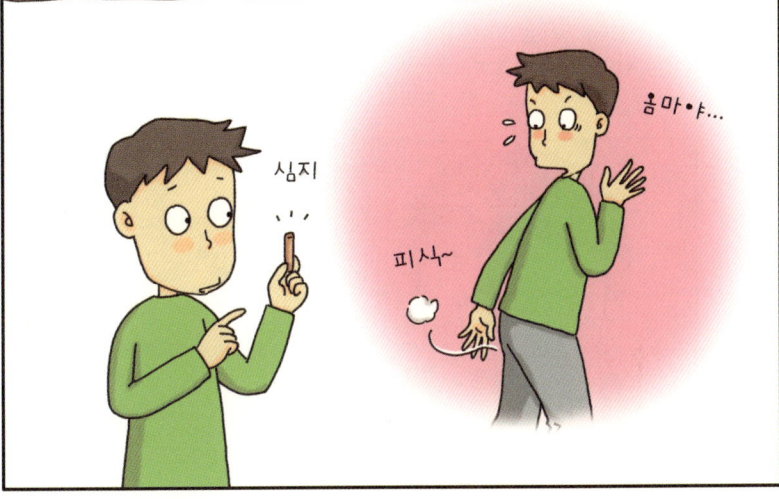

12. 수술 후 아무거나 먹어도 되나요?

Q. 수술한 지 열흘 정도 됐습니다. 한약도 잘 먹고 좌욕도 열심히 하고 있답니다. 이젠 변을 봐도 통증도 많이 줄었고요. 근데 변을 본 후 좀 후끈후끈한 느낌이 나는데, 혹시 치열인가요?

그리고 제가 닭고기랑 곱창을 즐겨먹는데, 약 먹느라고 못 먹었더니 먹거리가 없는 거 있죠? 곱창볶음 같은 거... 먹어도 될까요?

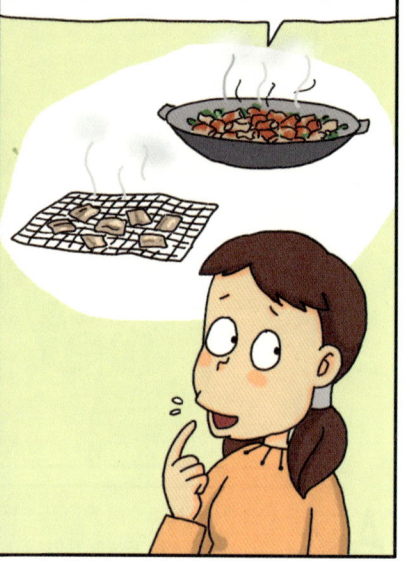

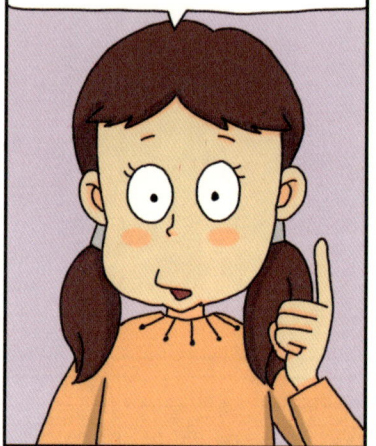

A. 곱창 드셔도 됩니다. 돼지고기와 닭고기도 약간씩 드시는 것은 괜찮습니다. 그리고 배변 후 약간 후끈거리는 것은 치열이 아니라 상처가 나을 때 나타나는 증상입니다.

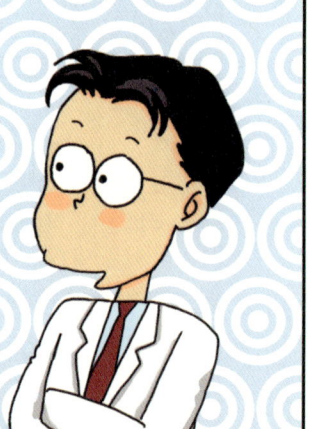

13. 수술 후 부어오른 살점은 어떻게 되나요?

Q. 8년 넘게 앓아온 치질을 수술한 지 일주일이 되었네요. 수술 후 1~3일은 좀 아팠지만 지금은 아주 편해졌답니다.

그런데 재진 때 말씀하시기를, 환부에 부어오른 살점이 있는데 일주일 후 가라앉으면 제거해 주신다고 하시고 그냥 소독만 해주셨는데, 게시판에 다른 분이 써놓은 글을 보니 '살점을 제거했는데 너무 아프더라'고 되어 있더라고요... 혹시 그분이 저와 같은 증상인가요? 많이 아플까봐 겁나서요...

무서워...!

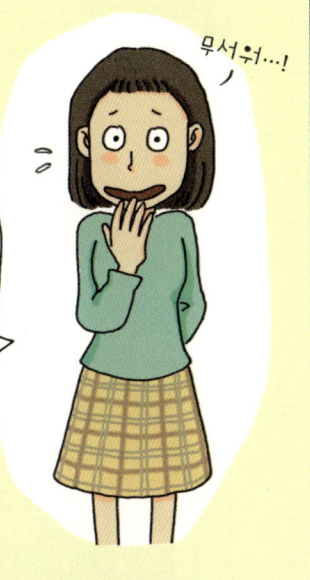

A. 환부가 부어오른 것은 수술 후 보름이 지나면 가라앉습니다. 다음에 재진할 땐 아프지 않으니 걱정 마세요.

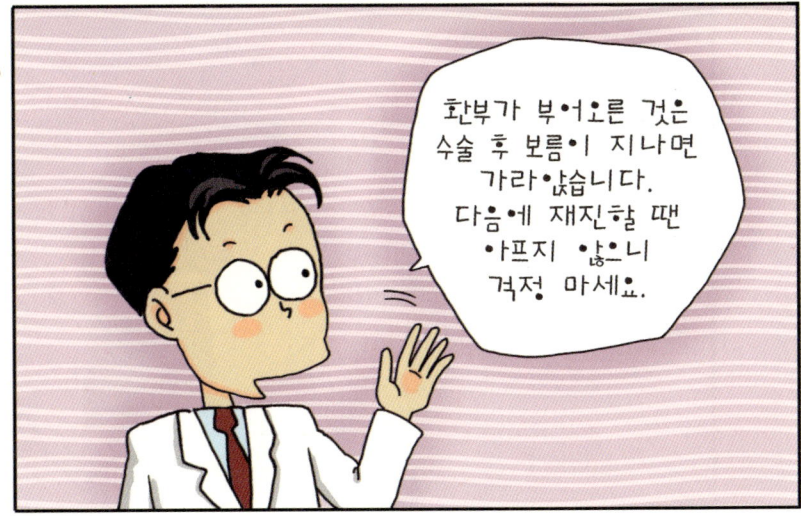

14. 치루 수술 후 바로 운동해도 괜찮을까요?

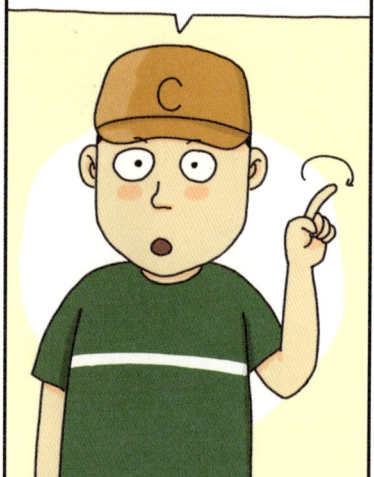
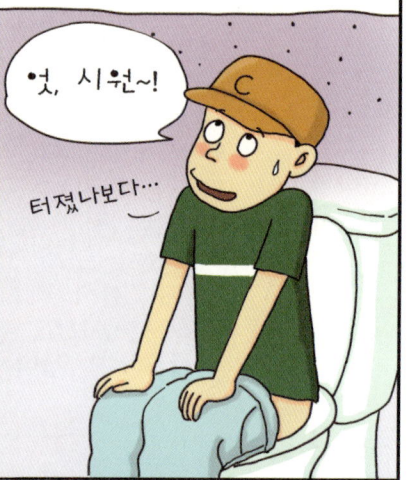
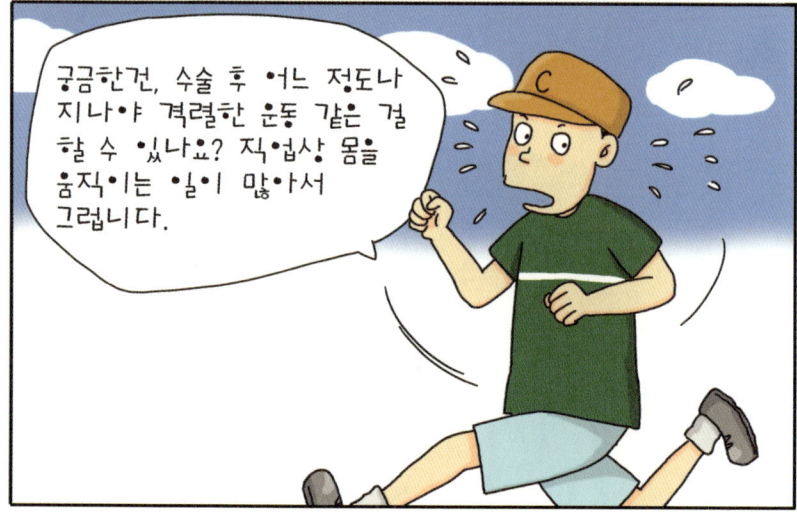

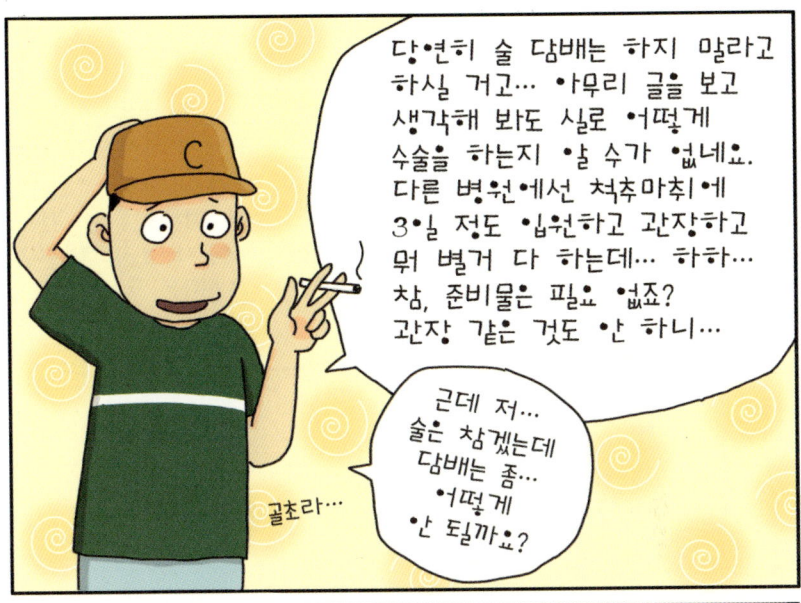

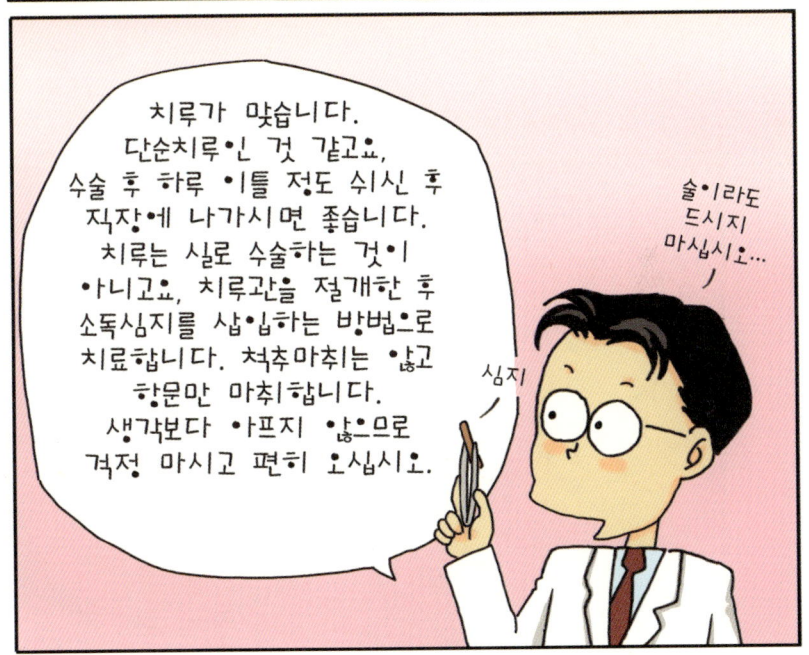

15. 노벨상 타셨겠네요?

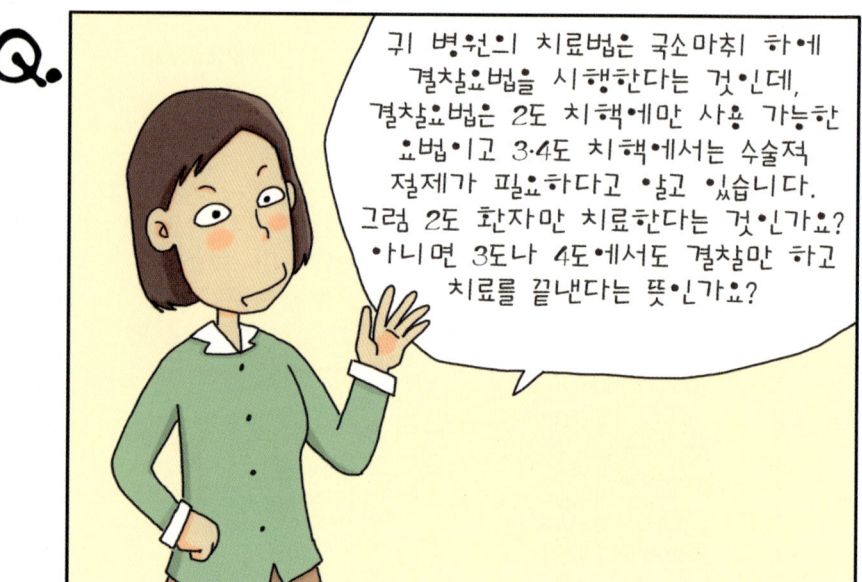

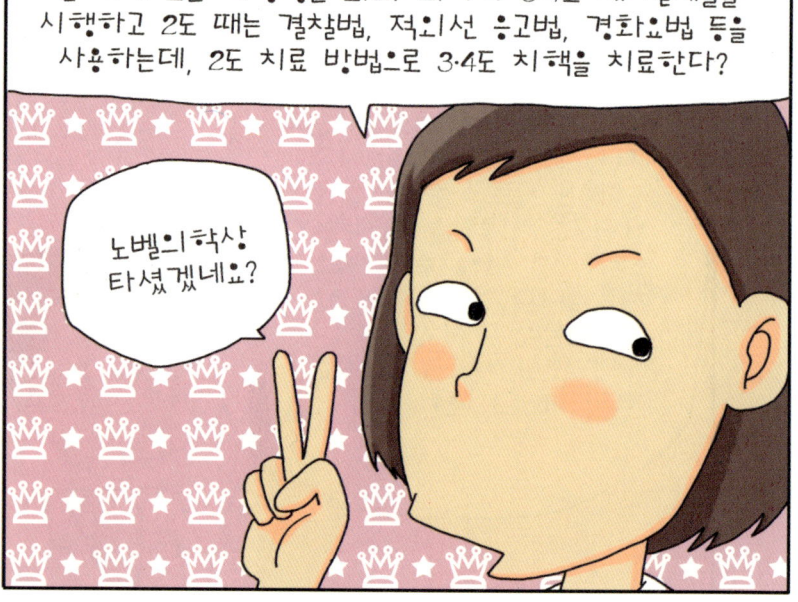

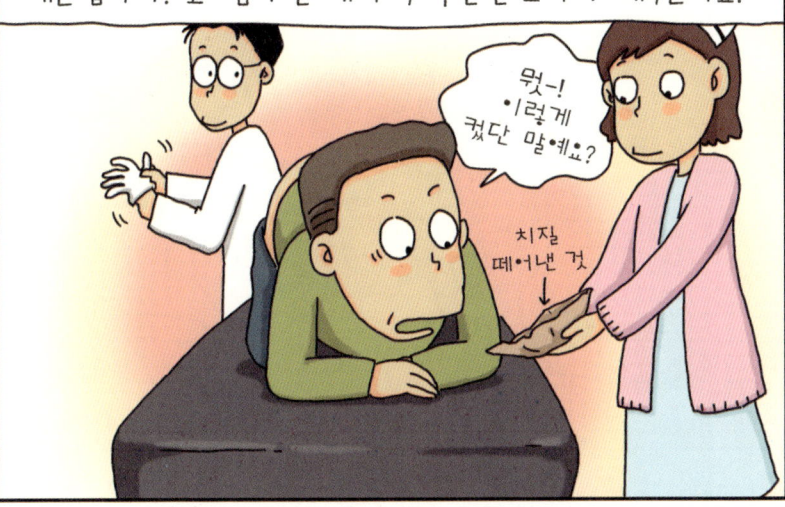

A. 저희 병원에서 치료받으시는 분들 중 초기 치질로 오시는 경우는 거의 없습니다. 보통 수술을 결심하는 환자분들은 치질 크기가 최소한 엄지손가락 정도 되는 3도 치질이기 때문입니다. 또 심하면 애기 주먹만한 크기가 대부분이죠.

뭣-! 이렇게 컸단 말예요?

치질 떼어낸 것

저희 병원은 치질 수술에 있어서는 노벨의학상도 탈 수 있다고 자부하고 있습니다. 척추마취가 얼마나 해로운지 알면서도 대부분 이를 시행하고 있는데, 주먹만한 크기도 안 되는 항문을, 그것도 항문의 몇 분의 일밖에 안 되는 치질을 수술하기 위해서 인체의 반도 더 되는 배꼽 아랫부분을 전부 마취한다는 것은 어리석은 방법이죠.

저희 병원에서는 아무리 심한 치질도 항문만 마취해서 수술합니다. 또한 보호자께서 수술하는 모습을 보고 싶으시다면 수술 과정을 직접 보여드립니다. 환자분께도 떼어낸 치질을 보여드리고요.

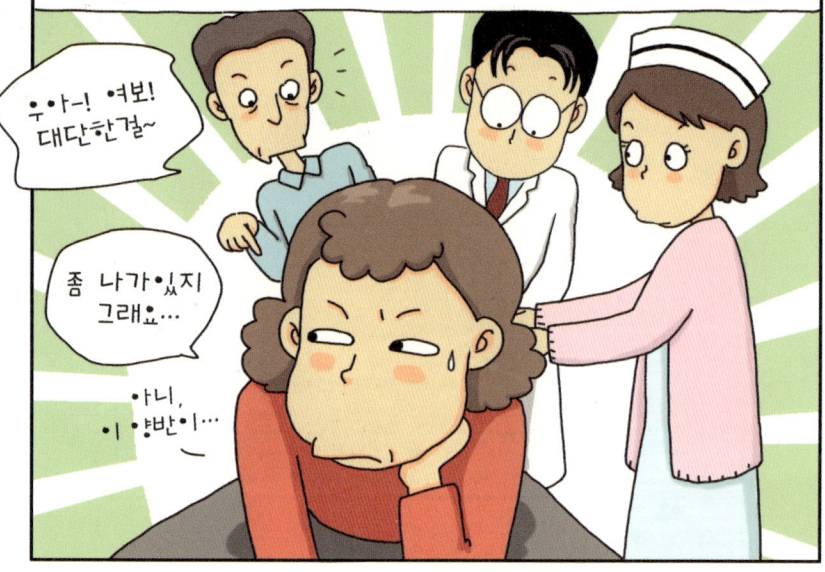

누가 2도의 치질로 저희 병원에 수술받으러 오겠습니까? 치료비도 비싼데… 매우 심한 분들이 대부분이고, 때로는 다른 병원에서 일주일 이상 입원해야 된다는 말에 저희 병원을 찾으시는 분들도 많습니다.

저희는 수술 과정을 자신있게 보여드리는 병원입니다.

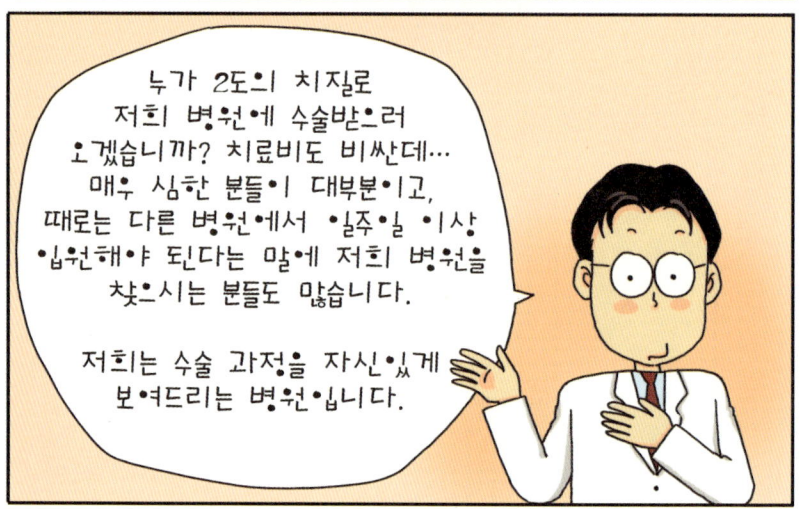

16. 비데를 쓰는 것이 좋은가요?

Q. 치질에 비데를 쓰는 것이 좋은가요? 어떤 곳에서는 비데를 잘못 사용해서 치질이 새로 생겼다고 하는 것을 들었거든요. 전 지금 샤워기로 수압을 강하게 해서 매일 항문을 씻고 있는데, 이것도 위험할 수 있나요?

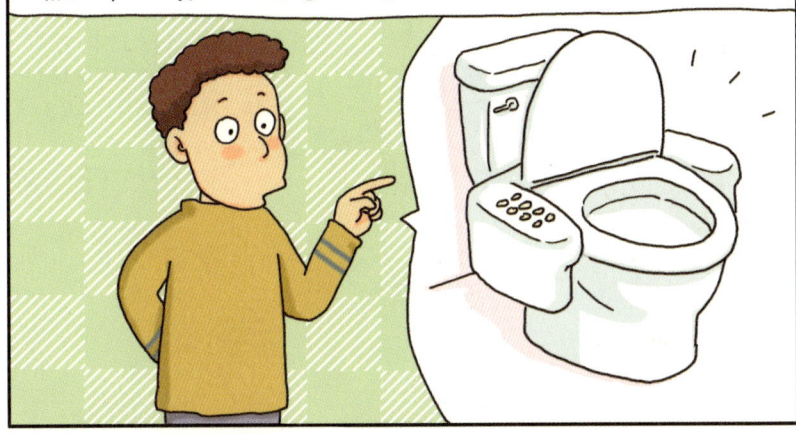

A. 요즘 비데가 유행하는데, 비싼 것이 좋긴 하지만 값보다는 전수 기능이 있으면 더 좋고요. 비데 사용 후 항문이 축축하지 않도록 수건으로 닦던가 말리는 기능이 있는 비데를 사용하시면 됩니다. 비데나 샤워기로 씻는 것도 중요하지만, 항문이 축축하면 습진이나 무좀이 생기므로 항상 뽀송뽀송하게 해주는 것이 더 중요합니다.

비데는 치질을 예방하는 효과가 있습니다. 또한 샤워기로 씻으면서 손가락으로 항문을 마사지 하면 더 효과적입니다.

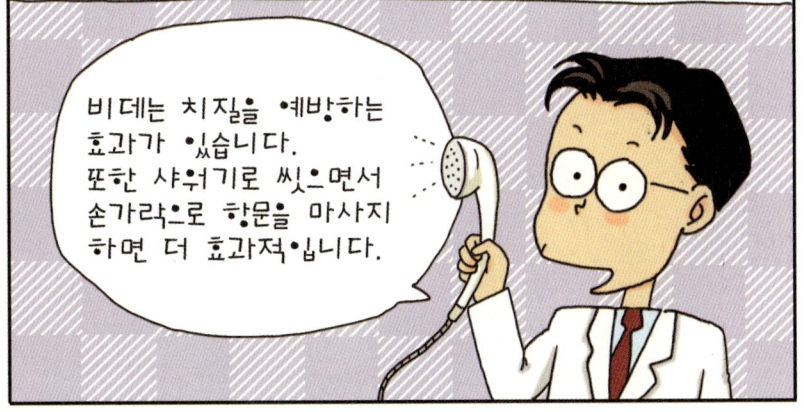

17. 몸에서 똥냄새가 나요...

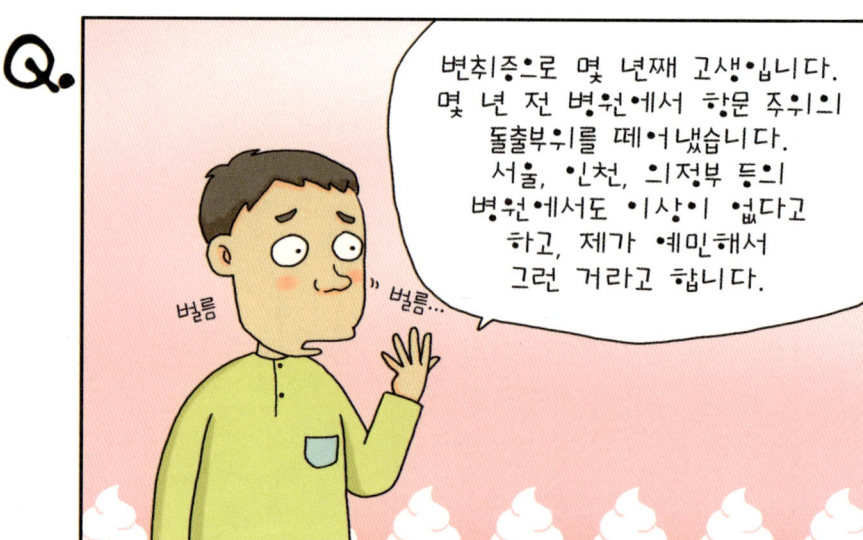

변비증으로 몇 년째 고생입니다. 몇 년 전 병원에서 항문 주위의 돌출부위를 떼어냈습니다. 서울, 인천, 의정부 등의 병원에서도 이상이 없다고 하고, 제가 예민해서 그런 거라고 합니다.

대장 내시경, 골반근 검사, 항문 근전도 검사 등 종합검사도 받고 시간과 비용도 상당히 들였습니다. 그런데 병원에서는 주관적인 거라고만 합니다. 대인관계도, 사회생활도 못하고, 결혼도 생각할 수가 없습니다. 직장도 냄새에 신경쓰느라 정신적으로 지쳐서 다닐 수가 없고요. 집에서 계속 물로 닦아주고 있지만 아무 진전이 없습니다.

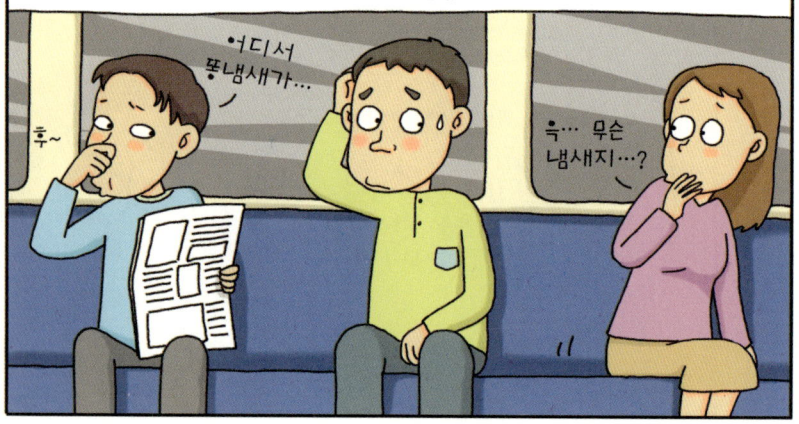

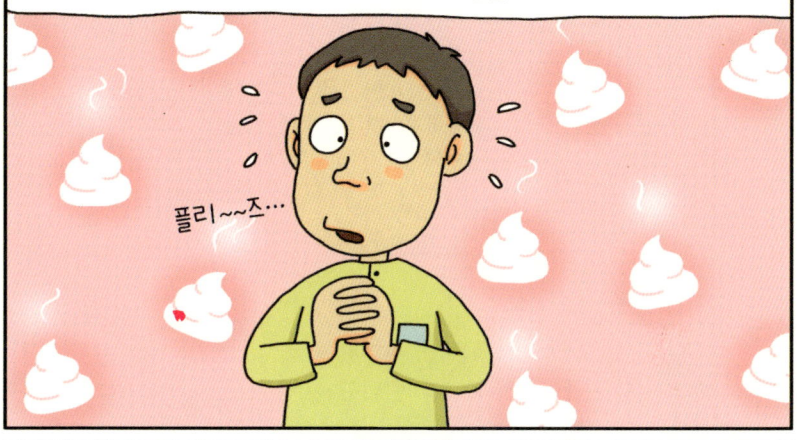

눈을 뜨고 잠이 들기 전까지 온 신경은 냄새 걱정뿐입니다. 자리에 앉아있어도 열이 느껴져 따뜻하고요, 냄새가 나서 타인에게 가까이 갈 수가 없습니다. 직장생활도 하고 돈도 벌어야 하는 형편인데... 방법이 없을까요?

플리~~즈...

A. 아무리 항문을 깨끗이 씻어도 금방 다시 냄새가 나는 경우가 있는데, 이와 같은 증상으로 고생하고 계신 분들이 의외로 많습니다. 한방 좌욕약으로 좌욕한 후 한약이 묻은 상태에서 말리시면 우선 똥냄새 대신 한약냄새가 나고요, 냄새가 나지 않도록 해주는 한약을 복용하시면 치료가 가능합니다.

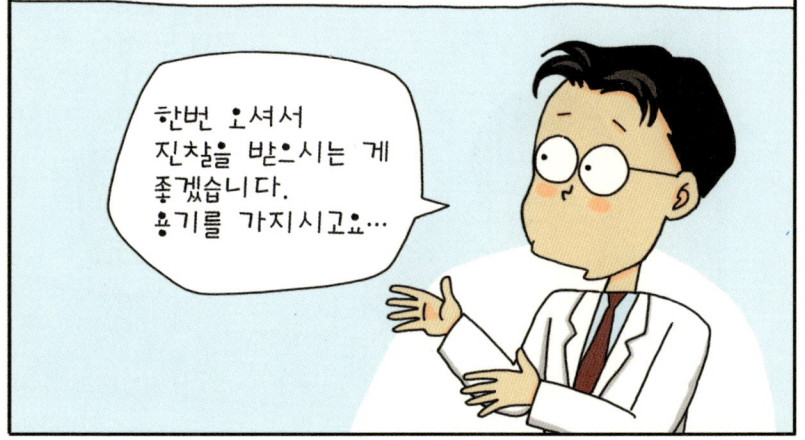

한번 오셔서 진찰을 받으시는 게 좋겠습니다. 용기를 가지시고요...

18. 치질 연고는 어떤 게 좋은가요?

항문에 피가 나서 연고를 바르려고 하는데 치질 연고는 어떤 게 좋은지 알려주세요.

치질연고에는 푸레파레숀 연고, 좌약 (알동제약)
설간 구구 (환인제약)
치이타 크림 (한국쉐링)
프록토세틸 (한독약품)
치나올 (대웅제약) 등이 있습니다.

하지만 치질 연고에는 국소마취제나 스테로이드 등이 들어있는 경우가 많아 함부로 사용하면 항문이 붓거나 가려워질 수가 있습니다.

치질 연고보다는 바세린을 배변 전후로 바르시고, 병원에서 진찰 후 처방을 받으셔서 구입하시기 바랍니다.

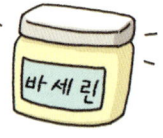

19. 수술하면 냄새가 많이 나나요?

Q. •이제 20살 된 숙녀(^^)랍니다. 치질로 고생하고 있는데 아프진 않고요… 생긴지 오래돼서 치료기간도 오래 걸리는 건 아닌지, 또 통증은 얼마나 심한지 궁금합니다.
집도 지방이라 다니기가 쉽지 않을 것 같은데, 계속 놔두면 대장암까지 간다는 얘길 들어서요… 그리고 치료하고 나면 냄새가 난다고 하던데, 치료가 끝나면 냄새는 없어지는 건가요?

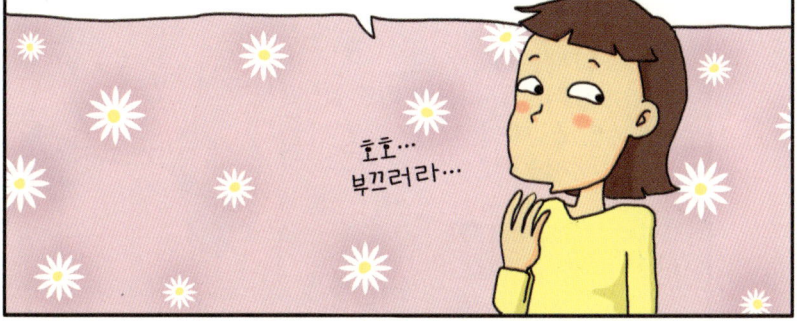

호호…
부끄러라…

A. 냄새 걱정은 안 하셔도 됩니다. 예전과는 달리 한방좌욕약으로 좌욕을 하면 한약 냄새만 나거든요. 수술 후 통증도 거의 없고요. 수술할 때에도 많이 아프지 않습니다. 지방에 계시면 15일 후에 한번 오시면 되고요, 오래된 치질도 대부분 수술 후 보름 안에 완치됩니다. 식사도 정상적으로 하고 오세요.

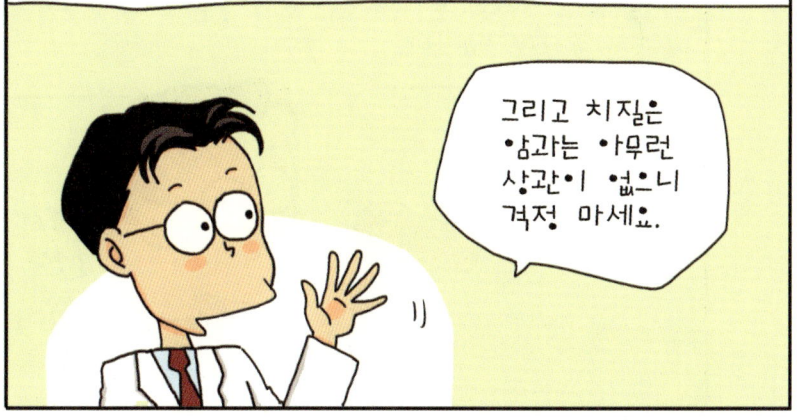

그리고 치질은 암과는 아무런 상관이 없으니 걱정 마세요.

20. 항문 주위의 털을 잘라도 될까요?

Q. 수술한 지 7개월이 지났으니 거의 다 나았죠. 하지만 여름철이 다가오면서 항문 주위의 습기가 걱정입니다. 볼일을 본 후나 여러 가지로 불편한데, 항문 주위의 털을 조금 잘라도 될까요? 다른 외과와는 달리 원장님께서는 털을 안 깎고 수술하셔서... 지금 제가 깎아도 되는지 궁금합니다.

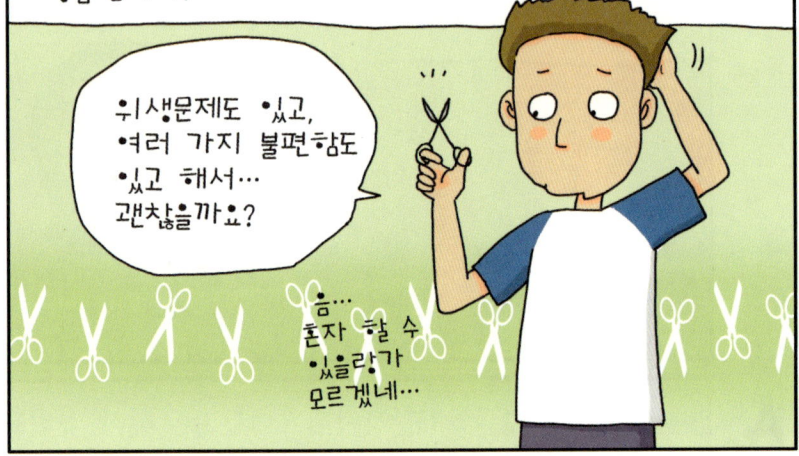

A. 수술시 털을 깎는 것은 원시적인 얘기입니다. 그리고 털을 잘못 깎으면 피부염이 쉽게 생길 수도 있습니다. 그냥 샤워기로 씻고 드라이어 찬바람으로 말려주시거나 볼일을 본 후 화장지로 톡톡 닦으면서 통풍이 잘 되도록 신경써 주시면 됩니다.

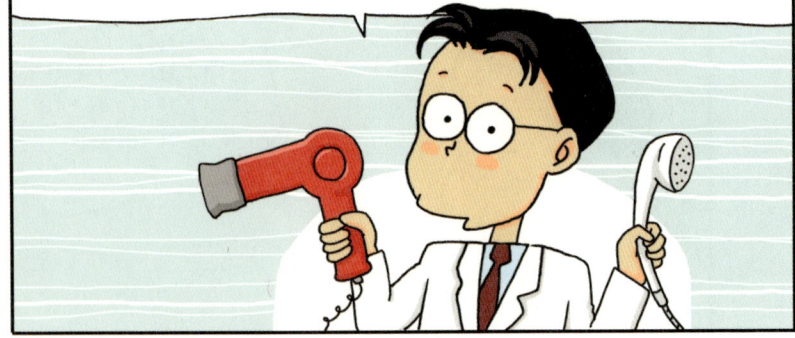

21. 소독한 바늘로 피를 빼내면 괜찮을까요?

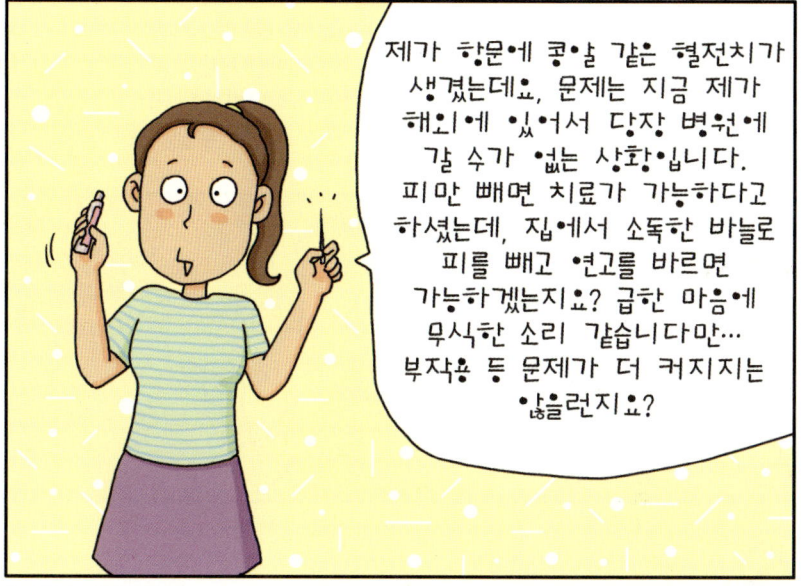

Q. 제가 항문에 콩알 같은 혈전치가 생겼는데요, 문제는 지금 제가 해외에 있어서 당장 병원에 갈 수가 없는 상황입니다. 피만 빼면 치료가 가능하다고 하셨는데, 집에서 소독한 바늘로 피를 빼고 연고를 바르면 가능하겠는지요? 급한 마음에 무식한 소리 같습니다만… 부작용 등 문제가 더 커지지는 않을런지요?

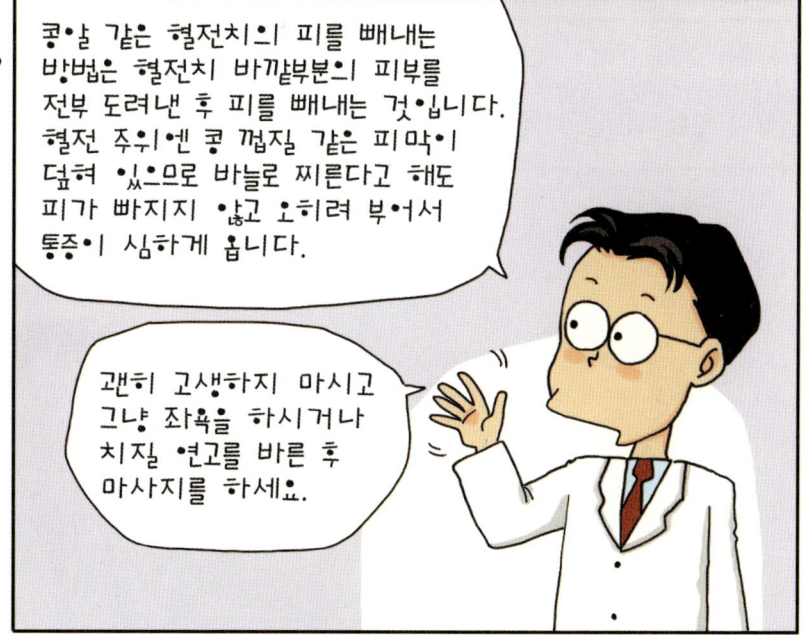

A. 콩알 같은 혈전치의 피를 빼내는 방법은 혈전치 바깥부분의 피부를 전부 도려낸 후 피를 빼내는 것입니다. 혈전 주위엔 콩 껍질 같은 피막이 덮혀 있으므로 바늘로 찌른다고 해도 피가 빠지지 않고 오히려 부어서 통증이 심하게 옵니다.

괜히 고생하지 마시고 그냥 좌욕을 하시거나 치질 연고를 바른 후 마사지를 하세요.

22. 치루 수술을 하려는데...

저는 처음엔 치핵일 뿐이었는데, 병원에 갈 시기를 미루다가 치루가 되었습니다. 매번 주사 맞고 고름도 빼고 했지만 완치가 안 되더군요. 수술할 시간도 나지 않고, 또 사례를 보니 재발이나 극심한 통증을 말하는 것을 보고 무척 망설여집니다. 그래도 수술을 해야 할 것 같아서 몇 가지 여쭤보려고 합니다.

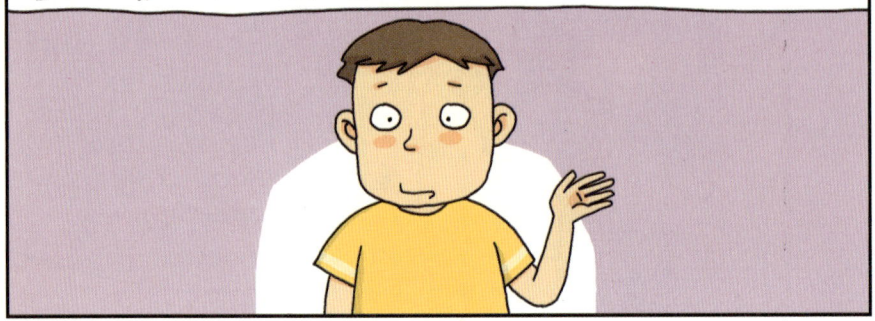

1. 치루는 수술을 해야 한다고 하던데, 수술하고 입원을 해야 하나요? 아님 통원치료만 하면 되나요?

치루는 초기에 수술하면 아주 간단합니다. 단순치루일 경우 15~30분 안에 수술이 끝나며, 치루관을 절개할 경우에는 수술 후 집에서 소독심지를 항문에 아침·저녁으로 삽입하면 됩니다. 지방일 경우에는 수술 후 전화로 상담만 하고 한약은 택배로 보내드립니다.

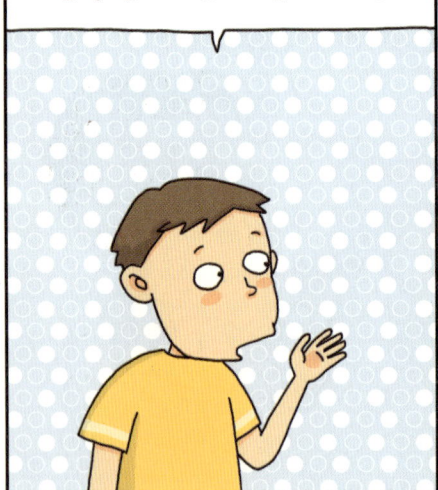

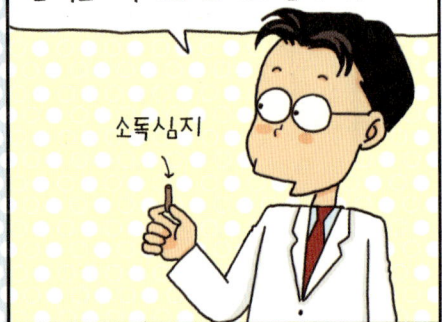

소독심지

184 치질왕 신종석

2. 치루 수술이 정말 안 아픈가요? 마취 같은 것은 하는지요?

마취는 당연히 하고요, 척추마취 대신 항문 부위만 마취합니다. 그래야 통증도 적고 수술 후 곧바로 걸어다닐 수가 있습니다. 치루는 수술 후 통증이 심하지 않으니 걱정 안 하셔도 됩니다.

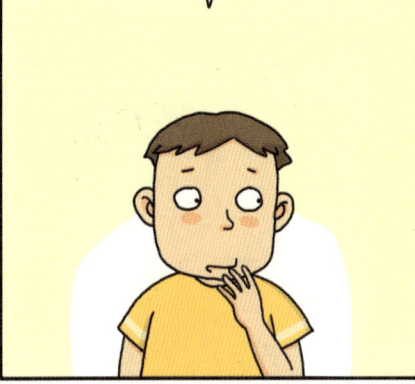
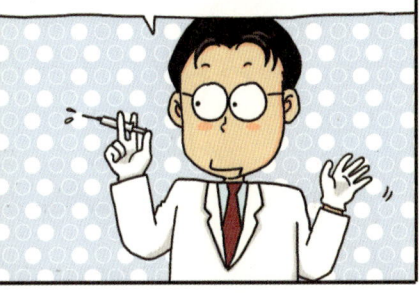

3. 총 치료 비용은 얼마나 드나요?

치료비는 통증차단 수술비와 한약값을 포함해서 75만원이면 충분합니다. 하지만 아주 심한 치루환자는 몇 달씩 치료를 받게 되므로 치료비도 많이 들고 통증도 심한 경우가 있습니다. 이렇게 심해지기 전에 치료를 받으시기 바랍니다.

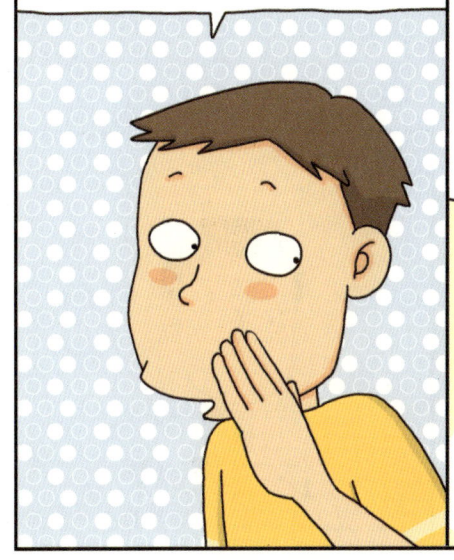
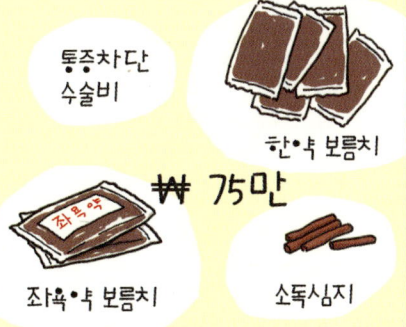

통증차단 수술비
한약 보름치
₩ 75만
좌욕약 보름치
소독심지

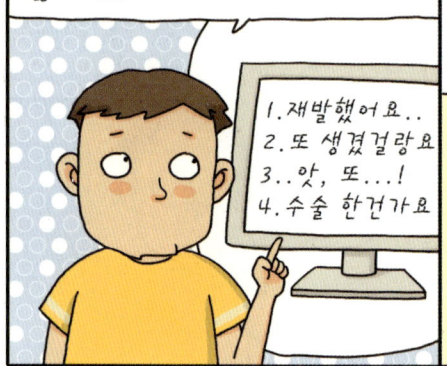
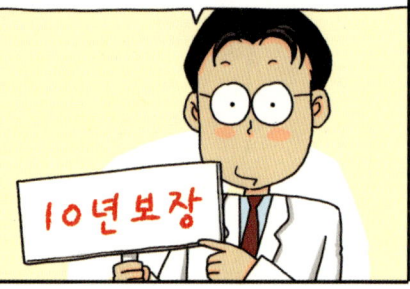
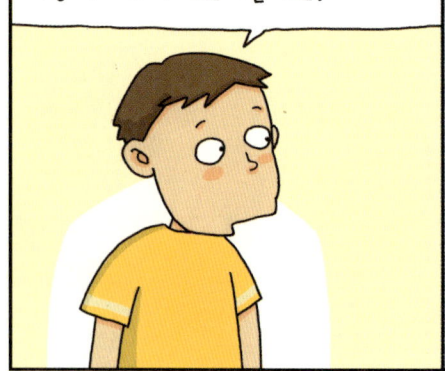
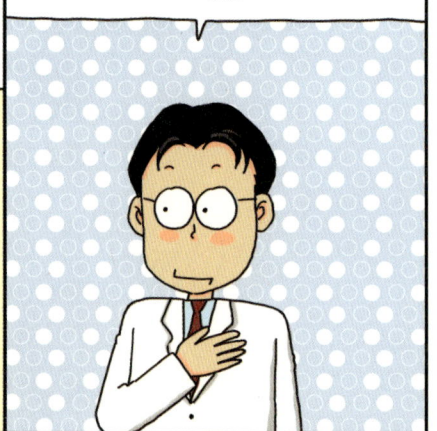

23. 수술 후 분비물이 나와요.

Q. 수술 후 한 달 정도 지나서 약간의 분비물이 나오는 경우가 있는데... 정상인가요?

A. 치질 수술 후 상처가 늦게 아무는 체질의 환자분은 진물이 오랫동안 나오는 경우가 있습니다. 계속 양이 줄어들고 쓰라린 느낌도 없어져가면 정상적인 과정입니다.

항문은 딱지가 생기지 않고 진물이 나오면서 아무는 부위라서, 진물이 서서히 줄어들면서 아무는 것입니다. 변비로 인해 수술 부위가 찢어져서 진물이 나오는 경우에는 바세린만 발라도 완치가 되지만, 진물이 줄어들지 않으면 재진을 오셔야 됩니다.

바세린을 바른 후 항문을 씻을 때 잘 씻기지 않고 미끌거리면 비누칠을 약간 해서 씻어도 됩니다. 또 부드러운 수건으로 자주 닦아주어 항문을 청결히 하는 것이 아주 중요합니다.

어디, 줄었나?

비누칠은 조금만...

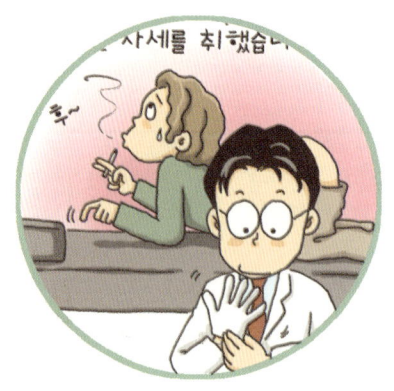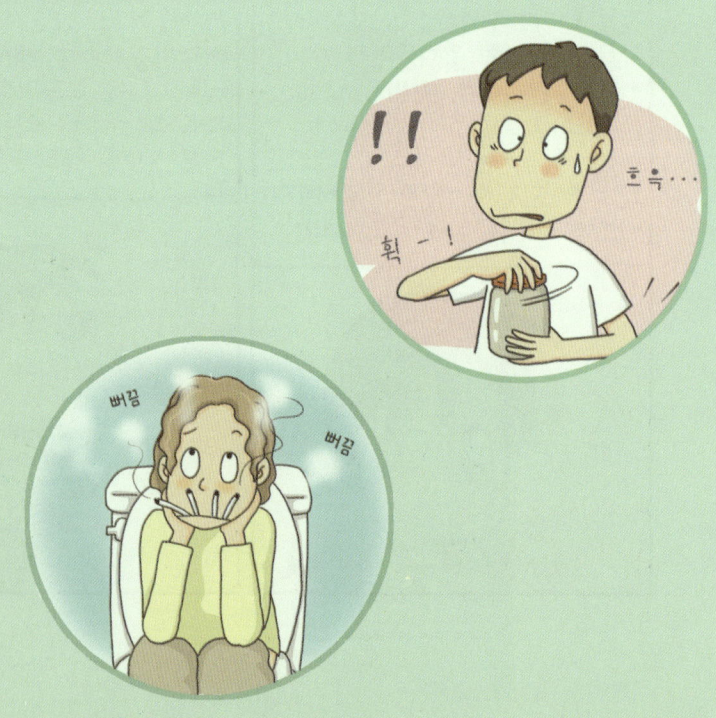

7장

경험담

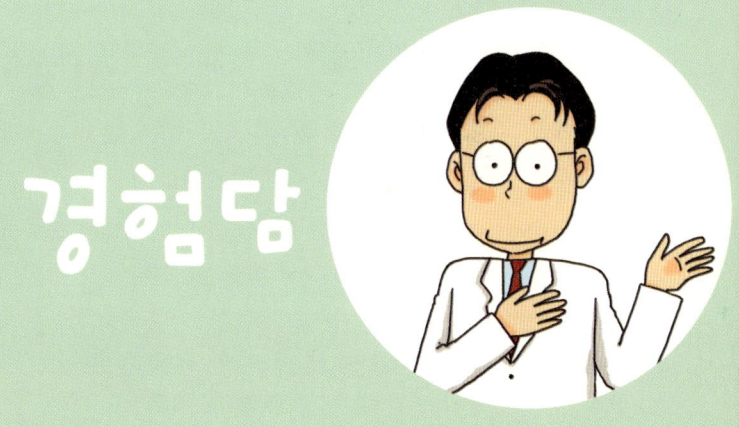

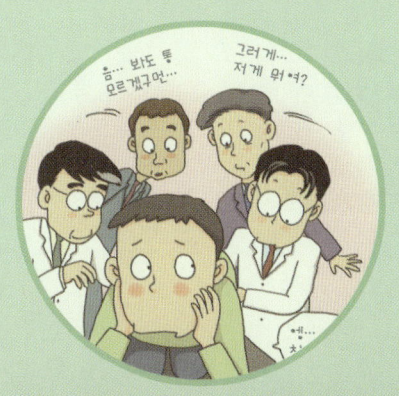

14년

벌써 그렇게 됐다.

낯선 곳 서울.
성공의 갈망.
처음 들어보는 강남 논현동. 그리고 청학당 한의원.
조규식선생님과의 만남.
처음 받아보는 월급.
미래를 위한 저축.
가진 것 없는 자의 성공의 열쇠.
앞만 보고 달렸다.
너무나 행복한 지금은 뒤도 보이고 옆도 보인다.
이제는 치질뿐만이 아니라 마음까지 고칠 수 있는, 그런 명의가 되고 싶다.
전 세계를 돌아보고, 인생을 알고, 모든 것을 알고 나서도 의사는 할 수 있다.
스승님은 지금 91세이신데도 진료를 하고 계시니……

40살. 벌써 그렇게 됐다.
처음에는 나이 들어 보이려고 노력을 했는데.
지금은 왜 이렇게 나이를 많이 보는지……
이제 내가 하고 싶은 것을 할 수 있는 그런 능력을 갖추었다.
처음 가졌던 꿈은 이루었고, 이제 남은 꿈은 무엇인가……
책이 가져다준 행운과 성공.
이제 다시 책을 내면서 어떤 꿈을 꾸는가!
전 세계에 치질 수술을 전파시키고 싶다.
그것도 최고라는 말을 들으면서, 대한민국을 알리면서.
그렇게 세상에 나가고 싶다.

하고 싶은 것은 많은데 시간은 부족하고.
쉽게 피로가 오고, 입술과 혓바닥이 터지는데.
스승님은 어떻게 전국을 다니시면서 의술을 베풀 수가 있는지
경이롭게 느껴진다.

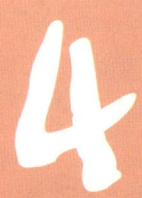

고통 없는 배변의 기쁨~!

"어느 병이나 그 병에 관한 명의가 있을 것이다." 라는 게 평소 저의 생각입니다.

2003년 초, 과음을 하고 나면 항문 쪽이 붓곤 했습니다. 원래 건강에 신경을 쓰는지라 과음 후에는 항문 좌약을 투입하며 나름대로 신경을 썼는데, 3월 경에는 이상한 뽀루지 하나가 발견되더군요. 그 땐 몰랐지요. 그 놈이 치루일 줄은…

직장에서의 보직 변경으로 또다시 직원들과의 술자리가 이어지고 어느 날은 가렵고 쓰라리고 따갑기도 해서 근처 대장항문외과를 찾아가 진단을 받았습니다. 치질과 치루가 같이 있다나요… 며칠 입원해서 치료받아야 하니 편안한 시간을 택해서 나오라고 하는데, 검사할 때 내시경 삽입시 어찌나 고통이 심하던지… 아, 그 고통… 비명이 절로 나오더군요.

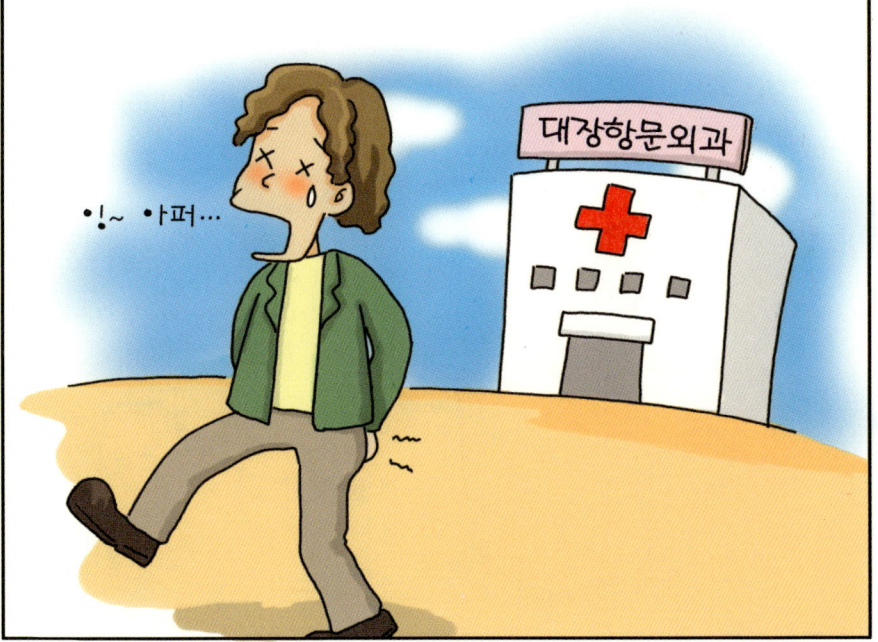

그래서 그때부터 술을 줄이고 좌약과 치평환이라는 치질 치료제를 복용하고 비데도 쓰며 무지 신경을 썼는데도 뾰루지는 안 없어지더군요.

그러다 또 술을 마시고 버티고 하는데, 어느 날 뾰루지가 옆에 하나 더 생겼더군요. 겁이 나더라고요…
그래서 시간이 날 때마다 인터넷에서 치질과 치루에 관한 정보를 구하기 시작했습니다.
보통 2~3일 입원이고, 몇 군데만이 당일 치료 귀가가 가능하더군요.

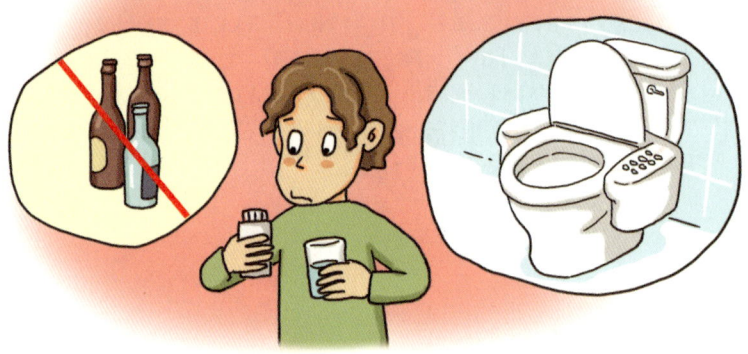

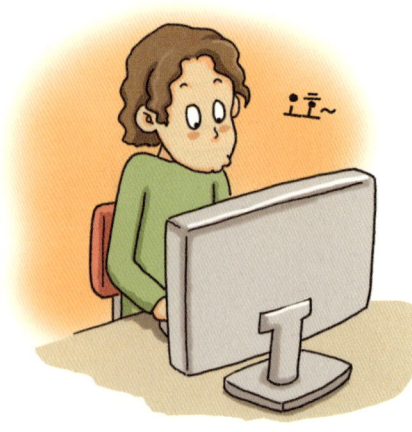

어찌되었던 인터넷을 통해 이곳을 알게 되었고 신원장님의 글들이 뭔가 확신을 주더군요.

젊은 날의 체험과 자기반성, 인터넷 게시판의 성실한 답변들이…

1. 수술 당일

예약을 하고 시간보다 조금 일찍 도착해서 기다리는데, 긴장이 되더군요. 땀도 나고, 통증이 없다고는 하지만 걱정도 되고…
드디어 시간이 되고… 진찰받을 때의 그 기묘한 자세 때문에 땀은 더욱 흐르고…
아, 또 쪽은 얼마나 팔리던지…
더군다나 젊은 간호사 앞에서…(여성분은 감히 상상도 안 가네요.)

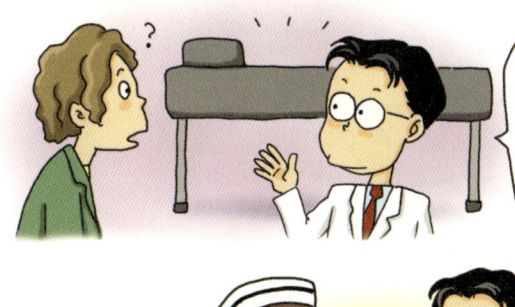

엎드려서 자세를 잡으십시오.
아프지 않으니까 긴장하지 않으셔도 됩니다.

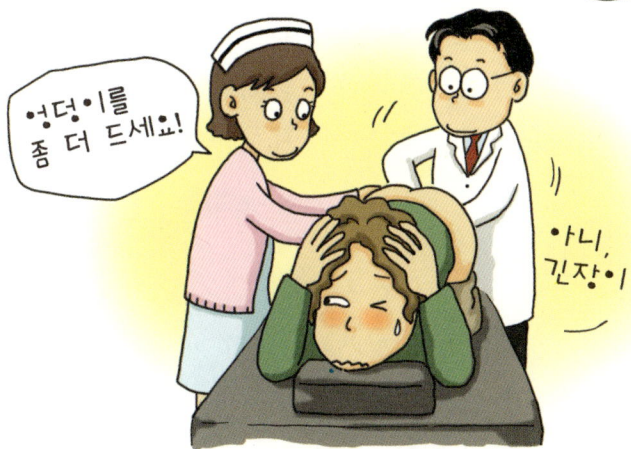

엉덩이를 좀 더 드세요!

아니, 어떻게 긴장이 안 되냐고요…!

그러나 이걸 극복 못하면 어찌합니까…
계속 이대로 살던지, 병을 더 키워 악화되던지, 둘 중에 하나죠.
절반은 이겨냈다고 생각합니다. 그 후부터는 의사선생님이 하시는 일이니까요…

먼저 손가락을(물론 장갑을 끼지요.) 고통 없이 넣기 위해 무언가를 넣은 뒤, 진찰을 한 결과 치루가 맞으며 수술할 것인지를 묻더군요. 또다시 올 시간도 없고 해서 "yes"라고 말한 뒤 담배 한 개비를 피운 후 다시 기묘한 자세를 취했습니다.

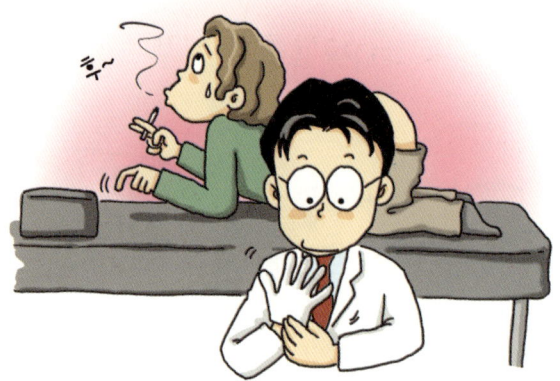

항문 쪽에 마취주사 두 방을 빵빵 놓더군요. 따끔거릴 정도입니다. 그래도 계속 땀은 납니다. 고통이 언제 올지 모르니까…
원장님 두 분이서 치루와 치루관에 관한 대화를 나눠가며 치루 절개술을 시행하시더군요. 이쪽도 저쪽도 완전히 깨끗이 도려내자고… 히힛… 그 말을 들으니까 기분은 좋습니다. 왠지 완벽하게 수술하는 것 같아서…

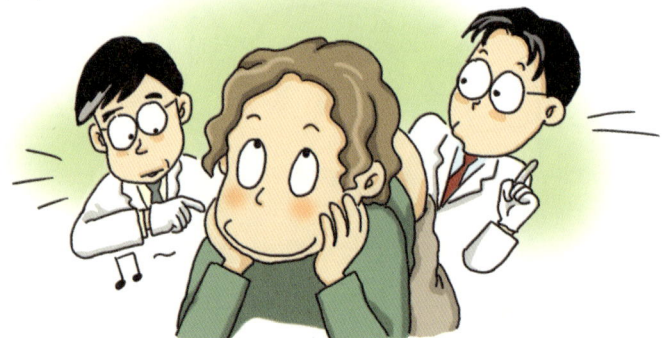

절개술은 나중에 안 일이지만 부작용이 없고 고통이 없도록 전기를 사용한다더군요. 가끔씩 따끔거릴 때가 있었지만 참을 만했고, 그렇게 한 15~20분쯤 흘렀나…?

다 되었다는 말씀과 함께 이 병원의 자랑거리라는 통증차단주사를
한 방 멋지게 놔주시더군요. 안 아프냐고요?
여러분, 팔에 주사 맞으면 안 아픕니까? 따끔하지요. 그것입니다.
자! 이제 수술이 끝났다네요. 세상에~ 그렇게 겁을 먹었는데…
이렇게 간단히 수술이 끝났대요 글쎄…
아! 내가 왜 그토록 겁을 먹었을까 하는 생각이 지금은 든답니다.

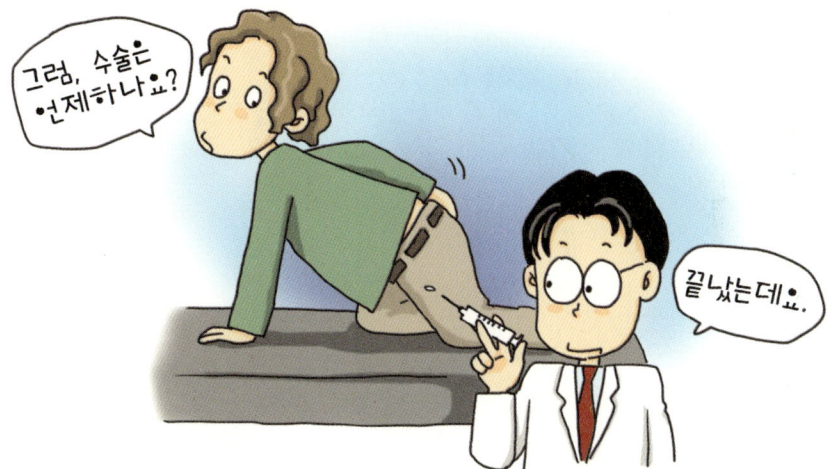

하지만 그때는 도무지
긴장이 안 풀려서…
중간에 신원장님께서 수술 부위를
보고 싶냐고 물으시기에 "볼 수
있으면 좋지요."라고 했더니
디카로 제 부위를 찍은 뒤
컴퓨터로 보여주시더군요. 음…
그동안 나를 괴롭혔던 절개된
치루관도 보고 싶었지만, 혹여
엽기라 하실 것 같아 그 말은
차마 못했습니다.

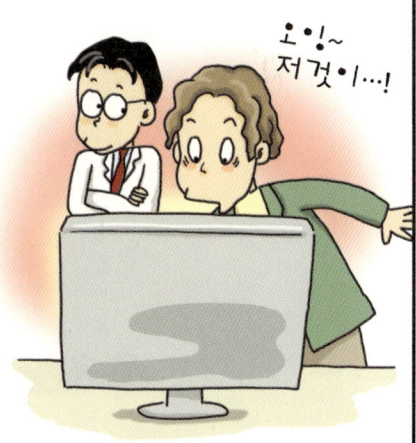

2. 수술 직후

수술이 끝나면 생살이 돋는 한약과 좌욕할 수 있는 한약, 그리고 상처가 잘 아물 수 있도록 도와주는 심지(본인이 항문에 삽입해야 함)와 삽입시 필요한 바세린을 줍니다.
그리고 염증이 안 나도록 항생제와 소염제, 진통제를 받을 수 있도록 처방전도 주고요.

간호사로부터 위의 약과 처치에 대한 설명을 정신없이 듣고 (수술 직후라 그런지 정신이 없더라고요) 손에는 한약 가방을 들고서 마치 아무런 일도 없던 사람처럼 지하철에 올랐습니다.
집을 향하면서도 내가 정말 수술을 받았나 싶을 정도로 얼떨떨 하더군요. 엄청 고통이 심할 줄 알았는데… 그렇다고 실체의 아픔이 없는 건 아니지만 생각보다는 가벼웠습니다.

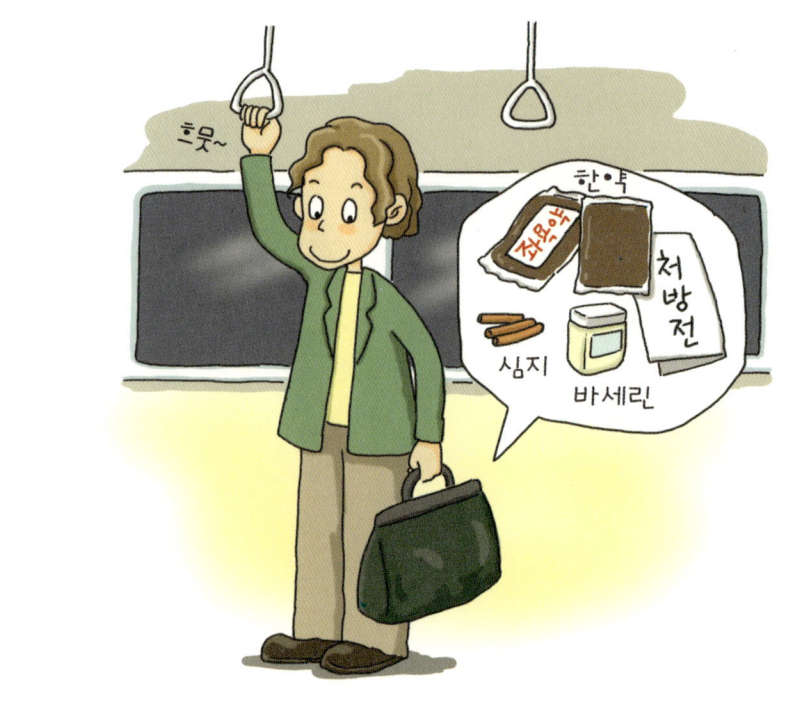

그런데 지하철을 타고 오는 도중 어지럽고 몸 상태가 좋지 않아 (아마도 혈압 강하) 중간에 내려 벤치에 한 15분쯤 누워 있었습니다. 누워 있으면서 '나도 참 미련한 놈이구나' 하는 생각을 했습니다. '그래도 명색이 수술인데, 한 30분이라도 병원에서 쉬어줄걸' 하는 아쉬움이 들더라고요…

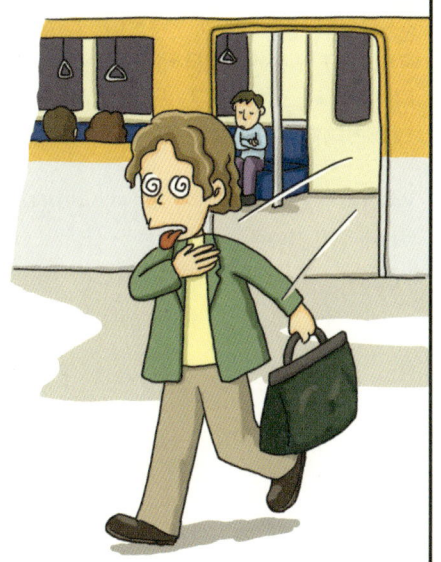

결국 벤치에 누워서 병원에 전화를 하니, 조금 쉬면서 물을 마시라고 하더군요. 생수 반 병을 마시고 나니 괜찮아져서 집으로 돌아올 수 있었습니다.

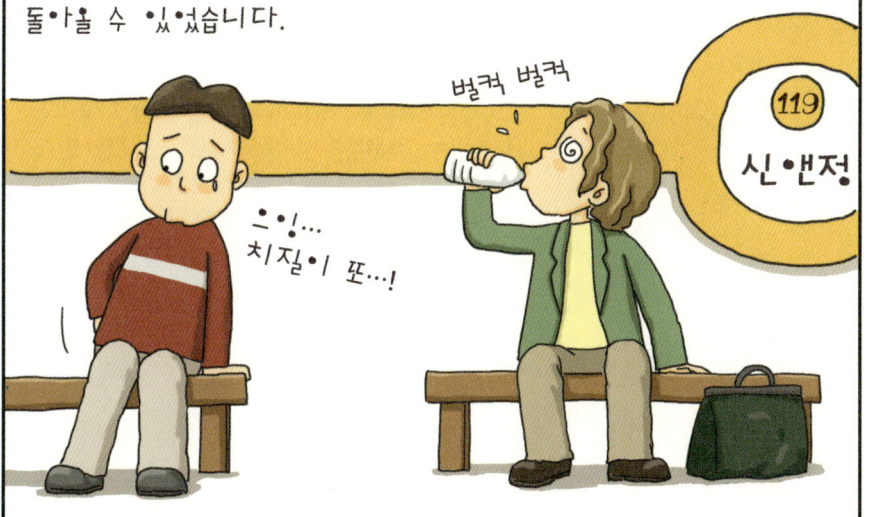

3. 다음 날 아침

출근 때문에 평소보다 1시간 일찍 일어나 첫 배변, 좌욕, 심지 순으로 작업을 하려 했으나 너무 긴장한 탓일까, 첫 배변은 실패로 돌아가고 시간 때문에 더 이상 기다릴 수 없어 좌욕약에 물을 타서 대야에서 좌욕하고 심지를 넣는데…
아, 이 심지! 심지가 복병이었습니다!

여러분, 혹시 심지를 넣어 보셨나요? 거 참 되게 안 들어갑디다. 바세린을 바르고 심지를 열려서 넣어 보아도… 허허, 거 참… 결국 삼분의 일만 넣은 채 거즈를 대고 출근했습니다.

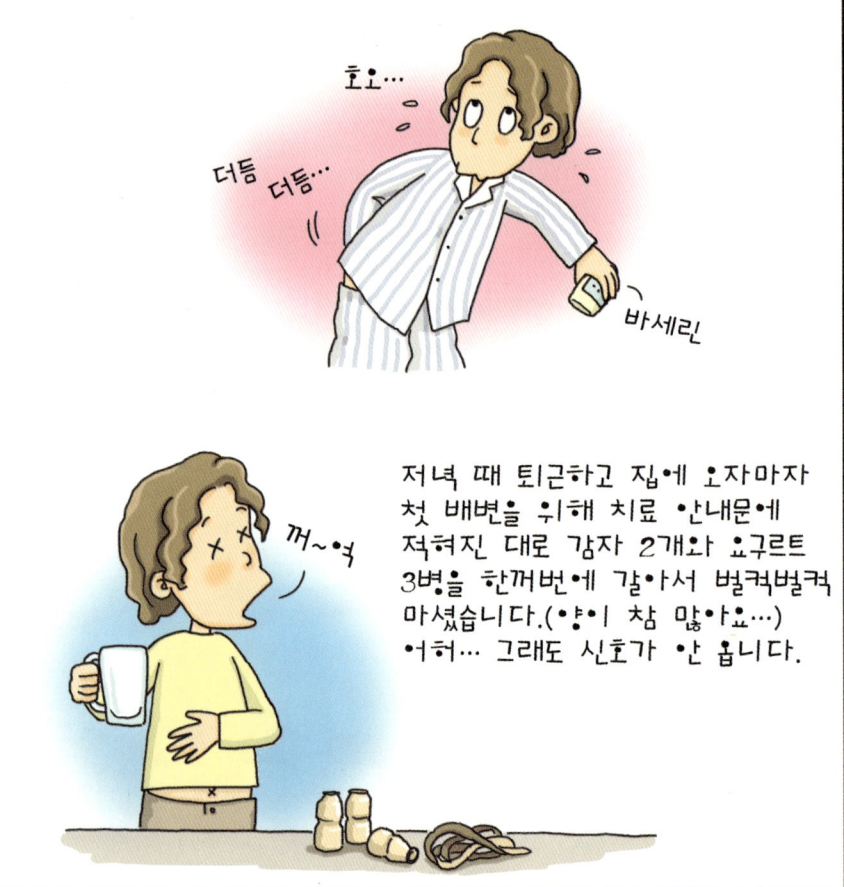

호오…
더듬 더듬…
바세린

꺼~억

저녁 때 퇴근하고 집에 오자마자 첫 배변을 위해 치료 안내문에 적혀진 대로 감자 2개와 요구르트 3병을 한꺼번에 갈아서 벌컥벌컥 마셨습니다.(양이 참 많아요…)
허허… 그래도 신호가 안 옵니다.

그래서 내친김에 집사람하고 애하고 저녁 먹길래 아까 삶아놓은
양배추에 밥 반 공기를 비우고, 그래도 신호가 안 와서 청소하고
빨래 널고 집안 운동을 시작했더니, 아 글쎄, 변의가 오더라고요.
그래서 이게 방귀의 신호인지 정말 변의인지 반신반의하며, 첫
배변시 올지 모르는 고통을 위해 담배 한 갑을 가지고 들어갔습니다.
'그래, 까짓것! 고통이 있을 때마다 한 개비씩이다.' 하며 서서히
배를 문질러가며(병원에서 준 책을 보면 순서 나옵니다.) 작업에
들어갔는데, 한 개비를 다 피우기도 전에 첫 배변에 성공했습니다.
아! 이 기쁨, 고통 없이 보았다는 이 기쁨...!
집사람은 설명을 해주어도 모르더군요.

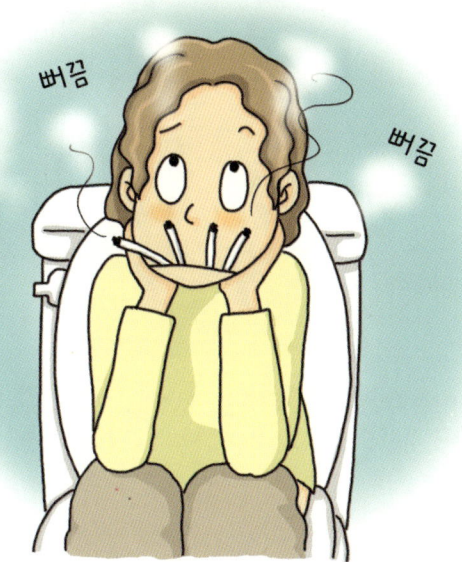

속으로 '그래, 그대가 어찌 이걸 알겠는가, 경험해보지 않고서...'
하며 조용하고 심지 넣고... 그런데 또 심지가 마음에 걸리더군요.
원장님께서 확실히 밀어 넣고 치루수술한 위쪽으로 올려붙여
놓으라고 하셨는데, 잘 안 되더라고요...
어찌되었던 그날 아주 편안히 잘 잤습니다.

4. 그 다음 날

아침에 두 번째 배변을 가볍게 성공시킨 후, 출근하자마자 병원에 예약을 했습니다. 퇴근 후 어제 마음에 걸렸던 심지와 수술 후 경과를 보기 위해 왕복 세 시간 넘게 걸리는 한의원을 찾아갔습니다.

사람 마음은 참으로 간사하더군요. 이제는 두려움도 수치심도 반으로 확 준 것 있죠~ 물론 그래도 아프지 않을까 하며 걱정은 했는데, 자세 잡고 '어디 봅시다.' 하시더니 뭐가 쑥~! 그리고 끝이랍니다. 아니, 세상에... 한 1,2초면 끝인 이것 때문에 세 시간씩이나... 흑... 더구나 고통도 없이 이렇게 쉽게 넣다니... 시간이 남아 궁금했던 이야기도 나눌 겸 원장님께 대화를 신청, 녹차와 함께 20여 분쯤 이야기 하다 왔습니다.

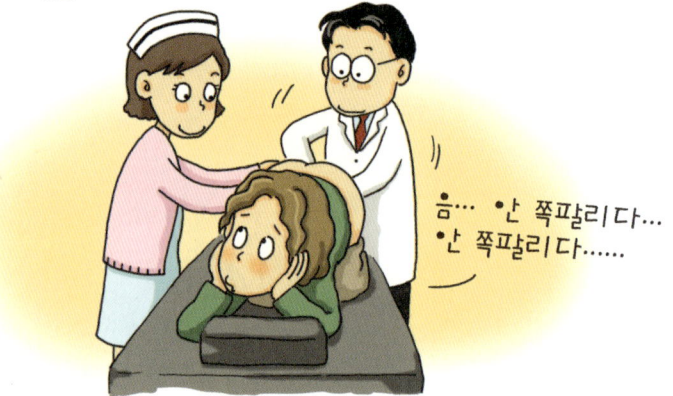

음... 안 쪽팔리다...
안 쪽팔리다......

원장님께서 말씀하시기를 좌욕은 원액을 쓰는게 좋다고 합니다. 그래서 좌욕약도 적고 용기도 마땅치 않다고 말씀드렸는데, 접시를 써서라도 원액을 쓰는게 좋다고 강조하시더군요.

원액의 중요성을 일컫는 말이죠. 그래서 그 다음 날 원액만 가지고 좌욕하고 심지도 조금 더 밀어 넣으니 이분의 일 정도는 들어가더군요. 슬슬 요령이 생기나 봅니다.
아, 이제 줄어드는 약봉지를 보면 참으로 즐겁습니다.
화요일 오후에 수술받고 오늘이 금요일 오후, 이제 약은 일요일 점심이면 끝날 것이고 한약은 하루 더, 좌욕은 이틀이면 끝이 납니다.
정말이지 그날이 기다려지는군요.

아마도 일반 항문 병원에 비해 신종석 한의원은 병원비가 부담이 될 겁니다. 보통 치루는 75만원 정도 하는데, 저는 90만원 들었네요. 절개부위가 깊어 생살 돋는데 삼기탕이 조금 비싸다고 해서요. 어제 이 점을 용기내어 말씀드렸더니 인정을 하시데요. 보험든 것 있으면 최대한 이용하라고 해서 지금 제 보험을 알아보는 중이고요. 보통 치질이나 치루 재발을 감안한다면 치료비에 대해서는 개의치 않습니다. 잘 나으면 되니까요...

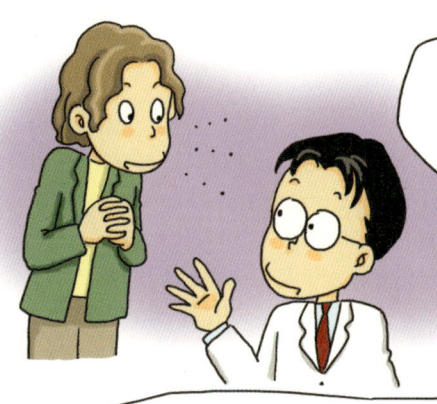

혜택받을 수 있는 보험이 있다면 최대한 서류는 준비해 드리겠습니다.

이제 이 글을 마무리 해야겠네요. 우선, 저와 같은 고민을 가지고 계신 불특정 동병상련의 분들께서는 두려워 마시고 병을 키우기 전에 자신에게 맞는 병원을 선택하셔서 건강한 생활을 영위하시기 바라는 마음에 이 글을 적었으며, 제 자신에게 앞으로는 무절제한 음주로부터 절제된 음주로의 전환을 다짐하며, 두 분 원장님께 다시 한 번 감사드립니다.

아하하~ 좋아라~
입이 안 다물어지네~

가뿐~   가뿐~

수술에 대한 두려움에 떠는 동료들에게~

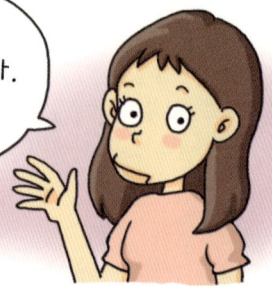

치질 수술이 두려워 미루고 계신 분들께 솔직한 치료과정을 올립니다. 유난히 겁도 많고 부끄러웠지만 수술하고 나니 너무 개운합니다.

3시쯤 국부를 가리고 마취제를 바르고 20분 후에 수술대에 올라 약 15분 정도… 정말 원장님 말씀은 거짓이 아니었어요. 수술하는 동안 이런저런 이야기를 나누고 주의사항 듣고 웃으며 병원을 나왔어요.(마지막 주사는 좀 아팠음.) 집이 지방이라 백화점에 가서 미뤄왔던 화장품도 사고, 소변도 보고, 밥도 먹고, 8시 버스를 탔습니다. 집에 도착하니 10시 30분쯤 됐더군요.

그리고 약간의 건의사항이 있는데요, 약이 무거우니 지방에서 온 사람들에게는 이틀치 정도만 먼저 주시고 나머지는 택배로 보내주시면 좋겠네요. 또 수술대가… 그곳만 볼 수 있는 아치형의 뭐 기발한 게 없을까요? 그러면 부끄러움이 좀 덜할 듯한데요…

아! 그리고 수술하실 분들께~ 수술 후 큰 패드를 하고 나오거든요. 여자는 편안한 거들에 치마를 입고, 남자는 좀 헐렁한 바지가 편할 것 같네요.

1시인데 아직 통증은 없고요, 내일 첫 볼일이 걱정이네요. 약간의 적포도주는 괜찮겠지요?

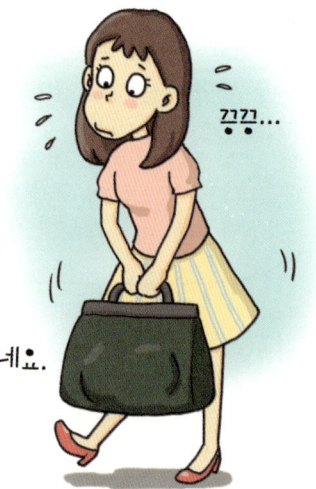

[수술 후 첫째 날]

수술하고 나서 많이 아프리라 잔뜩 긴장했는데 아프지 않더군요.
생리통 정도예요. 직업이 있더라도 일하는데 전혀 문제가 없어요.
약 챙겨 먹는 게 번거로웠지만 아플걸 생각하니 일도 아니죠.
식사하고 항생제 - 진통제 - 한약 좌욕…
내일은 진통제를 안 먹을까 해요.

수술한 것을 오후 6시 이후론 가끔 잊고 지냈어요. 신기하죠?
하지만 중요한 건 15일 후 완치 아니겠어요?
의외로 많은 분들이 제 글을 읽으셨더군요. 조금이라도 도움이
되었으면 하는 바램입니다. 분비물이 많지는 않지만 병원에서
준 솜 거즈보다는 생리대가 활동하기에 훨씬 편합니다.
(남자분들은 생리대 대형 사이즈가 좋을 듯)

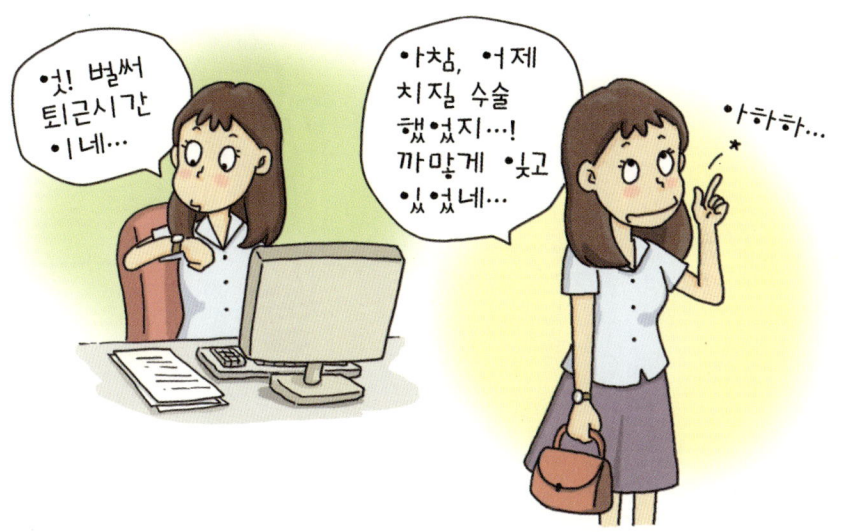

참, 그런데 오늘 가장 중요한 볼일을 못 봤어요.
생감자를 갈아 먹을까 합니다.

[수술 후 둘째 날 - 1]

오늘은 제대로 약도 못 먹고 좌욕도 못 했어요.(뭐가 그리 바쁜지...)
오후 6시쯤 약간의 진통이 있어 진통제를 먹었어요.
오늘 볼일을 보지 못해 몸이 아주 무겁습니다.
감자 2개를 먹으라고 했는데 1개밖에 못 먹었거든요.
제 수술 결과가 좋은지 나쁜지는 저도 모릅니다.
그냥 제 느낌에 좋다면 좋고 나쁘다면 나쁘다고 표현할 뿐입니다.
제 글을 읽고 오해 없으셨으면 합니다.

수많은 정보와 병원 중에 이곳을 선택한 것은 본인의 판단입니다.
혹시 잘못된 결과가 나온다고 제가 우연히 본 신문사를 탓해야
할까요? 저는 치질 2개를 수술했는데요, 하나는 엄지 반 정도
크기고 하나는 보지 않았습니다. 지금 좌욕과 볼일을 보려 하는데
잘 될지 모르겠어요. 두렵기도 하고...

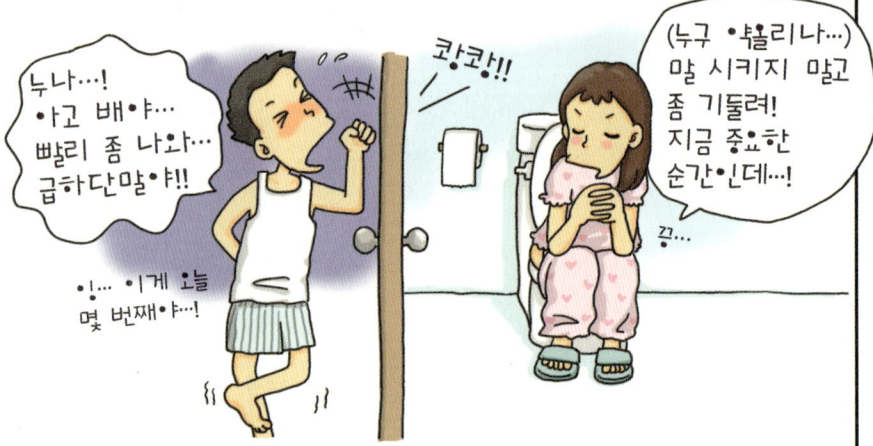

[수술 둘째 날 - 2 : 드디어 성공]

1시 30분까지 좌욕과 뜨거운 물 배 마사지를 하다가 성공 못 해
잠자리에 들었는데, 영 불편하여 잠을 설치다가 3시 40분경에
드디어 성공~!
수술 결과가 좋을 듯한 예감이 듭니다. 그다지 아프지 않았어요.

[수술 후 셋째 날]

어제 붙임을 보고난 후 심리적으로 많이 안정이 됩니다.
새벽부터 서울, 이천, 원주를 갔다 와서 한약을 못 먹었어요.
잠도 부족하고 입맛도 없고… 쑥국 쑥은 겨우 먹었네요.
수술로 인해서 그런 것은 아닌 것 같고…
별 증상 없는 하루… 아픈 것은 거의 모르고 지냄.

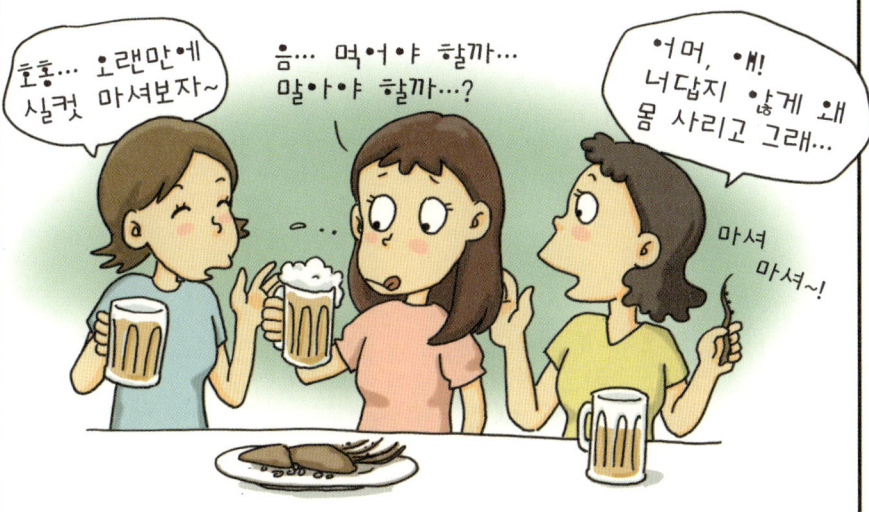

[수술 후 넷째 날]

오늘 한방 좌욕 1번 하고, 쑥국 쑥 2번 먹고, 한약은 못 먹었어요.
늦은 시간에 맥주 500cc 정도를 마셨거든요.
오후 나절에 바세린 바르지 않고 붙임을 봤습니다.
붙임 보고 통증이 있어 병원에서 준 통증 있을 때 사용하는 거즈를
사용했어요. 그 후 간혹 통증을 잊고 지냅니다.
이정도면 통증은 이틀 후면 없어지지 않을까 기대합니다.
이제 전 심리적으로 불안한 시기는 지난듯싶어요.
만족스런 하루입니다.

[수술 후 다섯째, 여섯째 날]

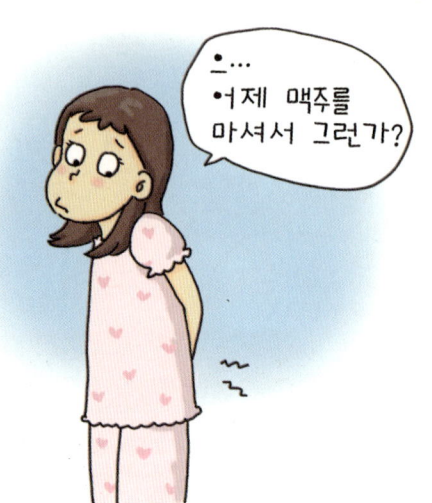

수술 날짜 잡은 것이 엊그제 같은데 벌써 수술하고 6일이나 지났습니다.
아침에 일어날 때 약간의 통증이 느껴지지만, 볼일 보는 일은 많이 수월해졌습니다.
일상생활에도 전혀 지장 없고요.

오늘 볼일 본 후 휴지에 묻어날 정도의 출혈이 있었어요.(아주 쪼금) 이상 없는 거죠? 그리고 체력이 많이 떨어졌어요.
개인적으로 신경쓰는 일도 있고, 심리적으로도 긴장되어 있고, 여름이라 입맛도 없고... 혹여 수술받으시려면 며칠 전부터 영양가 있는 음식으로 체력을 보강하시기 바랍니다.
볼일 본 후 개운하지 않고 아직 뭔가 묵직한 감도 있고, 약간은 부은 듯한 느낌도 있어요. 하지만 하루하루 나아지는 느낌입니다.

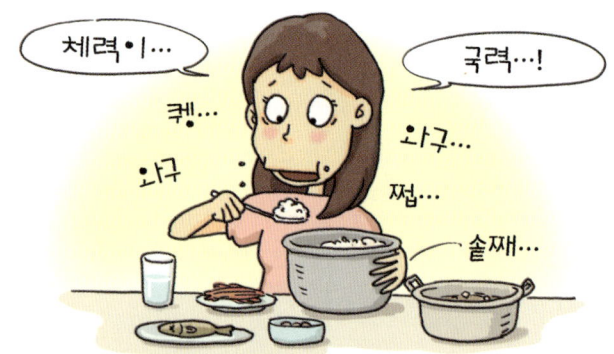

[수술 후 일곱째, 여덟째 날]

아침에 일어날 때 통증. 일상의 약간의 통증들도 저 멀리 갔나 봅니다. 오늘 아침 볼일 본 후 휴지에 묻어날 정도의 아주 적은 출혈이 있었어요. 하지만 긴장도 안 되고, 언제 수술했나 싶네요. 이정도면 만족할 만한 결과가 나올 것 같은 느낌입니다.
병원에는 아무래도 다음 주에나 시간을 내서 가볼까 합니다.
체력이 떨어진 것 같아서 체력 보강에 신경을 씁니다.
수술하는 동안 쉬었던 운동도 시작했고요.

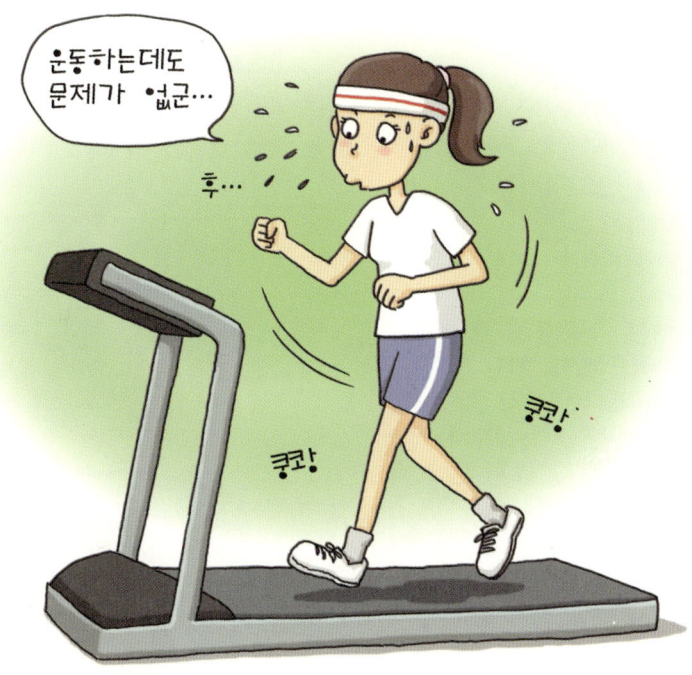

이렇게 빨리 회복될 줄 알았다면 미리 수술할 것을…
후회한들 뭐하겠어요. 늦었다고 생각할 때가 가장 빠른 때라죠.
스스로 위안할 수밖에… 만족한 하루…

[수술 후 아홉째, 열 번째 날]

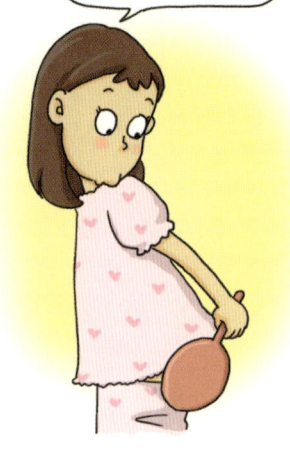

호오~ 정말 없어졌네…

어제 볼일 본 후 아주 약간 묻어날 정도의 출혈이 있었고, 오늘은 없었어요. 아침에 일어날 때 통증은 거의 없는 듯했는데, 어제 그제 맥주 1000cc 정도 먹었더니 약간 부은 듯한 느낌이 있네요. 오후엔 아주 편안합니다.
(치료 중엔 과음하지 마셔요.)

한약은 하루에 두 번 먹는데, 변을 부드럽게 하는 듯합니다. 좌욕도 두 번씩 꼭 하고 있어요. 외부로 만져지는 것이 없어 신기합니다. 하지만 안쪽의 묶은 부분은 아직 있는데, 조만간에 떨어져 나가리라 기대하며 잠자리에 들려 합니다.
이 깊은 밤에 혹여 근심에 젖어 있는 분이 있다면 용기를 내보세요. 언젠가 할 수술이라면…
아직 조금 이른 감은 있지만 저의 수술 결과는 이변이 있지 않은 한 성공적일 것 같습니다.

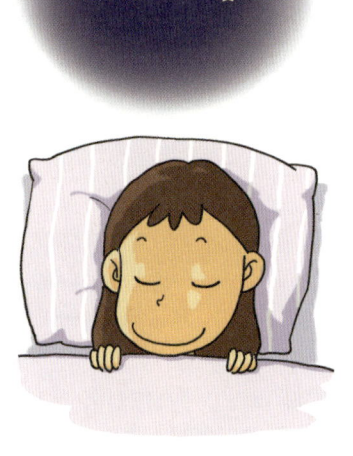

[수술 후 열한 번째, 열두 번째, 열세 번째 날]

아... 정말 세월은 왜 이리도 빠른 걸까요?
별 증상 없는 하루... 수술한 것을 잊어버리고 있어요.
약도 안 먹고, 좌욕도 귀찮고...
옷깃 여미는 스산한 바람에 더 관심이 가니 말이예요.
화장실 갈 때 맘이랑 나올 때 맘이 다르다나요...
하지만 기본을 잃어버리면 안 되죠.
수술은 잘한 것 같아요. 많은 사람들이 고통 없이 살았으면 하는 마음,
저의 그동안 치료 과정으로는 적극 신종석 한의원을 추천하고픈
마음이 드네요.

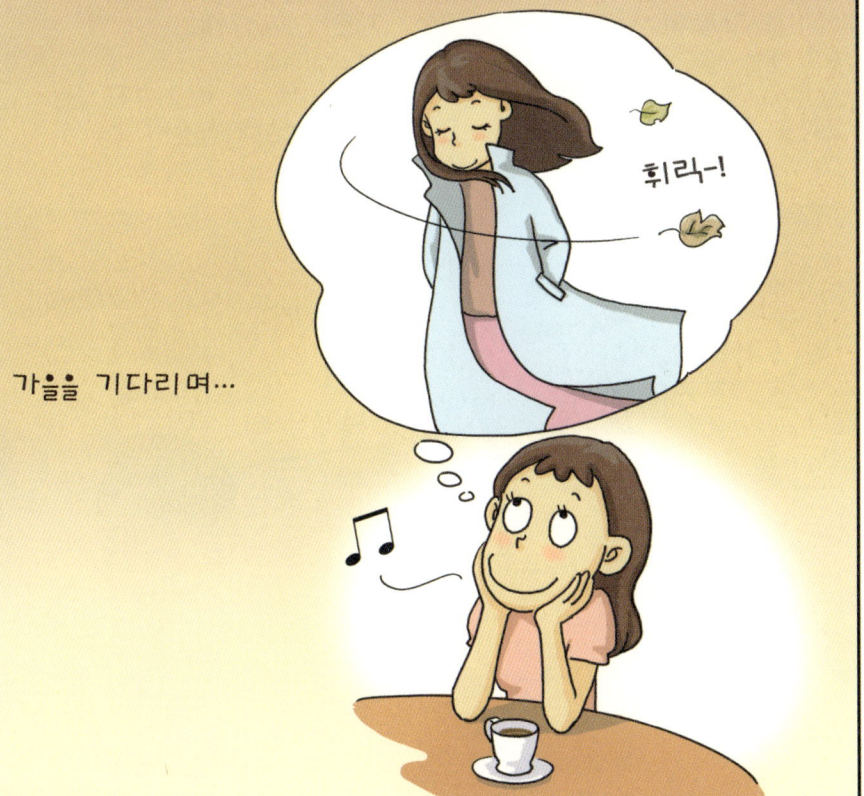

가을을 기다리며...

[수술 후 19일째 : 완치되었다네~!]

수술을 한 것이 지난 주 같건만, 세월 참 빠르네요...
두 분 원장님께 드디어 감사하다는 말을 전할 수 있어 마음이
홀가분합니다. 두 분께 진심으로 감사드립니다.
그리고 그동안 제 글을 읽은 분들께 조금이라도 도움이 되었으면 하는
마음을 함께 전합니다. 멋진 드라이브 샷을 날린 기분~

신종석 한의원이 모든 이에게 인정받는 화려한 날을 기원하며
마지막 글을 올립니다. 너무 부끄러운 맘을 갖지 마세요.
아픈 곳이 있으면 의사를 찾는 게 당연한 일 아닌가요?
아기를 가지면 산부인과에 꼭 가야 하듯이 말이에요.
용기에는 삶을 윤택하게 하는 길이 숨어 있어요.
아마도 제게 용기가 없었다면 아직도 하루에 몇 번을 부질없는
고민을 하며 지냈을 겁니다. 모든 문제는 내 안에 있습니다.

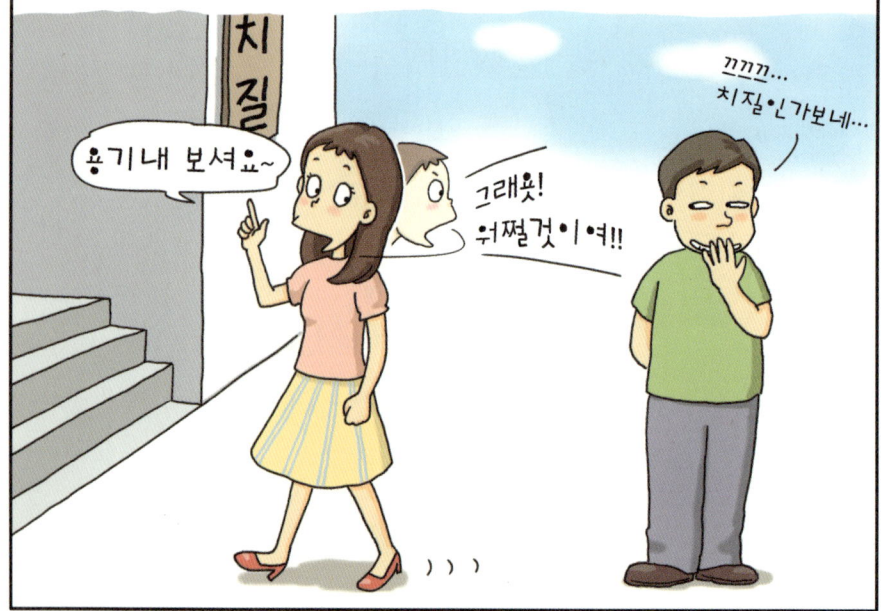

10년간 책임을 진다고?

지금 여기에 들어와서 이 글을 읽고 계신 분들은 본인이 치질 등의 항문 질환을 앓고 계시거나 아님 주변분들 중에 이 문제로 고민하고 계신 분이 있어서일 겁니다. 그렇지 않고서는 굳이 환자 경험담까지 읽으시지는 않을테니까요.
그렇다면 하루라도 빨리 결정하라는 말을 제일 먼저 해드리고 싶네요. 치료가 빠르면 회복도 빠르고 통증도 적거든요.
그리고 저의 이 글이 결정에 조금이나마 도움이 되었으면 합니다.

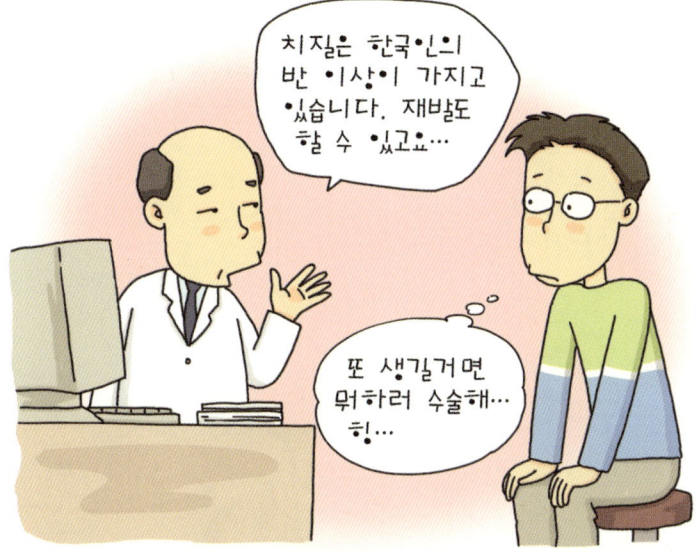

저는 7월 6일날 신종석 한의원에서 치루 수술을 받았습니다.
제법 심해서 응급수술로 해주셨죠.
저의 병력은 이렇습니다.
12년 전, 그러니까 대학교 1학년 때였습니다. 피곤하면 항문이 붓고 가끔 출혈이 있어서 서울에 있는 항문외과에 갔었습니다.
통증은 없었지만 병원에서는 레이저 수술을 권하더군요.
내핵선 치루라던가...
근데 그 병원 원장님 말씀이, 한국인의 50% 이상은 크건 작건 이런 증상을 가지고 있고 재발도 많다는 거에요.
'재발의 위험이 있고, 그렇게 많은 사람이 갖고 있는 병인데 치료를 받아봤자 뭐하나?' 하는 생각이 들기에 치료를 안 받았습니다.

그 이후로도 가끔 그런 증상은 계속 되었고, 이젠 항문 주변에 부은게 아예 안 들어가더군요. 그래도 통증이 없어 그런대로 지냈습니다. 그런데 제가 이 병원을 찾기 일주일 전쯤부터 항문이 심하게 붓고 고름까지 나오는 거에요. 통증도 심해 앉아서 일을 할 수조차 없었고요. 그제야 뭔가 잘못된 걸 알고 병원을 찾기로 했죠.
요즘 인터넷 참 좋아요. 그렇죠?

이걸 겪어보신 분들은 다들 알겠지만, 누구한테 애길 할 수 있나, 아님 병원에 전화로 물어볼 수가 있나 답답한데, 인터넷이 있으니 만사가 OK더군요.
그때부터 인터넷에 나온 병원들을 뒤지고 뒤져 두세 군데 병원으로 압축했죠. 첫 번째는 항문외과로 알아준다는 서울의 대X병원, 전문의만 수십 명에 명문대 출신들! 다녀간 분들 평가도 나름대로 괜찮은 것 같고… 두 번째 역시 서울의 소X병원, 왠지 참신한 느낌이 드는 병원이더라고요.

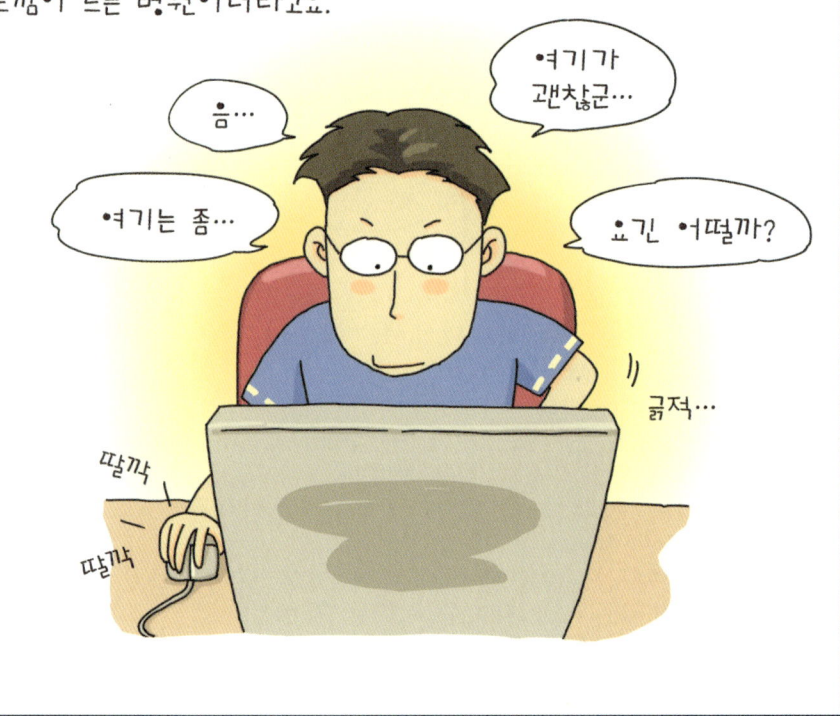

그리고 마지막으로, 제가 결정한 신종석 한의원!
어느 병원에서도 재발을 10년간 책임진다는 말은 없었는데, 일단 믿음이 갔습니다. 대학교 때 갔던 그 항문외과 원장님과는 다른 강한 자신감 같은 게 느껴지더라고요.
한방 결찰술은 치질 치료의 보조술이라고 언급한 병원 홈페이지도 있고 해서 좀 찜찜한 면도 있었지만, 여기서 수술받고 지금 3개월 정도 지난 분 얘기를 들어보니 참 좋다고 하시더군요.
(그분은 간단한 치질 수술이었지만…)

그래서 결심했죠.
하지만 서울의 항문외과에서 수술받은 친구에 비해 병원비는 좀 비싸더군요.(물론 저의 경우 요즘 본전 뽑습니다. 한약 3주째거든요.)
결심 후 수술을 받으러 갔는데, 병원 규모도 작고 어째 좀 그렇더군요. 하지만 전 수술받고 난 후 주변 분을 통해 이 병원이 항문질환으로는 전국적으로 꽤 유명한 병원인걸 알았습니다.

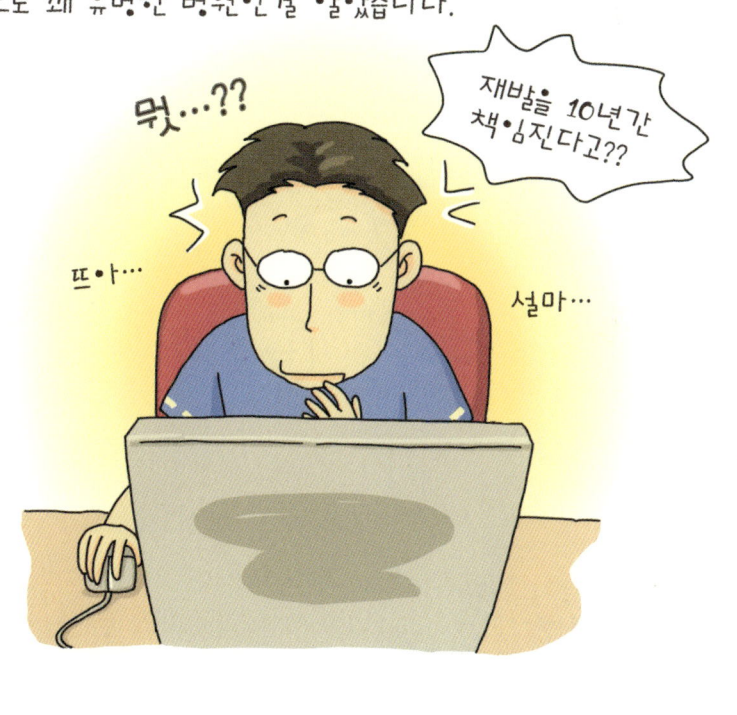

이제 수술받은 지도 어언 3주를 향해 달리고 있네요.
통증요? 전혀! 진통제도 끊은 지 꽤 되었고요.
느낌요? 좋아요! 물론 수술한 지 얼마 안 되어 정확히는 모르지만 100% 완치된 것 같아요.

아참!
제가 훌륭한 선택을 했다고 느끼는 이유를 간단히 세 가지만 적을게요.

첫째, 원장님 두 분이 정말 인간적이다!
전 이분들이 정말 의사인가 싶을 정도로 편안했습니다.
핸드폰 번호가 적힌 안내문을 주시면서 궁금하면 전화하라고 했을 때만 해도 '전화하면 받겠어?' 하고 의심을 했죠.
그런데 수술 후 궁금한 것들이 있어 세 번이나 전화를 했었는데 다 받고 친절히 답해주시더군요. Q&A를 보세요. 얼마나 자상하게 답을 하셨는지…(이 자리를 빌어 감사의 말씀 전합니다.)

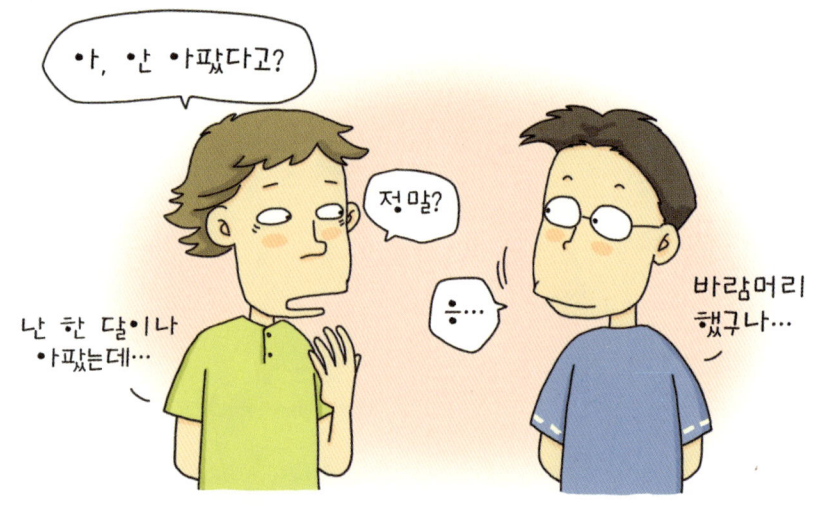

둘째, 통증이 정말 적다!
앞에 언급한 항문외과에서 수술받은 제 친구는, 저랑 증상이 비슷했는데 한 달간 아팠답니다. 저요? 한 일주일 가끔 심한 통증이 오는 정도로 통증과는 싸움을 끝냈습니다. 진통제는 10일 정도 먹었을까…

셋째, 간단하다.
다른 병원 홈페이지에 가면 입원 일정이 쭈욱 나와있어요.
치질 며칠, 치루 며칠... 하지만 여기는 정말 간단합니다.
전 12시 예약, 3시경 수술, 5시경 퇴원, 지하철 타고 귀가~
이렇게 끝냈습니다.

지금 이 긴 글을 읽으셨다는 건 아마도 퍽 걱정이 많이 되시는 분일 겁니다. 모쪼록 빨리 결정하세요.
저희 회사의 한 분도 저의 강권에 못이겨 함께 병원에 왔다가 폴립인가 하는 간단한 것으로 판정받고 곧 치료받으실 예정입니다. 이것 저것 고민하지 마세요. 저는 괜히 병을 키워서 더 아팠는지도 모르겠거든요. 빠른 결정이 최상의 치유책인 것 같습니다.
제가 근무시간에 이렇게 눈치를 보며 이 긴 글을 올리는 것도 동병상련의 환자분들께 조금이나마 확신을 드리고 싶어서거든요.
치료는 빠를수록 좋습니다!

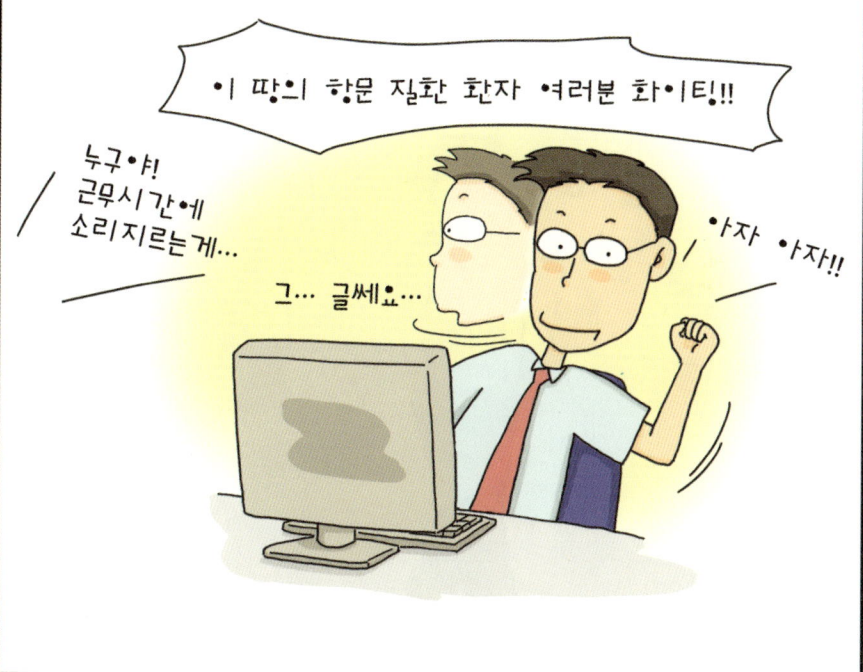

수술할 필요 없습니다.

믿음과 신뢰의 신종석 원장님께 감사드립니다.

얼마 전 항문 쪽의 통증으로 인하여 수원의 유명한 항문외과에 갔는데, 치핵이 3개가 있고 3기 정도 된다고 하더군요.
수술이 무서워서 한방 쪽을 찾았는데, 서울의 유명한 H병원이 검색되더군요. 그래서 서울까지 찾아갔습니다.
검사 결과… 탈항 3기라고 하더군요.

수술 날짜를 잡고 집에 왔는데, 수술하고 하루는 병원에 입원을 해야 하고, 매주 2회씩 통원치료를 받아야 한다고 하더군요.
수원에서 서울 강북까지 주 2회씩 간다는 것이 쉽지 않겠더라고요.
그래서 한방 쪽의 다른 병원을 찾아 보았습니다.

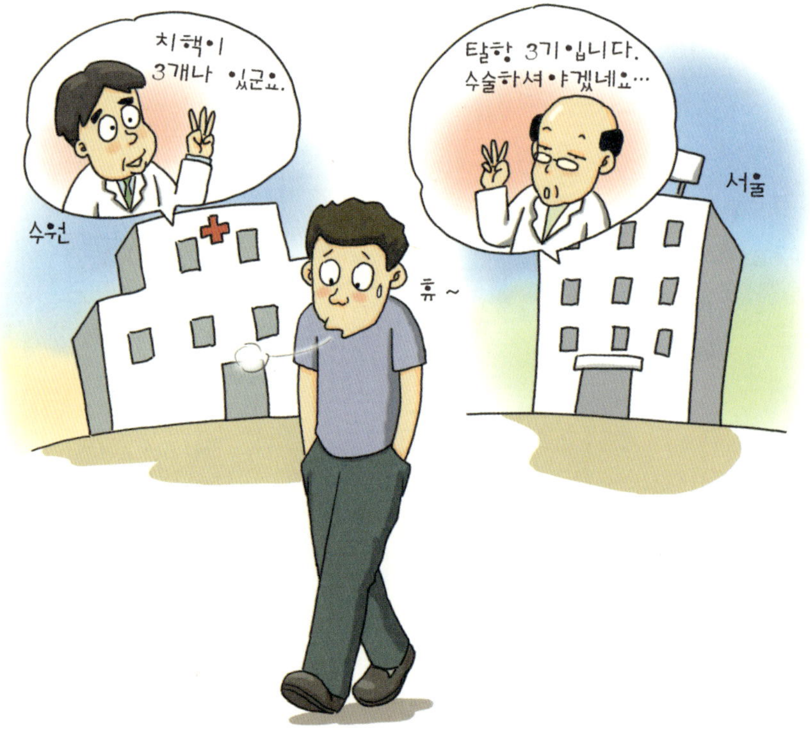

그러다 친구에게 신종석 한의원을 소개받았으며, 홈페이지의 공개 게시판을 보고 바로 수술 날짜를 잡고 찾아갔습니다.
신종석 한의원을 방문하여 검사를 받은 결과, 수술할 필요 없다고 그냥 가라고 하시더군요. 어느 병원에서 탈항 3기라고 하더냐고요… 정말 웃음밖에 나오지 않았습니다.
그래서 원장님께 초기면 좌약이라도 달라고 했더니 그냥 가라고 하시더군요. 그런 것도 필요 없다고요. 그러면서 선물로 치질에 관련된 책을 한 권 주셔서 감사히 받아 왔습니다.
이게 신종석 한의원과 일반 병원과의 차이입니다.

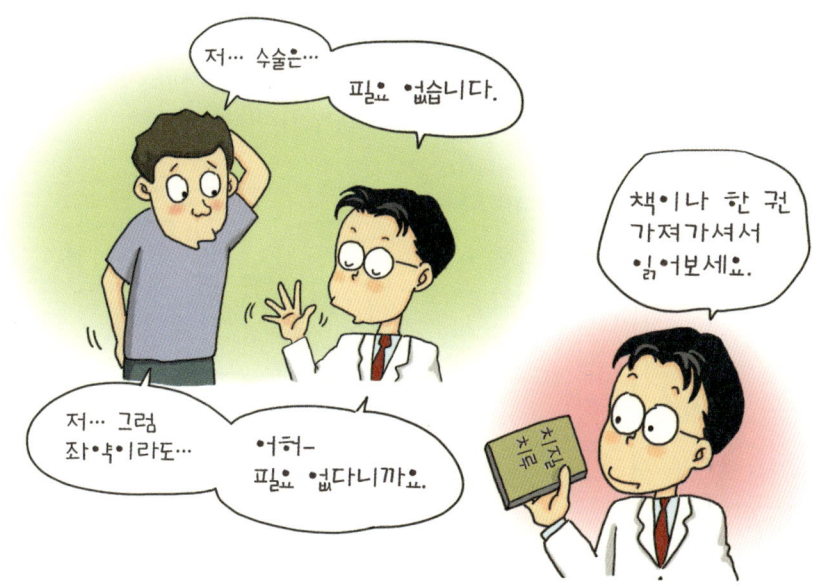

환자에게 겁을 주어 수술을 유도하다니 정말 어이가 없었습니다.
여러분, 신종석 한의원은 믿음과 신뢰의 병원입니다.
원장님께서 예전에 치질로 고생하셔서 어느 누구보다도 환자의 마음을 잘 알고 계시니 믿고 맡겨보세요.
이 자리를 빌어 원장님 이하 병원 식구 여러분들께 감사드리며, 무궁한 발전을 기원합니다.

참의사의 정성

선생님께 감사함을 전합니다.

안녕하세요,
먼저 두 분 원장님과 간호사 선생님들의 고마움에 고개 숙여 감사함을 전합니다.
여자들은 임신 중에 변비가 많이 생기고 조금만 소홀히 하면 치질에 잘 걸리는 걸로 알고 있습니다. 저도 두 번의 출산으로 아주 심해졌거든요.
부끄러움과 알량한 자존심 때문에 어느 누구에게도 말도 못하고 전전긍긍하다가 병을 키웠지요. 나중에는 점점 고통스러워 사는 재미가 없었어요. 좋은 사람들과 즐거운 자리에 앉아 있어도 전혀 즐겁지 않고 우울하기만 했답니다. 나름대로 여기저기 정보를 알아보기는 했어도 막상 수술하려는 작은 용기는 나지 않더군요. 왜냐하면 부끄러운 마음이 제 용기에 걸음 막이 되었기 때문입니다.

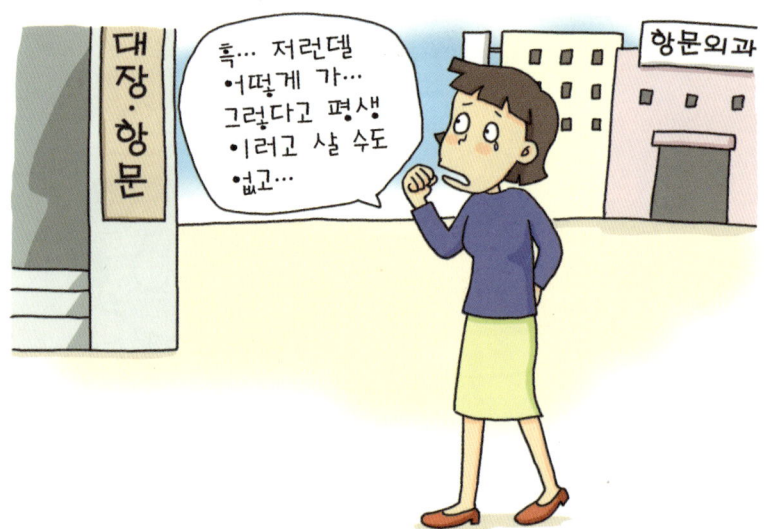

그러다가 우연히 인터넷에서 신종석 한의원을 알게 되었습니다. 우선 며칠씩 입원하지 않아도 된다는 것이 반가웠고, 척추마취 없이 간단히 수술한다는 매력이 저의 마음을 사로잡았답니다. 물론 수술을 결정하기까지 작은 갈등은 있었지요.

[수술받던 날]

오후 3시 30분에 진찰을 받고 바로 수술할 수가 있었습니다.
다른 분들은 수술할 때 하나도 안 아프다고 하셨는데, 저는 조금 고통스러웠지요.(사실 제가 엄살이 좀 심한 편이죠.)
선생님께서 진료를 하시면서 상세한 설명과 격려를 해주셨어요.
시술 중에 하시는 선생님의 말씀이 절 아픔에서 조금씩 벗어나게 하더군요.

약 15분 정도 수술을 하고 한 시간 정도 휴식을 취한 후 간호사분의 한약과 양약에 대한 사용 설명을 듣고 귀가를 하였답니다.
수술 후 통증은 거의 없었지만 화장실에 다녀오면 약간의 불편함은 있더군요.

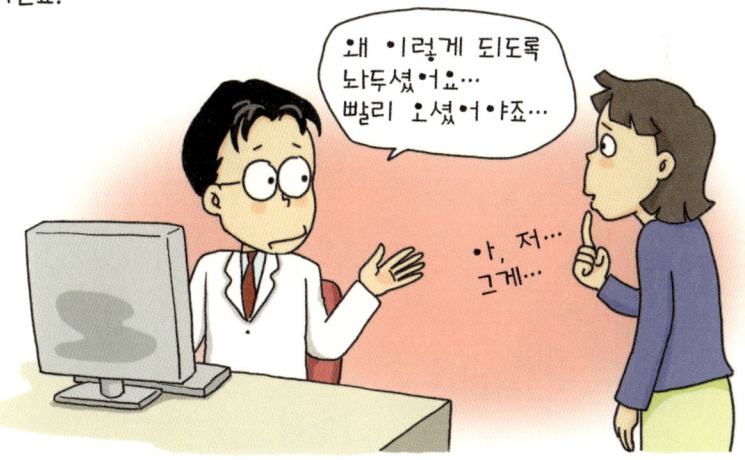

수술 일주일 후 재진을 받고 다시 한 번 찾아봤어야 하는데, 제가 사정이 있어서 찾아뵙지도 못하면서 변비를 소홀히 하여 치열도 생기고 다시 고통이 시작되었지요. 많이 걱정을 하면서 지내다가 2달쯤 되어 겨우 시간을 내어 병원을 찾았답니다.
물론 선생님께 야단을 맞았고(아주 찔끔), 조금이라도 이상이 있으면 언제든지 원장님께 상의를 해야 된다는 말씀도 들었죠.
그리고 중요한 것 하나! 시간이 없으신 분들, 선생님들께 상의하면 편리한 시간을 만들어 주시거든요.

여러분, 제가 병원에서 제일 감동받은 이야기를 쓰려고 글을 두서없이 많이도 썼네요.
재차 수술을 받던 날, 오전 중에 가니까 한가하여 병원이 조용하더군요. 수술은 간단히 끝났지만 입원실에서 6시간 정도 안정을 취하고 가라고 하셔서 입원실에 들어가 주사도 맞고 누워 있는데, 마침 점심때가 되었지요. 간호사 선생님께서 저한테 점심식사로 무엇을 먹을 건지 묻더군요. 순간 제 귀를 의심하면서(세상에 병원에서 시켜주는 점심이라…) 많이 놀랐답니다. 감사합니다. *^-^*

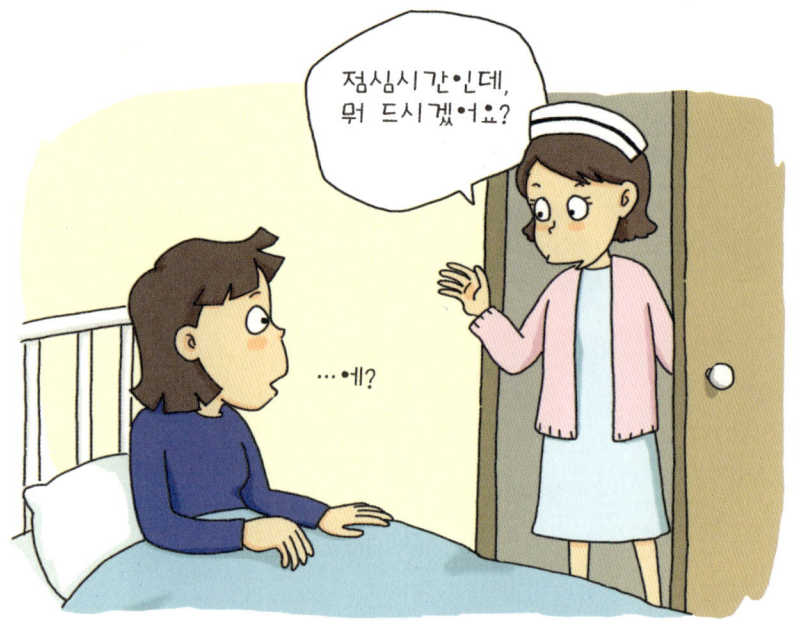

그리고 귀가하면서 병원비를 계산하려다가 더 많이 놀랐습니다. 수술비가 무료랍니다. 그렇게 열심히 친절하게 치료해 주셨으면서도 수술비가 공짜… 속된말로 감동 많이 먹었습니다.
정말 고맙고 감격해서 제가 당황스럽더군요. 병원 홈페이지에 공언하신 원장님의 말씀대로 병원을 찾는 모든 환자들을 끝까지 완치시켜 고통에서 벗어나게 하시려는 참의사의 정성을 볼 수 있었답니다.

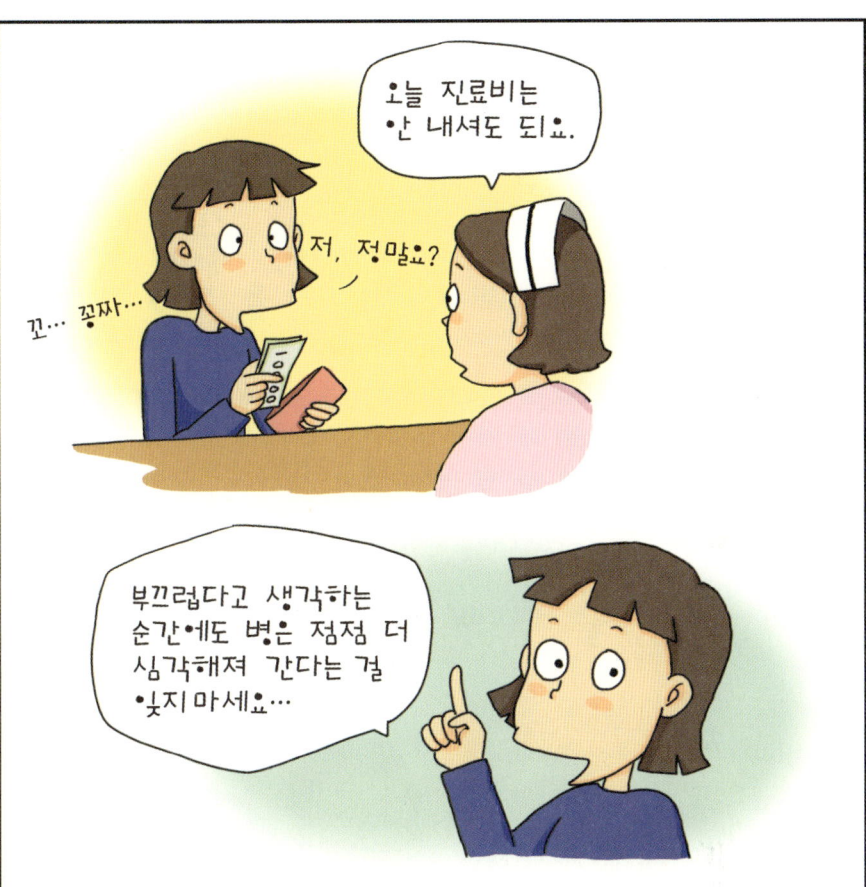

지금은 수술 넷째 날... 저 스스로도 수술을 받았는지 의심이 갑니다. 너무도 편안하고 날아갈 것 같습니다. 다시 한 번 두 분 원장님과 간호사 선생님들께 고마움을 전합니다.

혹시 병이라는 인식보다는 부끄러움을 먼저 생각하며 고통받는 환자분들... 저 같은 우를 범하여 힘들어 마시고 하루빨리 건강 찾으세요. 건강이란 참뜻은 몸과 마음이 모두 편안한 상태인 것 같습니다. 자신의 병은 스스로 판단하고 결정하여 빨리 치료하는 것이 최상의 선택이겠지요.

보호자분은 뭐 드시겠어요?

저는 항문 부분이 좀 불편해서 항문외과를 찾게 되었습니다.
의사 선생님이 보시고 치질 3기라며 수술을 하자고 해서 수술을
위한 각종 검사들을 하게 되었습니다.

그런데 수술에 대한 설명이나 환부에 대한 자세한 설명 없이
이리저리 가라는 말에, 잠시 머뭇거리다가 그냥 집으로 돌아왔습니다.
집에서 인터넷을 살피는 도중 이곳을 알게 되었고, 무엇보다 수술환자
경험담을 읽어보며 '참 괜찮은 곳인 것 같다'는 생각에 임신
7개월인 아내와 서울을 찾게 되었습니다.(지리를 모르는 관계로…)

병원에 도착해서 정원장님의 진찰을 받고 수술에 대한 자세한
설명을 해주시는데 솔직히 잘 못 알아듣겠더라고요.
아내와 이야기를 듣는데 원장님의 '왜 우리 병원에는 어려운 환자
들만 오냐' 라는 말씀에 잠시 웃고, 예쁘게 수술(?)을 해주신다는 말씀에
다시 한 번 웃게 되었답니다.

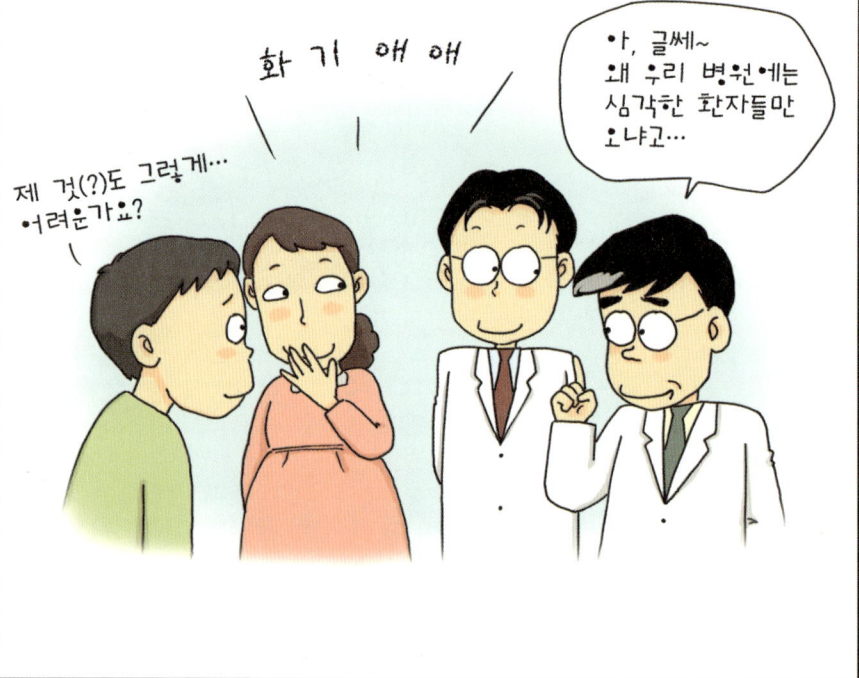

수술복 바지만 갈아입고 알레르기 반응검사와 피검사를 한 후 잠시 누워있다가 수술실로 향하게 되었습니다. 그런데 그날은 무척 사람이 많더군요. 배우러 오신 선생님 두 분이 더 계셨습니다.
좋은 수술법이 널리 전파되는 것은 좋지만, 환자 입장에서는 좀 창피하니 참고해주세요.(다행히 다음 날에는 안 계시더군요.)

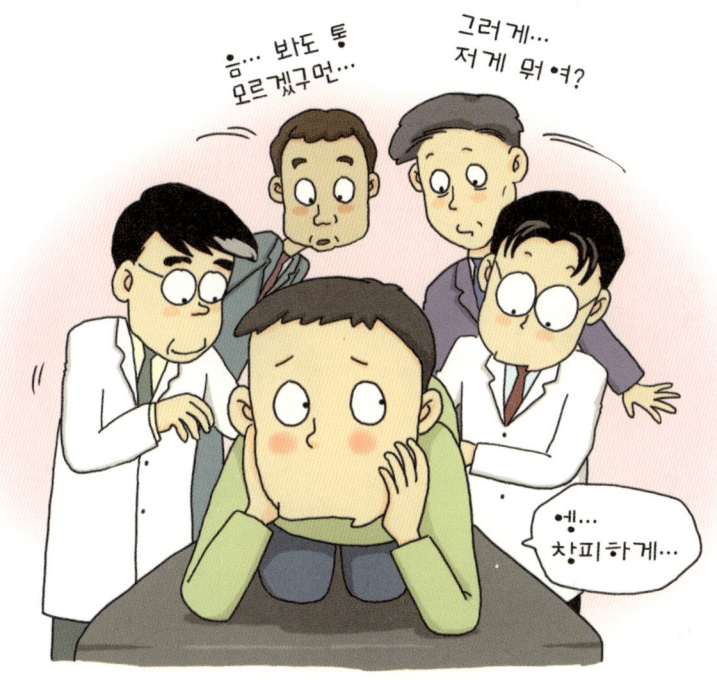

침대에 엎드려서 항문에 마취주사를 맞게 되었는데, 안장마취라고 하나요?(일반 항문외과에서는 척추마취를 합니다. 척추마취는 몸에 안 좋다고 하더는데…) 맞을 때 약간 뜨끔, 3대 정도 맞은 것 같습니다.

원래 15~20분이면 끝나는데 저는 좀 어려운 수술이라 30분 정도 걸린 것 같습니다. 수술 시간에 궁금한 게 있어서 원장님께 물으니 바로 답변을 해주시며 특유의 자신감과 유머로 재미있는 시간이었고 시간이 길게 느껴지지 않았습니다.

수술 후 회복실에 누워 휴식을 취하고 있는데 점심시간이 되어 병원에서 식사를 주시더라고요. 일반 병원이라면 환자만 주고 보호자는 안 주는데, 여기서는 몇 명이든 상관없이 다 챙겨주셔서 너무나 감사했답니다.

오후 6시 반까지 누워 있다가 항문에 마취주사를 맞고 집으로 향하게 되었습니다. 걷는 것이 그리 불편하지 않고 충분히 걸을 수 있다는 사실에 놀라웠고, 형님 집에서 하루를 보내게 되었습니다.

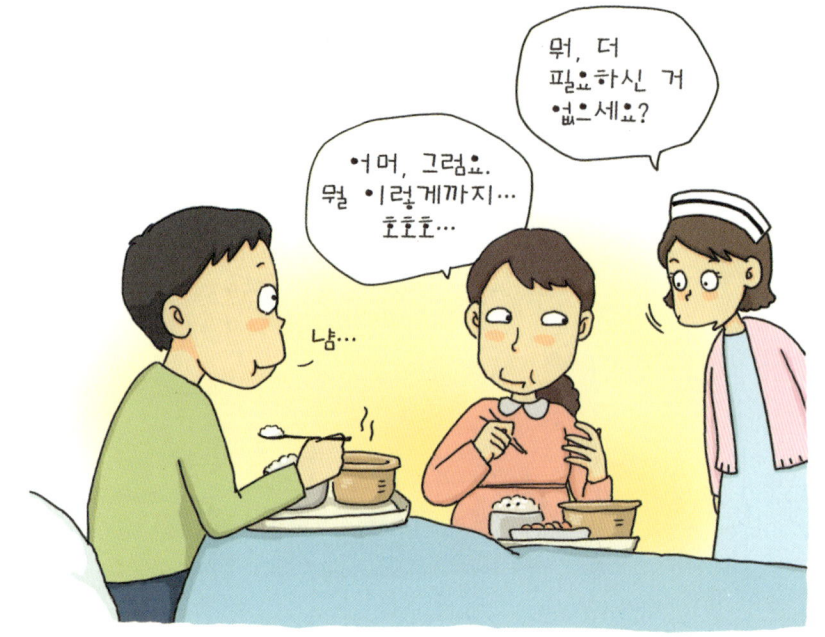

저녁을 맛있게 두 그릇 먹고 일찍 잠을 청했는데, 통증으로 잠을 잘 수 없었습니다. 수술 부위가 아프기보다는 무의식적으로 수술 부위에 힘이 들어가 아파서 잠을 깨고 하다보니 아침이 되더군요.
원래 간호사 선생님이 새벽에 아플거라 이야기 하셨지만, 생각만큼은 아프지 않아서 다행입니다.

아침 먹고 약과 한약을 먹은 후, 첫 거사를 치르기 위해 화장실로 들어갔는데, 너무 힘들어서 포기하고 시간 맞춰 병원을 다시 방문했습니다. 원장님이 보시고 관장을 해주신 후(한약으로) 10분 후에 화장실에서 첫 일을 본 후 집으로 내려오게 되었습니다.
지하철, 우등고속, 택시, 집… 총 5시간 정도 걸린 것 같은데 그다지 힘들지는 않았습니다.

지방에 내려와서 병원에서 주신 진통제를 자기 전과 아침, 변 보기 전, 오후에 한 알… 이렇게 하루에 4알을 먹으며 4일을 힘들지 않게 잘 보냈습니다.(물론 항생제와 한약도 먹었죠.)
선생님이 제일 힘든 수술이라 많이 아플 거라 하셨는데, 별로 아프지도 않았고요.

제일 힘든 건 변 보는 일인데, 따뜻한 물에 엉덩이를 담그고 변을 보면 쉽습니다. 통증이 완화되어서 힘들지 않게 성공하실 수 있을 거예요. 저도 이렇게 하니 힘들지 않게 성공할 수 있었습니다.

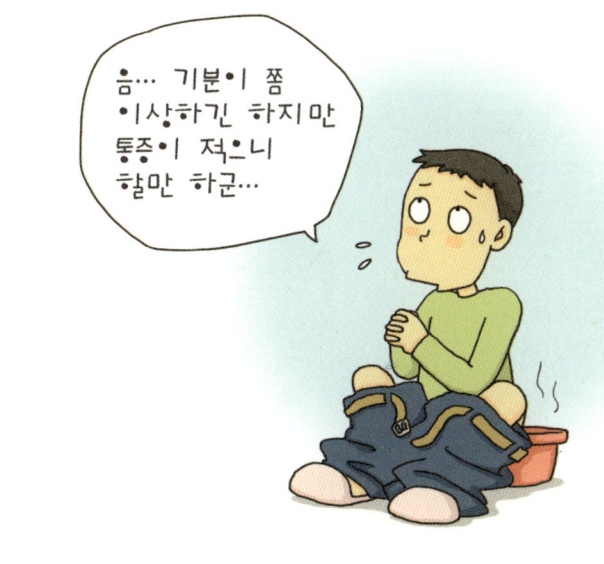

음… 기분이 쫌 이상하긴 하지만 통증이 적으니 할만 하군…

변을 본 후 꼭 잊지 말아야 할 것은 좌욕입니다. 원장님이 지어주신 좌욕 한약을 데워서 30분간 하는 거, 정말 중요합니다. 아마도 제일 좋은 시간이 좌욕 시간일 것입니다. 정말 좋거든요…
저는 하루에 5번씩 좌욕을 했습니다.
아침, 점심, 오후, 저녁, 잠자기 전… 이렇게 하니 좋더라고요.

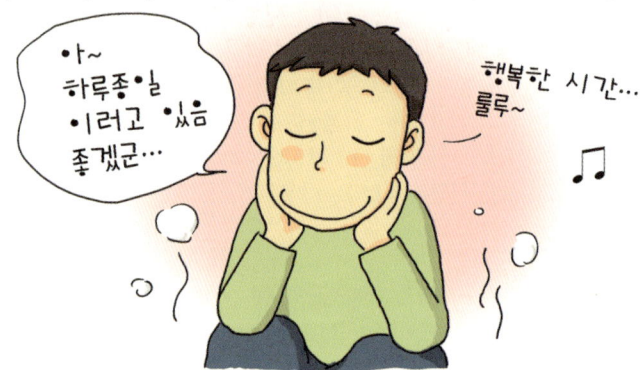

변비 있으신 분들도 원장님이 지어주신 한약 잘 드시면 걱정 없을 듯합니다. 한약이 정말 좋아서, 먹고 안 먹고의 차이는 변을 볼 때 느끼실 수 있을 겁니다. 전 아내가 양배추를 삶아주어서 거의 양배추와 김치, 국 등으로 식사를 하는데 변 볼 때 편합니다.
혹시 변이 자주 나오려고 하면 한약을 하루 정도 드시지 말아보세요. 그리고 진정이 되면 다시 드시면 됩니다.

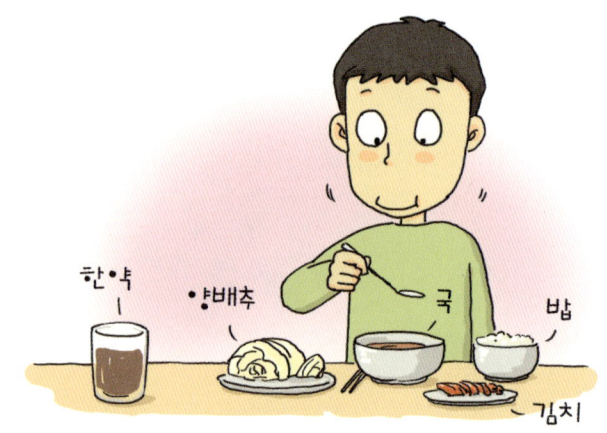

그리고 제가 첫날 무의식적으로 항문에 힘이 들어가면 아프다고 했는데, 좋은 방법이 있어요. 누워 계실 때 항문에 힘을 주는 겁니다. 괄약근 운동이라고 하나요? 조금씩 힘을 주시면서 운동해 주시면 통증이 없어지고 대변도 자유롭게 보실 수 있을 것 같습니다.
아! 대변 보시기 전에 바세린 바르는 거 잊지 마시고요. 마취솜을 주는데, 저는 한 번도 사용 안 했습니다. 진통제를 먹어서 그런지 바세린 바르고 따뜻한 물에 일을 보니 수월하고 편하더라고요.

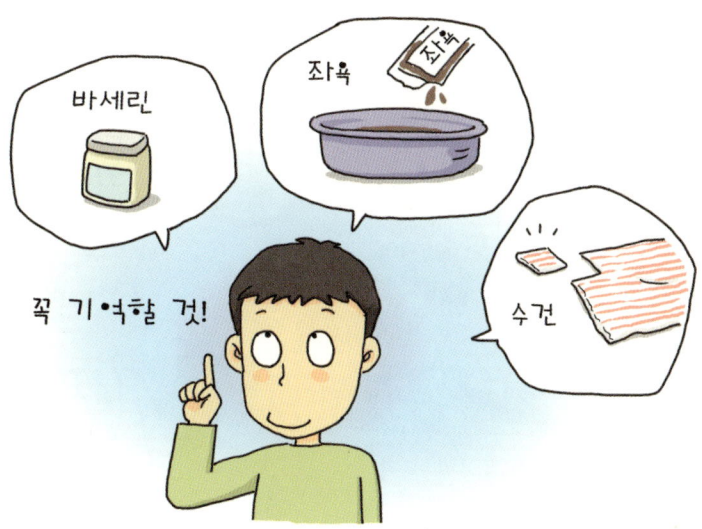

이제 수술한 지 일주일하고 하루가 지났습니다.
수술로 고민하시는 분들이 얼른 수술하셔서 불편함과 통증을 없애시길 바랍니다. 며칠만 고생하시면 되니, 너무 걱정하지 마세요.
잊지 말고 기억해야 할 것은, 병원에서 주는 진통제는 좋은 거랍니다. 하루에 3번 정도 규칙적으로 드시면 편하게 보내실 수 있고, 한약은 아침저녁으로 잊지 말고 드세요. 변은 그냥 보시려면 힘드니까 따뜻한 물에 보신 후 바로 한약으로 좌욕하시면 정말 좋습니다.
그리고 수술 부위에 수건을 잘라서 대는 거 잊지 마시고요. 빨리 완치될 수 있습니다.
저의 경험담이 도움이 되길 바라며… 모두들 완쾌하시길 바랍니다.

수술 후, 생활 속의 주의사항

저는 근무 중 가끔 인터넷 신문을 보며 그날의 주요 사건을 접합니다.
어느날 동아일보를 보다가 "치질 수술! 입원 않고 안 아프게"라는
내용을 보고 클릭했더니 신종석 한의원의 홈페이지가 나오더군요.

수술환자 경험담이 마음에 들었고, 평소 치질 수술을 하면 며칠씩
입원해야 되는 것으로 알았는데 입원을 하지 않는다고 돼있더군요.
전화로 제 증상에 대한 문의도 하고 수술 후 근무가 가능한지도 알아본
후에 어제 저녁 7시로 예약을 했습니다.
직장에서 퇴근시간이 되자마자 출발을 했지만, 지하철 연결이
오래 걸려서 7시 15분경에 도착했습니다.

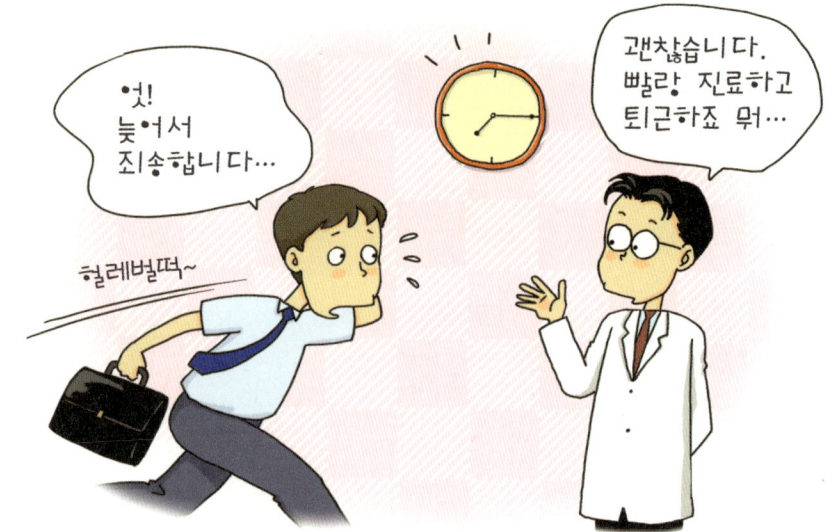

신원장님의 검진 결과 확실한 치질!
수술 일정 잡기가 어려웠는데, 그 시간에도 수술이 가능하다는 얘기를
들었습니다. 저는 10~20분이면 수술이 끝나고 지하철로도 집에 갈 수
있다는 말씀에 바로 수술을 했습니다.
정말 시간이 10여 분밖에 소요되지 않았습니다.
그러나 병원 퇴근시간은 8시…
몇 분 쉬지도 못하고 지하철을 타고 1시간 거리의 집으로 왔습니다.
그리고 오늘은 출근해서 정상적으로 업무 수행 중입니다.

참고사항으로, 수술시 아픈 때는 두 번이 있습니다.

1. 주사 놓을 때. 하지만 환상적인 주사솜씨라 약간 따끔거릴 뿐...
2. 반창고 뗄 때. 저는 다리에 털이 많아서 혼났습니다.
   너무 아팠습니다...

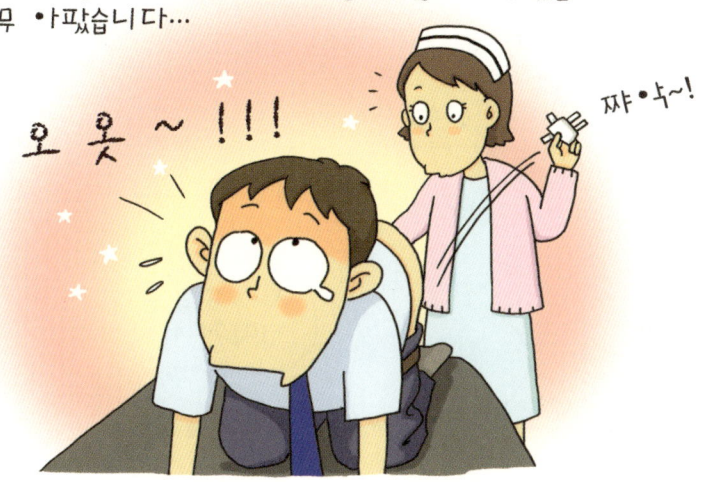

수술은 정말 거의 무통으로 진행되었지만, 집에 와서는 마취가 풀리면서 아팠던 것은 사실입니다. 그러나 진통제를 안 먹고도 참을 수 있을 정도였고, 오늘 아침에는 첫 배변을 위해 진통제를 먹었습니다. 그리고 근무 중에 의자에 앉는 것도 평상시와 달라지더군요.
하루 정도 쉴 수 있도록 수술 일정을 잡았으면 얼마나 좋았을까를 생각하며 이 글을 쓰고 있습니다.

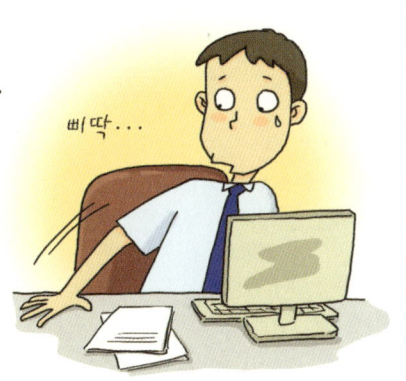

수술 과정의 생생한 기억이 있어서 본 글을 작성했고요, 수술이 필요한 분은 저녁 7시 30분에 와도 무통수술이 가능함을 알려드립니다.

수술한 지 일주일이 지났습니다. 수술 다음 날인 화요일부터 직장 생활이 시작되었으며, 일주일을 무리 없이 정상근무 하였습니다.

화요일은 대부분 서서, 때로는 무릎 꿇고 앉아서 근무했습니다.
앉아서도 근무를 했는데, 앉을 때와 일어설 때 약간의 통증이 있고 앉아있을 때 뭔가 똥침을 당한 듯한 약간의 얼얼함이 있어서 그런 식으로 근무했습니다.
하지만 수요일부터는 천성적인 게으른 성격이 발동되어 그냥 앉아서 근무를 했습니다. 미약한 얼얼함은 있었지만 견딜 만했고요...
그리고 목요일부터는 종일 앉아서 근무하는데 별 지장이 없었습니다.

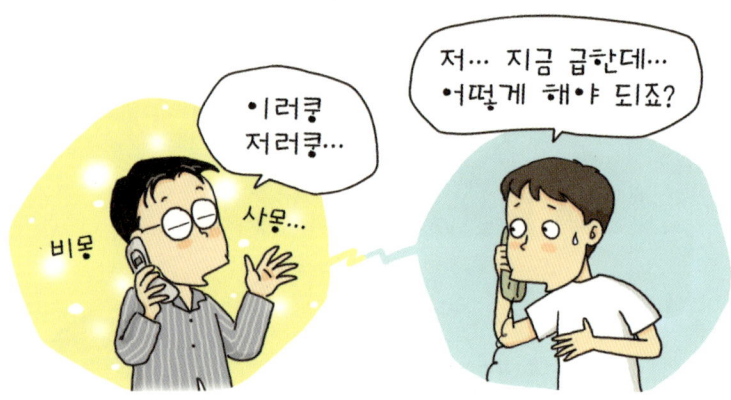

여기서 한 가지, 신원장님께 말씀드리고 싶은 것이 있습니다.
언제든 문제가 있으면 전화하라고 핸드폰 번호를 알려주셔서, 화요일 아침 첫 배변시 전화를 했습니다. 새벽 6시를 조금 넘긴 시간, 저는 심지가 있는지, 있다면 어떻게 빼야 되는지를 몰라서 급한 마음에 전화를 드렸는데, 욕조(저는 세수대야)에 따뜻한 물을 받아놓고 앉으면 같이 나온다는 말씀과 여러 가지 자상하신 설명에 정말 쉽게 첫 배변을 마쳤습니다.
가족들이 깰까봐 조심조심 말씀하시면서도 세세한 내용까지 말씀해 주셔서 정말 고마웠습니다. 혹시 이 글을 보신다면, 그 시간에 전화드린 점을 사과드립니다.

단지, 한 여름에 업무 때문에 무리를 했는지, 약간의 열이 나서 금요일에 검사를 받았습니다. 고온 탓인 것 같고, 염증이 생기면 열이 날 수 있는데 염증은 없다는 말씀과 수술이 잘 되었다는 말씀을 듣고, 일주일치의 한약을 무료로 또 받아서 왔습니다.

게시판의 경험담 중에 "가장 아팠던 기억은 수술 일주일 후에 묶인 실 자르러 갔을 때 눈물이 쏙 날 정도로 아팠습니다."라는 글이 있어서 검사시 조금 떨었는데, 다행히 요즘에는 녹는 실을 사용해서 그러한 아픔을 공유할 기회는 없었습니다.

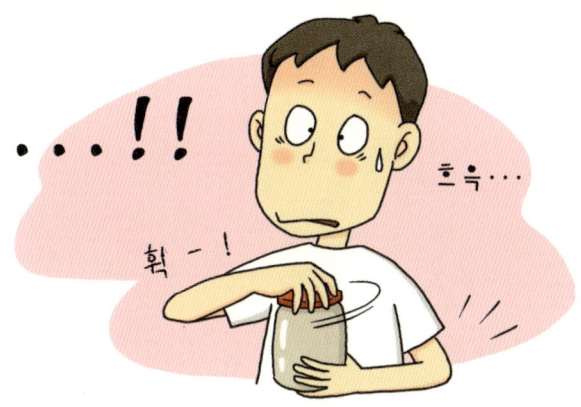

오늘은 만 일주일이 되가는 월요일, 수술받기를 정말 잘 했다는 생각이 들고요, 다만 수술 초기 며칠 동안에는 다음과 같은 경우를 조심해야 한다고 말씀드리고 싶습니다.

1. 목욕탕에서 한 발이 미끄러지는 경우
2. 에스컬레이터 타고 내릴 때, 특히 내려가는 에스컬레이터에서 내릴 때
3. 돌려서 따는 병뚜껑을 젖 먹던 힘까지 내면서 딸 때
4. 운전하다가 급브레이크 밟을 때
5. 놀이공원에서 범퍼카 탈 때

1~4는 아픔을 경험해 봤고요, 5는 토요일날 가족들이 에버랜드에 가자는 걸 저만 간신히(?) 빠져서 모면했습니다.

5년만에 용기를 내다!

5년 전쯤 어느날, 화장실을 갔다 나오는데 뭔가 영 찝찝하더라고요. 그날부터였습니다. 변을 보면 무언가가 들어가지 않고 손으로 밀어 넣어야 들어가더군요. 그때 바로 병원에 갔어야 했는데 무서워서 5년 동안 미뤘더니 그때보다 더 커졌습니다.
언젠가는 꼭 수술을 해야 하고 갑자기 악화될 수도 있겠다는 부담감 때문에 저 혼자 인터넷을 뒤져서 신종석 한의원을 알게 되었습니다.

아예 진찰을 받기 전부터 수술을 하겠다는 결심을 하고 찾아갔기에 오전 첫 타임으로 진료받고 바로 수술하였습니다.
선생님께서 "엄청 크네~ 5년도 더 되었겠네" 하시면서 떼어낸 것을 보여주시는데... 공포영화 같았습니다.

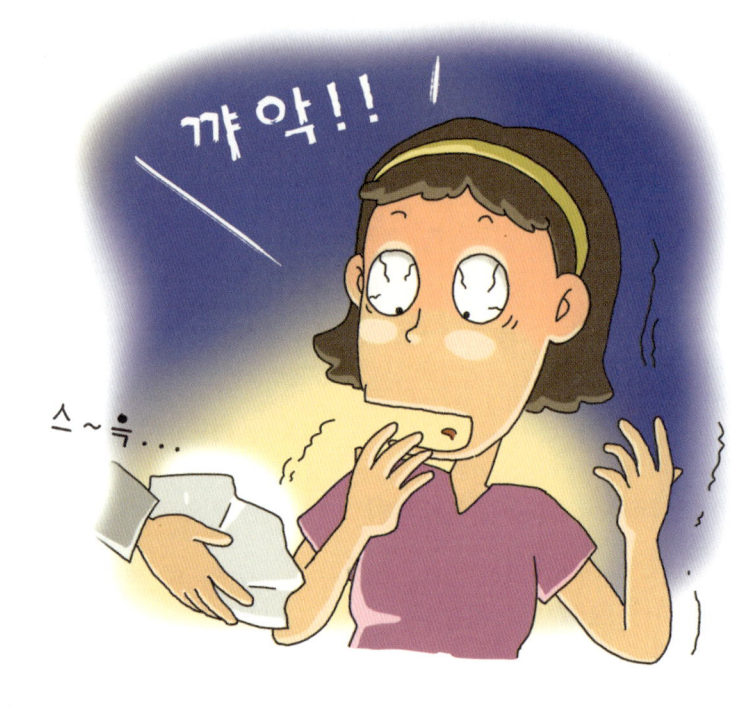

수술시에 통증은 거의 없었고, 무언가가 왔다갔다하는 느낌뿐이었습니다. 그리고 포도당 한 봉지 맞고 6시간 후에 퇴원했습니다.
진통제와 주사기, 그리고 한약을 잔뜩 주시길래 마취가 풀리면 엄청 아프려나보다 하고 겁을 먹고 얼른 택시 타고 집으로 가서 누웠습니다.

그러다 그냥 잠이 들었는데, 새벽에 경미한 통증 때문에 한 번 깼습니다. 그런데 웬걸… 진통제를 먹을 만큼의 통증은 아니었습니다.

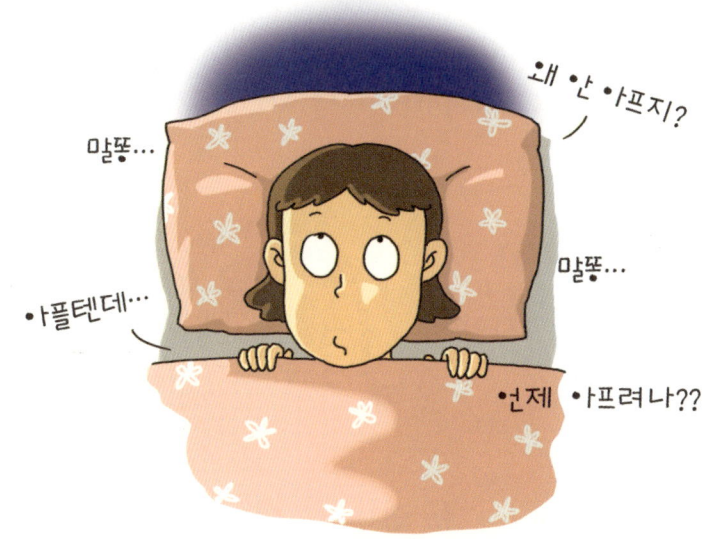

그리고 낮에 변을 보지 못한 탓인지, 그 새벽에 변의가 느껴졌습니다.
수술 후 첫 대변이 그렇게 고통스럽다던데… 저는 항문에 힘을 주는데 긴장해서 부르르 떨리기까지 하더라고요.
찢어지는 고통이 있을까봐 너무 무서워서 힘도 제대로 주지 않았죠.
근데 그런대로 만족할만한 크기의 변이 '툭' 하고 떨어지는 것이 아니겠습니까?
게다가 통증은 변이 나올 때 잠깐뿐이고, 한 5분 정도 있으니까 이내 그냥 묵직하고 불편한 정도로 가라앉더군요.
그래서 새벽에 깼다가 만족스런 변을 보고 다시 한 번도 깨지 않고 잘 잤습니다.

그리고 한 일주일 정도는 버스를 타면 앉아있기가 불편한 정도?
변을 볼 때 힘을 주고 변이 항문을 통해 나올 때 잠깐 아픈 정도…
그 정도의 통증이 전부였습니다.
게다가 진물은 항상 나오긴 했지만, 냄새도 심하지 않았고 양도
아주 소량뿐이었습니다.
그래서 전 수건을 자른 거즈 대신 생리 양이 많지 않을 때 쓰는
팬티라이너라는 것을 사용했습니다. 팬티라이너도 촉감이 아주
부드럽고 얇아서 항문에 전혀 자극을 주지 않았거든요.

변도 굳이 양배추와 감자를 먹지 않더라도 주신 한약만으로도
충분히 부드럽게 나왔으며, 혹시나 해서 주신 진통제도 전혀 필요하지
않았습니다.

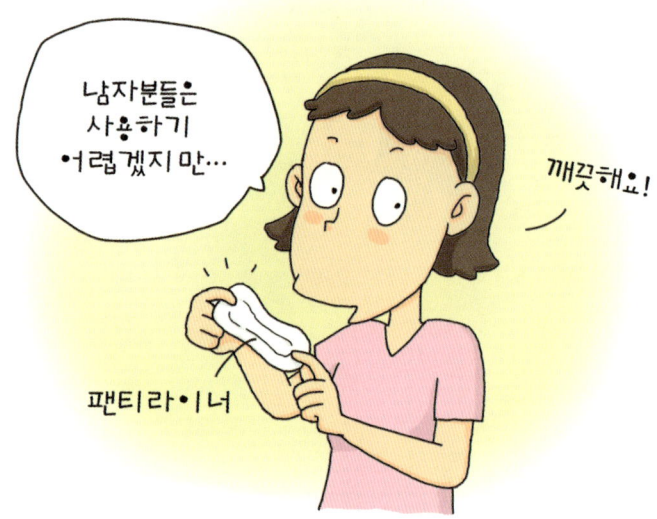

가장 아팠던 기억은, 수술 후 일주일 후에 묶인 실 자르러 갔을 때
였습니다. 정말 눈물이 쏙 날 정도로 아팠습니다.

선생님께서 아마도 떼어낸 것의 크기는 컸지만 치질이 많지
않아서 그동안 통증이 없었던 것 같다고 하셨습니다.

지금은 그렇게 5년을 어떻게 살았나 싶습니다.
수술비요? 전혀 아깝지 않습니다.
사실 수술받기 전에는 인터넷만 보고 가도 되나 싶었는데,
회사도 단 하루도 결근 없이 남편 외에는 아무도 모르게 아주 깨끗하게 해결하였습니다.
그리고 제 증상도 이야기하고 선생님 말씀도 듣고 차분한 시간이 있었으면 하는데, 선생님은 항문만을 위주로 보시고 아주 시원하고 간단하게 이야기 해주십니다.
그런 분위기 탓에 선생님께 꼭 물어보고 싶은 말이 있었는데도 엉겁결에 '안녕히 계세요.' 하면서 나오게 됩니다.
하지만 간호사 언니들은 엄청 상냥하고 친절합니다.

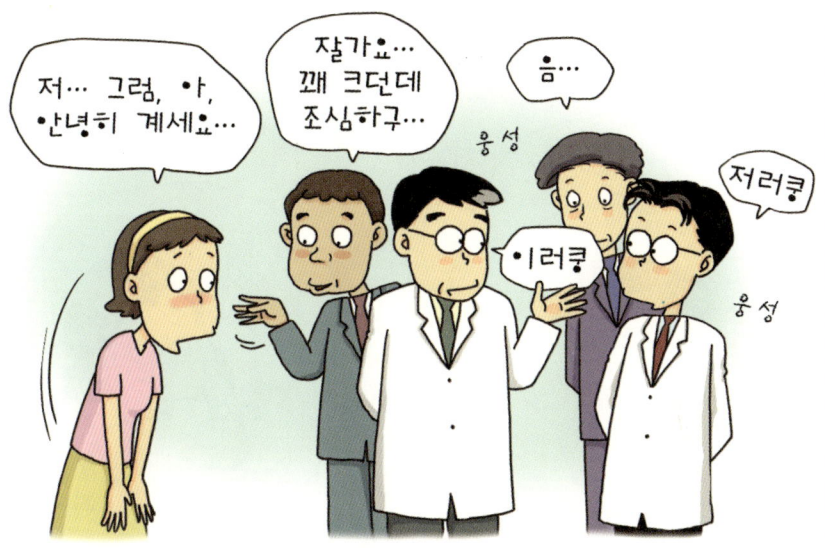

저도 이곳을 몰랐으면 수술을 미루고 미루다 결국 회사에 휴가를 내고 항문외과에 갔을 것입니다. 회사에 알려지는 것도 싫고 일주일 휴가 내고도 완전히 아물지 않아 고생할 생각에 5년이나 끙끙 앓았습니다.

혹시 수술을 망설이시는 분들… 특히 여자 분들…
용기를 내어 방문해 보세요. 삶이 달라집니다.

제7장 경험담 235

두 번째 수술…

선생님… 어제 두 번째 수술을 한 유군입니다.

아침 6시 10분, 평상시 회사에 가기 위한 알람이 울렸습니다.
앗! 오늘은 하루 쉬기로 했는데…
알람을 생각 못했습니다. 알람만 아니었으면 더 푹 잘 수 있었는데 아쉽습니다.
으… 통증이 옵니다. 어젯밤 수술을 한 후에 잠들기 전까지는 통증이 없었습니다.
오히려 여기저기서 "수술 많이 힘들었지~" 하는 걱정의 전화가 와서 조금 겸연쩍었습니다.
어제 수술 후에 엉덩이 주사를 잘못 맞아서 그런지, 조금 파랗게 멍이 들었더군요. 으… 제가 힘을 주어서 그런 건지…
밤에 열심히 문질렀습니다.

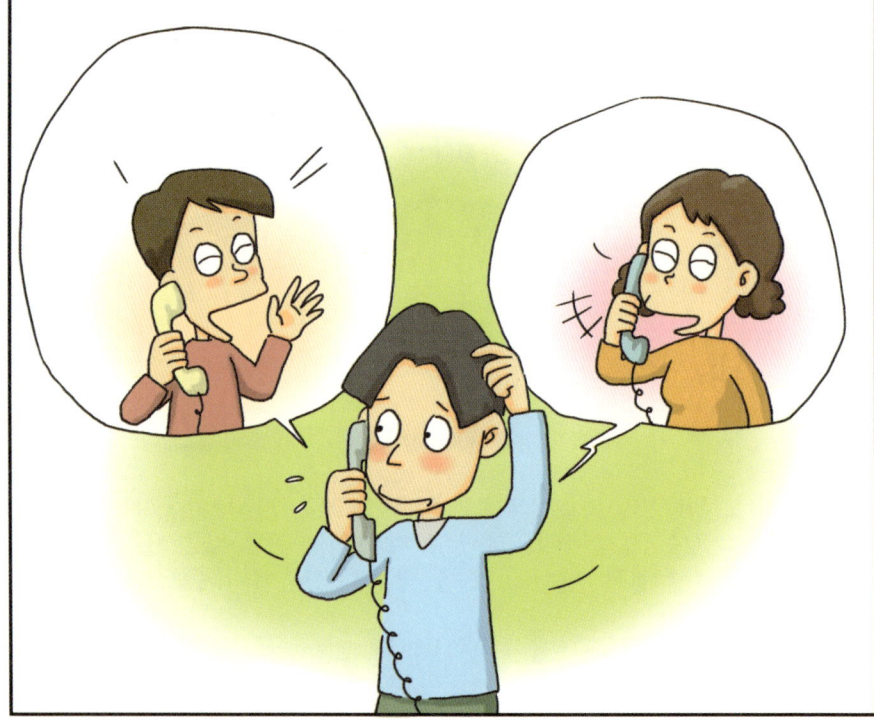

아침에 일어나니 예전의 그 항문이 싸하는... 그 느낌을 느낄 수 있었지만, 걸어다니거나 앉아있는 게 전혀 불편하지 않습니다.

오늘 아침, 어제 수술한 후에 대주신 거즈를 떼고 샤큼한 기분으로 좌욕을 하고… '아침엔 무얼 먹을까' 하는 고민 아닌 고민을 하고 있습니다.
미역국 열심히 먹으라는 선생님의 말씀이 떠올라서, 미역국을 맛있게 끓이는 방법을 찾아 보아야 할 것 같습니다.
예전에 약간 수상했던 부분을 근 두 달 만에 고치게 되어 얼마나 기쁜지… 더구나 두 분 선생님께서 정성들여서, 그것도 무료로 수술을 해주시고 약도 주셔서 얼마나 고마운지 모른답니다.
다시금 감사합니다.

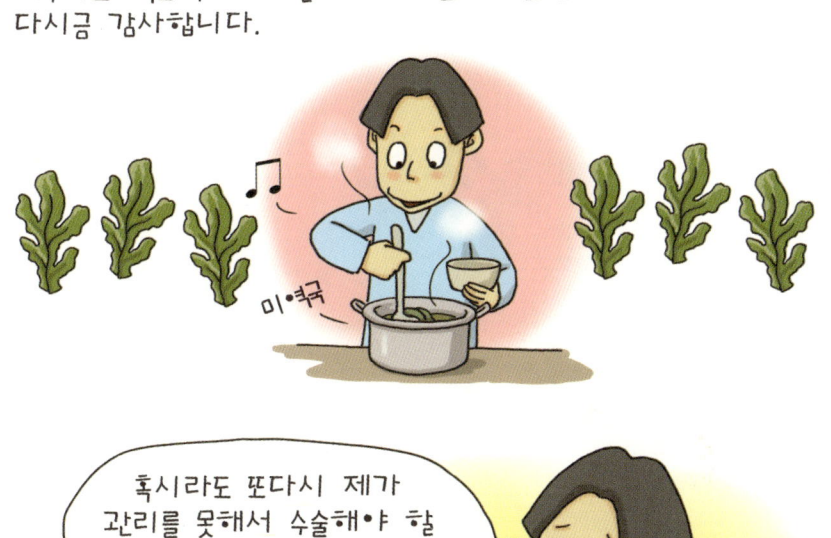

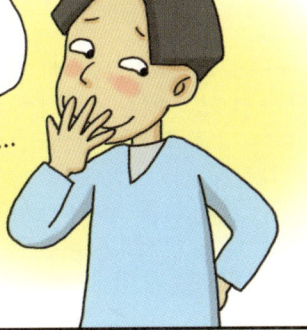

혹시라도 또다시 제가 관리를 못해서 수술해야 할 때에는 수술비를 꼭 내도록 하겠습니다.

헤헤…

저는 이제까지 홈페이지 Q&A의 답변 글들을 진료를 마친 밤이나 혹은 아침에 달아주시는 줄 알았습니다만, 어제 제가 찾아뵈었을 때 계속해서 Q&A를 보시고 답해주시고 계셔서 솔직히 놀랐습니다.
그 많은 사람들을 치료하고 진료하시면서 틈틈히 답변 달아주시고...

어젯밤에 선생님이 쓰신 책을 처음부터 끝까지 다 보니 새벽 1시 쯤이 되었습니다.
어제 제가 수술받은 것은 혈전성 외치가 맞는지요??

책을 본 후에 느낀 점은, 처음 발생했을 때 열심히 마사지를 했으면 어쩌면 고통을 덜할 수 있었을텐데... 라는 생각과, 나중에라도 다시금 이런 치질이 생기면 열심히 문지르고 마사지를 해야겠다는 생각이었습니다.

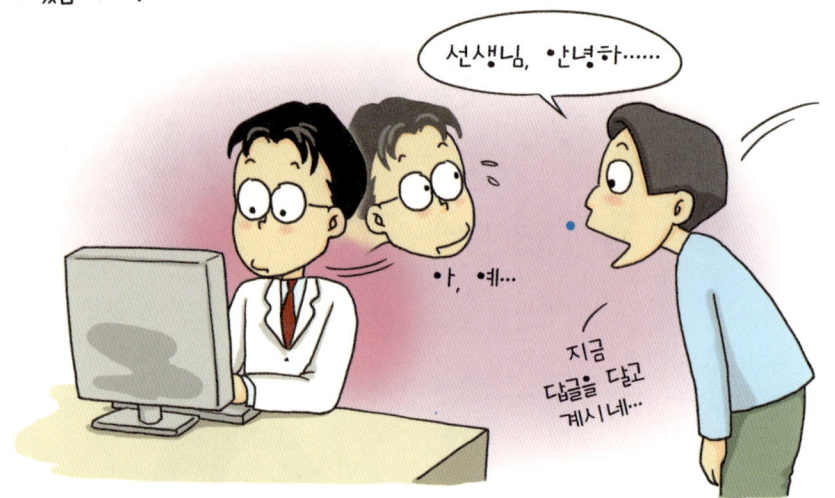

거울로 어제 치료 부위를 보니 수술 전에 탱탱 부어있던 부위가 사라져 있네요. 처음 수술시엔 덩어리들이 실에 묶여서 덩굴덩굴 있었는데, 지금 혈전 덩어리는 제거되고 뿌리 쪽은 실로 매어있는 상태인가요?
아니면... 혈전치를 제거하시고 이쁘게 봉합해 주신 건지요?
어제 실로 꾹꾹 묶어주시는 느낌을 분명히 받았는데, 손으로 만져보니 실을 잘 못찾겠습니다. 아마 깊숙히 숨어있는 게 아닌지...

어제 병원에서 대기 중에 제 앞자리에서 어머니를 모시고 온 어떤
아가씨는 눈물을 흘리면서 수술을 해야하나 말아야하나... 왜 내가
이런 병에 걸렸는가... 하며 몹시 걱정을 하고 있더군요.
처음 수술하러 왔을 때 생각도 나고... "전 오늘 두 번째 수술인데요,
너무 걱정하지 마세요." 라고 말해주기도 그렇고...
결정은 본인이 하는 것이기에 차마 말을 건넬 수가 없었습니다.

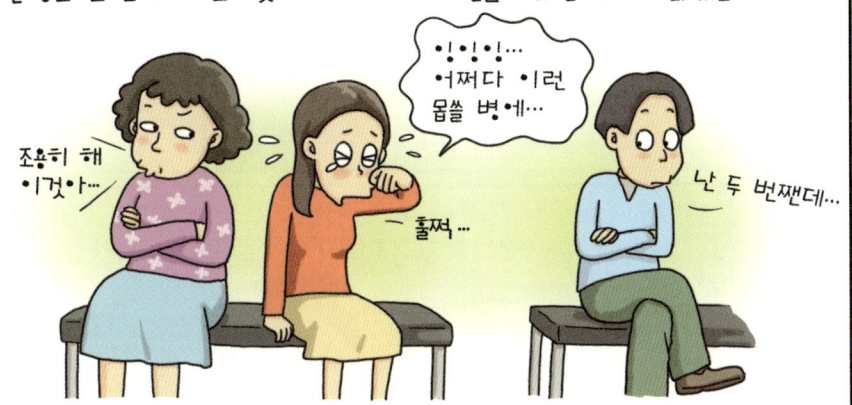

아... 다음 달부터는 여기저기 뛰어다니면서 열심히 살아야 하는데...
20년 치질의 종지부를 찍는 의미에서, 한 주정도 푹 쉬며 열심히
먹고 좌욕하면서 보내야겠습니다.

오늘은 아침 먹고 누워서 댕글댕글
보내기 보다는 집 근처 운동장이라도
열심히 걸어야겠습니다.
약보다는 음식과 운동으로
변비를 잡으라는
선생님 말씀대로
좀 아파도 움직이는 게
좋을 것 같습니다.
다시금 두 분 선생님께
감사드립니다.
오늘도 좋은 하루 되세요.

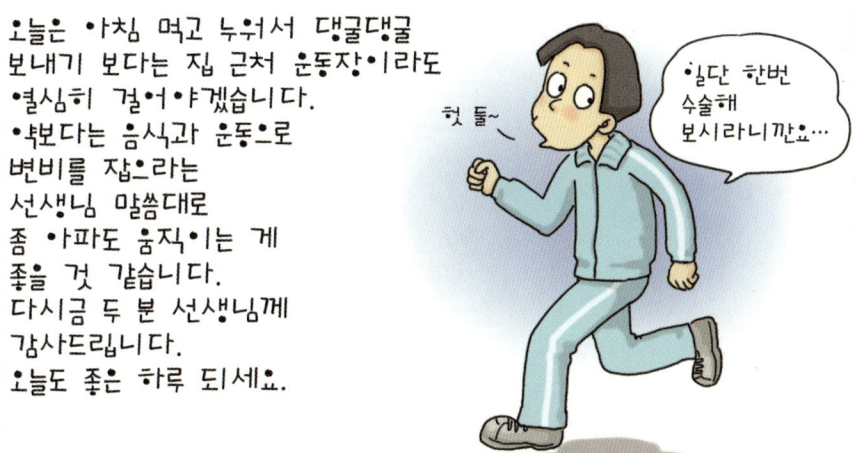

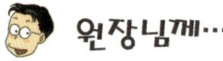 원장님께…

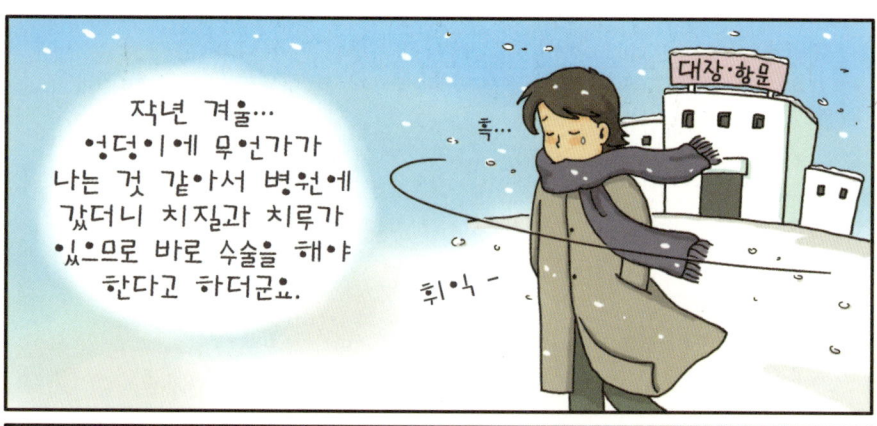

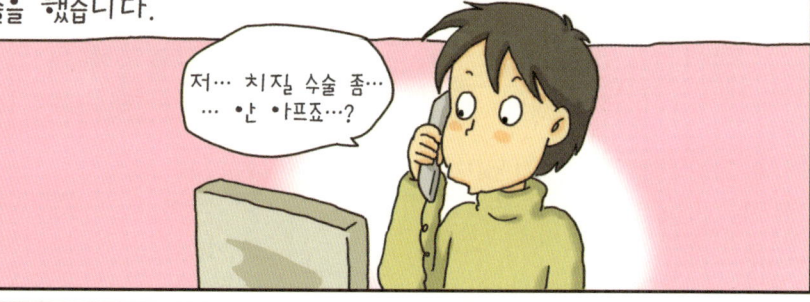

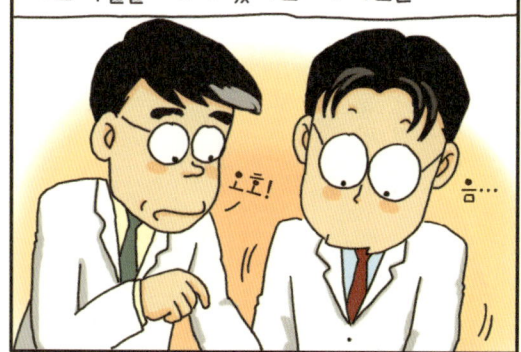

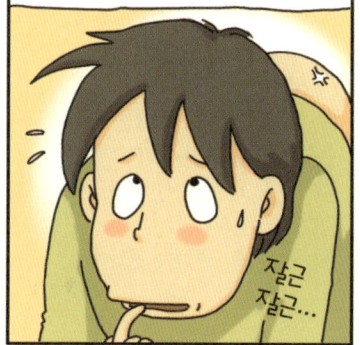

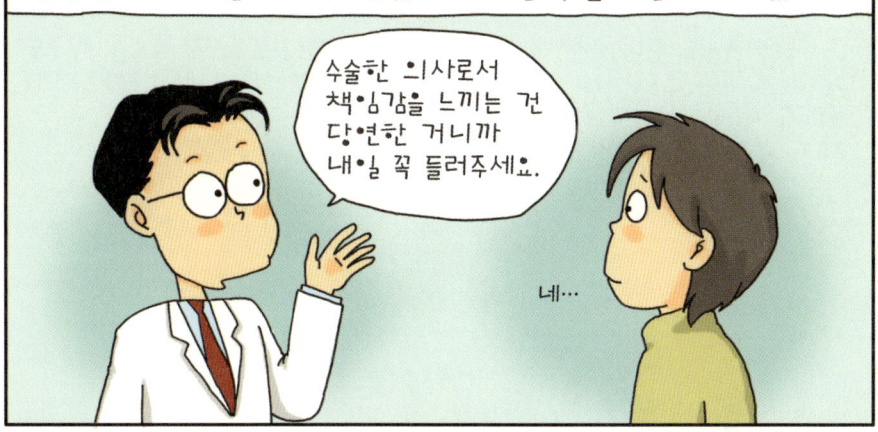

하지만 수술은 아주 잘 되었다고 하셔서 바로 돌아가려고 하는데, 원장님께서 치질이 너무 심했으니 내일 꼭 들러달라고 하셨죠…

수술한 의사로서 책임감을 느끼는 건 당연한 거니까 내일 꼭 들러주세요.

네…

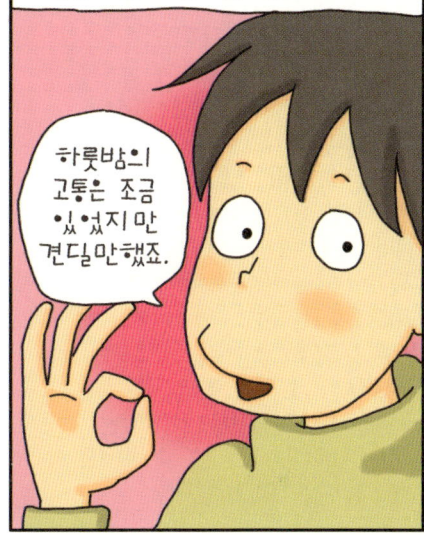

병원에 있는 동안 너무 신경을 써주셔서 고맙습니다.
6주 동안 약 먹고, 치료하고, 아직까지도 술은 입에도 안 대니 지금은 완치된 것 같아요.

하룻밤의 고통은 조금 있었지만 견딜만했죠.

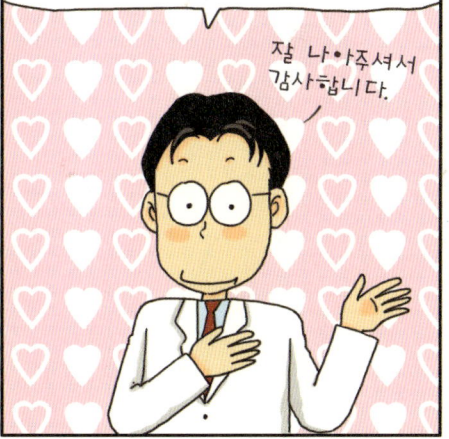

치료 후 좋아하시는 환자분들의 모습을 보면 뿌듯하고 보람을 느낍니다. 항문이란 부위가 민감하고 빨리 낫지 않는 분들도 많아서 원망도 많이 듣고 피곤하기도 하지만, 고맙다는 말 한마디만 들으면 모든 피곤이 사라진답니다.

잘 나아주셔서 감사합니다.

제7장 경험담 241

최초의 경험담

이 글은 핸드폰이 나오기 전 삐삐를 가지고 다닐 때 제게 수술을 받으셨던 환자분께서 출간하신 수필집에 실린 내용입니다.

그 당시 통증도 많고 냄새도 심하게 나는 결찰법으로만 수술을 받고도 완치 후 자신의 책에 저를 칭찬하는 글을 담아주셔서, 의사로서의 보람을 많이 느끼게 해주신 분입니다.
제가 들을 수 있었던 최초의 경험담이죠…

인술(仁術)과 인술(人術)

바람결에 누런 은행 잎이 뚝뚝 떨어진다. 은행에서 풍겨 나오는 시궁창 냄새가 오가는 행인들의 코를 자극한다. 요즈음 항문에 종기가 생겨서 마음이 편치가 못하다. 내일이면 의사에게 엉덩이를 보여야 하는 이 마음은 몹시 괴롭기만 하다.
10여 년 전부터 화장실에서 볼일을 보고 나면 출혈이 가끔씩 보이더니, 지금은 은행 알만한 혹 하나가 매달려 있다. 책상에 오래 앉거나 조금만 피로가 쌓이면 뒤가 무지근 하면서 이내 짜증으로 이어진다.
며칠 전 아시는 분으로부터 치질을 묶어서 떼어 내는 한의사가 있다는 소식을 듣고 전화 예약을 했으나 역 밤잠이 오지를 않았다.
"부인과에 정기검진을 받으러 가는 것도 부끄러운데…" 하며, 괴로움 속에서도 예약 날은 다가왔다.

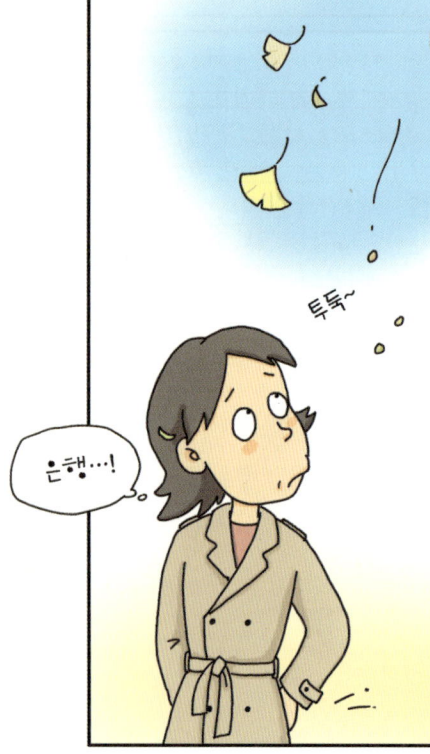

3호선 지하철을 타고 신사역에 내려서, 병원까지 오르는 3층 계단은 한걸음 한걸음 무겁기만 했다. 조금 두려운 마음으로 병원에 들어서자 간호사 아가씨가 박속같은 웃음으로 맞이한다.
나는 소파에 앉아 차례를 기다리고 있자니, 30대 중반의 남자 한 분이 엉덩이를 왕십리만큼 빼고는 치료실에서 어그적 어그적 걸어 나온다. 부인인 듯한 보호자가 간호사에게 치료비를 지불한다. 간호사는 환자에게 주의사항들을 알려 준다. 술은 앞으로 4개월 동안은 절대 금지하라는 것이다. 그러나 환자는 아쉬운 듯 다시 묻는다.
"술은 먹으면 정말 안 되나요?"
꽤나 술을 좋아하는 애주가인 듯싶다. 강원도에서 왔다는 그 환자는 일주일 후에 치료를 받으러 오라는 소리를 듣고, 부인은 "술은 절대로 마시면 안 되죠" 하며 남편에게 명심하라는 듯 되뇌이며 병원 밖으로 나서는 뒷 모습을 보고 있노라니, 내 진료의 차례가 왔다.

젊은 의사 선생님의 얼굴을 바라보는 순간, 부끄러운 마음에 얼굴이 화끈 달아올랐다. 하는 수 없이 진료실로 들어서니, 하얀 삼각팬티가 나를 기다렸다. 간호사 아가씨는 넓넓한 싸방울 팬티로 갈아입고 진료대 위에 무릎을 세워 엎드리라고 한다.
난 "아이구! 젊은 선생님께 죄송해요." 라는 소리가 무의식 속에서 입 밖으로 나온다. 선생님은 삼각팬티 사이로 손을 넣어 환부를 만져 보시더니,
"지금 환부를 묶으니 움직이지 마세요." 하신다. "선생님, 지금요? 그럼 아프지 않게 마취주사나 놓고 해주세요."
하니, "예, 간단히 끝납니다."

"이걸로 갈아입으세요…"

화끈
화끈

에구구…

그때 나는 마음의 준비를 단단히 하고 수술대 위에
엎드려 있었다. 주사기로 환부를 찌른다.
따끔하고 오싹하는 자극이 전신을 부르르 떨게 했다.
한 5분이나 지났을까? 다 끝났으니 일어나라고 한다.
일어 서려는데 괜히 긴장을 한 탓인가, 오금이 저려
올랐다. 간호사는 주의사항이 적혀 있는 설명서와
명함 한 장을 건네 준다. 명함에는 원장님의 호출번호가
적혀 있다. 통증이 심하면 언제든지 호출하라는 것이다.
결찰을 한 후에도 통증은 별로 심하지 않았다.
그러나 치질 썩은 냄새가 별로 향기롭지 못했다.
치료받으러 가는 날에는 "아끼던 쁘와종(Poison)
향수라도 엉덩이에 흠뻑 바르고 가야겠구나." 하며,
혼잣말로 중얼거렸다.

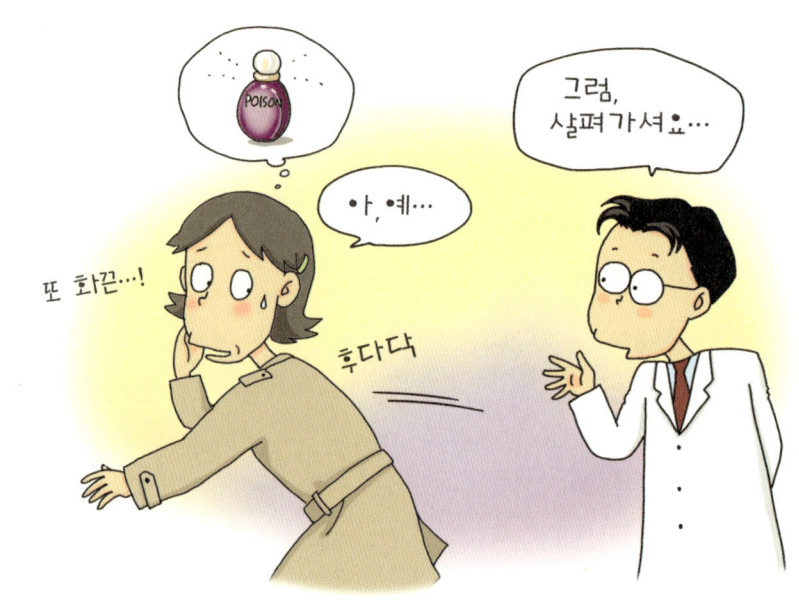

내일은 결찰을 한 후 일주일 째 되는 날이라,
치료를 받으러 가야만 한다.
그런데 예약한 시간보다 1시간 늦게 가야겠기에,
오후 시간으로 늦추려고 일요일 오전 9시 경에 호출을
했다. 한 1분이나 되었을까, 전화가 걸려 왔다.
선생님께 죄송하다며, 사전 이야기를 했다. 선생님은
"아, 저는 점심시간이 1시 30분부터입니다."라며
시간에 쫓기는 많은 직장 환자들을 위해 자신의
점심시간을 늦췄다고 한다. 옆에 있던 남편이 그 말을 듣고
"아니, 원장님이 아주 성실하구먼!"하며,
"내 친구 박사장은 말야, 얼마 전에 장염 때문에
가까운 병원에 갔는데, C.T.촬영을 하라고 해서
촬영실에 들어가니 담당 교수는 보이지 않고 24~25세
가량의 여자 아이들이 촬영기를 조작하고 있었다."며
믿어지지 않는 병원 처사에 대하여 격분했다고 했다.
촬영실에 누워 있는 남자는 얼굴이 창백하고, 계속 기침을
킥킥하는 환자를 간호사가 촬영하고 있었다.
옆에 있던 보호자에게 "어디가 아파서 왔느냐"고
물어 보니, 그 환자는 당뇨병에 결핵 환자라고 했다.
30분 동안이나 촬영대에 누워서 기침을 하고 가래를
뱉어 내고 있던, 그 시트 위에 그대로 누우라고 하니
기가 막혀서 박사장은 그 길로 병원 문을 뛰쳐 나오고
말았다. 병균이 득실거리는 자리에 소독도 하지 않고
누워 있으려니, 정신적으로 용납이 되질 않았기
때문이라고 한다.

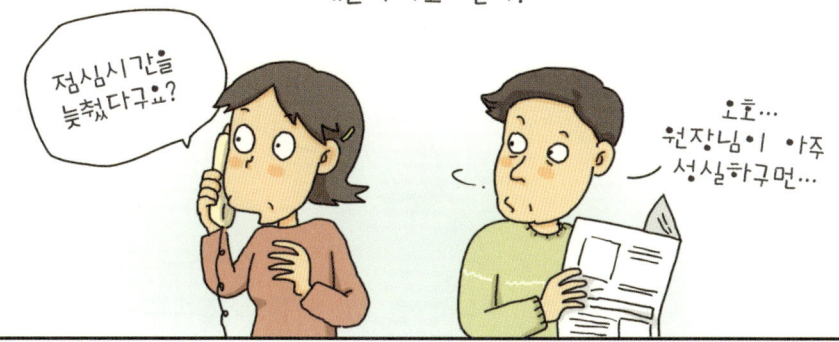

신원장님 같이 쉬는 날에도 환자의 고통을 덜어주기 위해 삐삐에 자신을 묶어놓고 있다면, 모든 환자들은 마음놓고 의사를 신뢰하고 병원을 기쁨으로 찾아 올 것이 아닌가! 새 시대의 의사는 인술(人術)이 아닌 참으로의 인술(仁術)로 서로 믿고, 서로 즐겁게 살아가는 그 무엇인가 자신만의 노하우가 있어야 하지 않을까 생각해 본다.

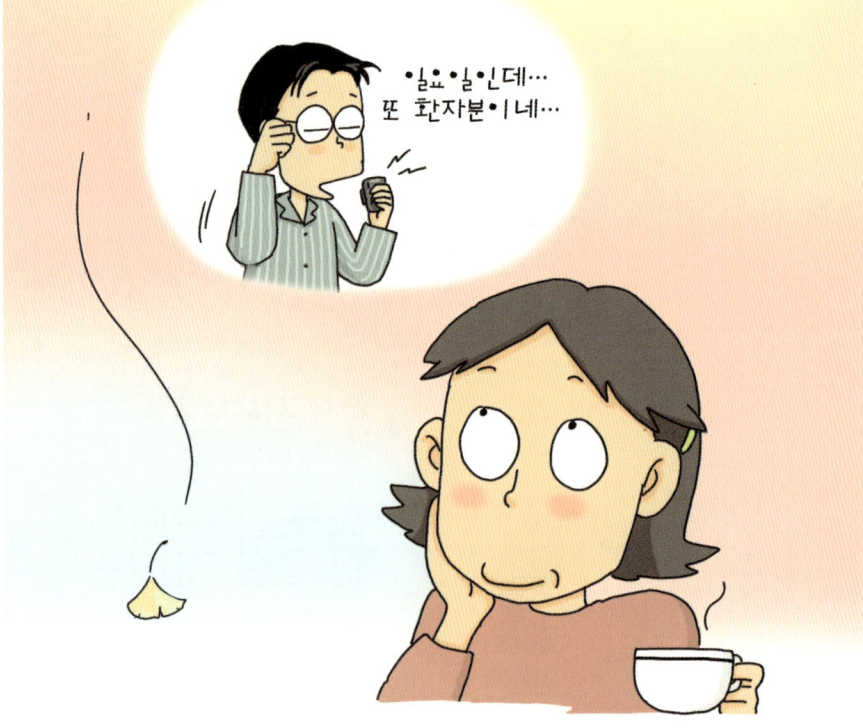

-김 순 님의 수필집 "수평선 위에 뜬 별들" 중에서…

크론씨병 환자에 대한 추억...

인간으로 태어나서 건강에 대한 고마움을 대부분 잊고 살지만,
그건 아파보면 알 수 있지요...
많은 환자분들을 치료하면서 느꼈던 가슴 아픈 추억도 많이 떠오릅니다.

1993년, 제가 크론씨병을 잘 모를 때였습니다. 지금도 크론씨병 진단이 쉽지만은 않거든요.
36세 남자분이셨는데 크론씨병을 앓고 있고, 치루 수술을 받았지만 수술이 잘못 되어서 낫지 않고 계속 고름이 나오는 상태였습니다. 제가 다시 수술을 해서 치루는 나았지만, 치료 기간이 상당히 오래 걸렸습니다. 몇 달을 치료하면서 크론씨병에 대한 처방도 연구하고 통화도 자주 하곤 했는데... 어느날 갑자기 부모님으로부터 연락이 왔습니다. 바다에 뛰어들어 자살을 했다고 하더군요.
하루에 열 번 이상 설사를 하다 보니 직장생활도 못하고, 부인도 이혼을 요구하고 나가버리니... 너무 고통스럽다고 제게 얘기하곤 했습니다.

한동안 너무 가슴이 아팠습니다. 의사로서 고쳐주지도 못하고, 아는 것도 없고... 환자도 많지 않아서 연구하기도 힘들고... 그렇다고 환자들을 대상으로 임상실험을 할 수도 없고 말입니다...

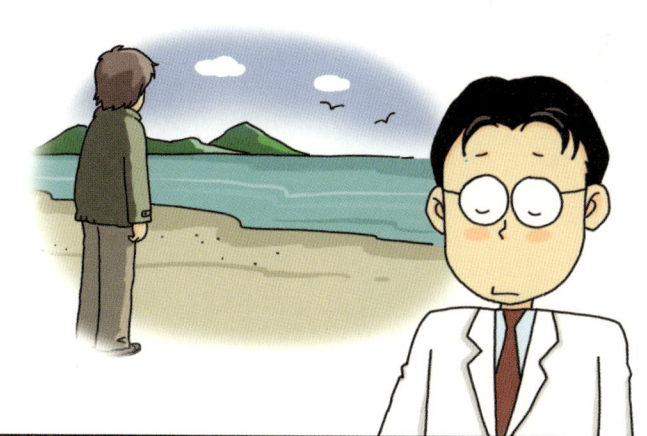

두 번째 기억에 남는 분은 피아노를 전공한 여성분이었습니다. 얼굴도 상당히 미인이었는데, 부모님과 함께 진료실 문을 열고 들어오는데 매우 창백해 보였습니다. 그 분은 종합병원에서 크론씨병으로 치료를 받고 있는데, 병원에서 수술을 못하게 하기에 찾아 왔다고 했습니다. 그냥 지내기엔 고름이 너무 많이 나오고 아파서 왔지만 한방 치료를 믿지 않는 인상이었습니다.

진찰을 해 보니 항문 옆 4cm 정도 떨어진 곳에 종기 같은 것이 생겼는데 안쪽에 검게 썩은 조직이 많이 보이고, 탐침을 넣어보니 항문 안에는 아직 내공이 생기지 않은 상태였습니다. 이런 경우 수술은 할 수가 없는 상태입니다.

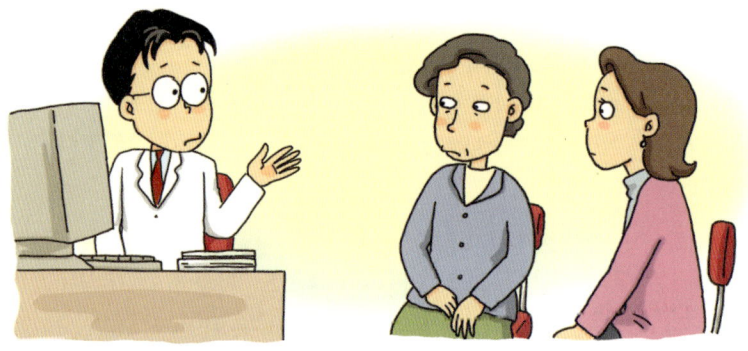

제가 완치는 장담할 수 없고, 6개월 정도 썩은 부위를 긁어내고 소독심지를 삽입하고 유피탕을 복용하면서 치료를 해 보자고 건의를 했습니다. 거즈에 유피탕을 묻혀서 농양 속으로 삽입하는 방법도 함께요. 완치시킬 자신은 없지만 그냥 방치할 수는 없지 않냐고, 완치가 안 되면 치료비를 환불해 드리겠다고 부모님께 말씀드렸더니 그럼 한번 해 보겠다고 하시더군요.

그 후로 저와 1년 동안 많은 시간 대화를 하면서 노력하여 치료를 했습니다.

처음 썩은 살을 긁어내니 항문 옆에 웅덩이처럼 커다란 치루구멍이 보였습니다. 생감자와 양배추를 드시게 하고, 유피탕을 하루에 두 번 복용하도록 한 후 한 달 정도 지나자 구멍이 점점 작아지더군요. 몸도 점점 살이 찌고 좋아진다는 느낌이 들자 나을 수 있다는 믿음을 갖게 됐다며 너무 기뻐했습니다.

제가 크론씨병에 걸린 원인이 무엇인지 여쭈어 보니, 힘든 결혼생활로 인한 스트레스라고 하더군요. 이혼 소송을 하던 중 갑자기 설사가 나면서 크론씨병이 생겼다고요…

여러 달 동안 환자와 보호자를 만나면서 친해지고 치료도 완치되자 너무 고마워하는 모습을 보면서 저도 무척 기뻤습니다. 저도 크론씨병에 대한 많은 공부가 되었고 인생 공부도 되었습니다.

그러나 몇 년 후… 이 환자분의 어머님으로부터 또 연락이 왔습니다. 유방암에 걸렸다면서요. 수술은 절대 하기 싫어하니 한방으로 완치시킬 방법을 찾아달라고 하더군요. 저는 무조건 수술부터 받고 한약을 사용하자고 했습니다. 그러자 절대로 수술을 안 하겠다던 환자가 제 말은 무조건 따르겠다며 바로 수술을 받았고, 몇 달 뒤 어머님과 찾아왔을 땐 항암제로 머리가 다 빠져서 모자를 썼지만 예쁜 얼굴은 변함이 없는 것으로 봐서 수술도 잘 되었고, 예후도 좋은 것 같았습니다. 제가 아니었으면 수술도 포기했을텐데 너무 고맙다고 하시더군요. 저도 무척 고마웠습니다. 저를 그만큼 믿어주셨으니 말입니다…

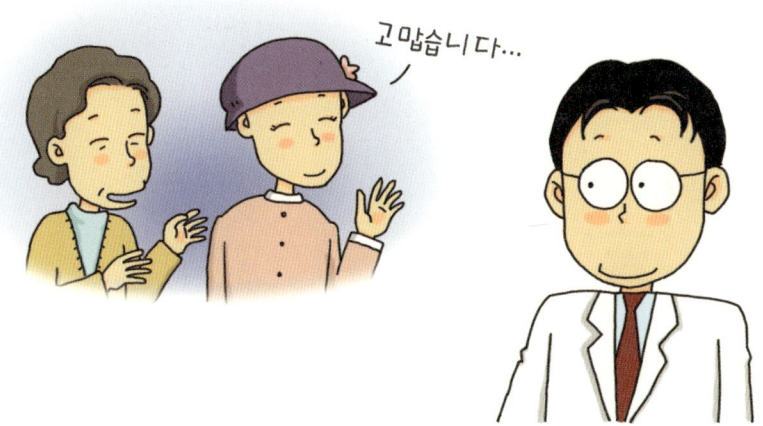

이 두 분이 크론씨병으로 인한 기억으로는 가장 오래 남는군요. 너무나 가슴도 아프고, 또한 너무나 기쁘기도 했던… 의사로서의 사명감과 제 인생이 헛되지 않았다는 느낌을 갖게 해주었던 일들입니다.

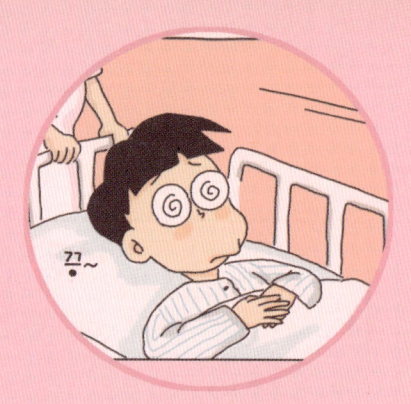

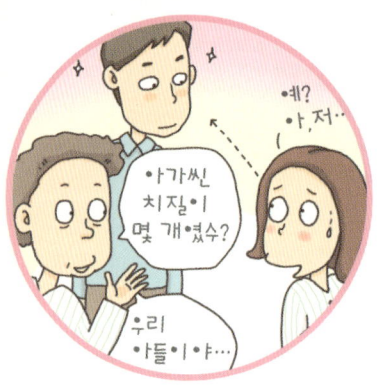

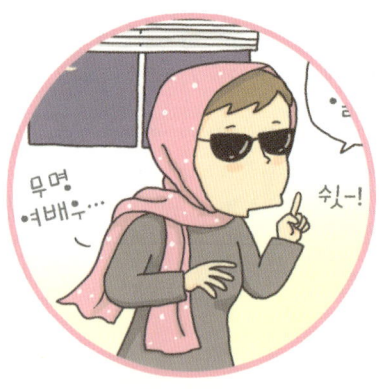

8장

한·양방 공동치료로 통증 없이 완치

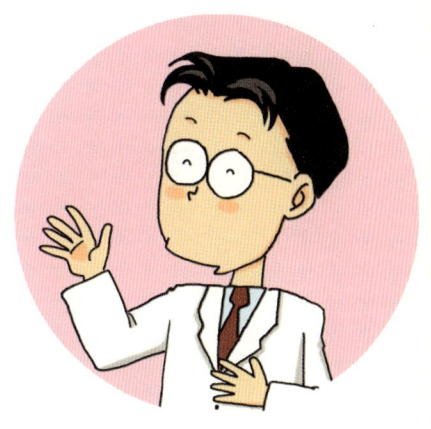

불혹

'나이 사십이면 자신의 얼굴에 책임을 져야 한다.'라는 말은 40세가 인생의 길에서 어떤 위치가 되어야 하는가를 생각하게 하는 것 같습니다.

27살에 서울로 올라올 때에는 성공에 대한 생각만 있었지 어떻게 해야 성공하는지, 과연 무엇이 성공인지도 모를 때였습니다.

오로지 성공을 위해서 달렸고, 노력했기 때문에 지금의 위치에 이르렀습니다. 하지만 과연 나 자신을 위해서 어떤 인생을 살아왔는가를 생각해 보면 많은 갈등이 생깁니다.

자유롭게 되기 위해서 지금까지 노력해왔지 않나……. 이런 생각이 듭니다. 경제적으로 자유롭고, 시간적으로 자유롭고, 정신적으로 자유롭고…….

이제는 전 세계를 다녀보고 싶습니다. 치질로 고생하는 후진국이나 전 인류를 위해서 공헌할 수 있는 방법이 없는지, 여러 가지 생각이 듭니다.

그리고 이제부터는 나에 대한 투자도 하고 싶습니다.

시간이 생각보다 너무 빠르게 흘러간다고 생각되니, 내가 50세에 어떤 모습일까? 겁이 납니다.

돌이켜 보면 내가 학교에 다닐 때 만학도로 들어온 40세의 형님들을 보면서 느낀 기분을. 지금의 20대가 나를 보고서 느낄 수 있다는 생각을 하니, 가끔씩 슬퍼지기도 합니다. 나이드신 분들이 이 글을 보시면 지금의 저는 너무 좋은 나이라고 하시면서 화를 내실지도 모르지만 말입니다.

아무튼 참 중요한 시간인 것 같습니다.

이제 인생을 알만큼 알았고, 앞으로의 시간은 더욱 보람있게 사용해야 될 것 같습니다. 알차고, 헛되지 않게 말입니다.

불혹의 나이에 새로운 책을 쓴다는 것을 새 인생의 출발점으로 삼고, 나 자신을 돌이켜보는 시간이 되었으면 합니다.

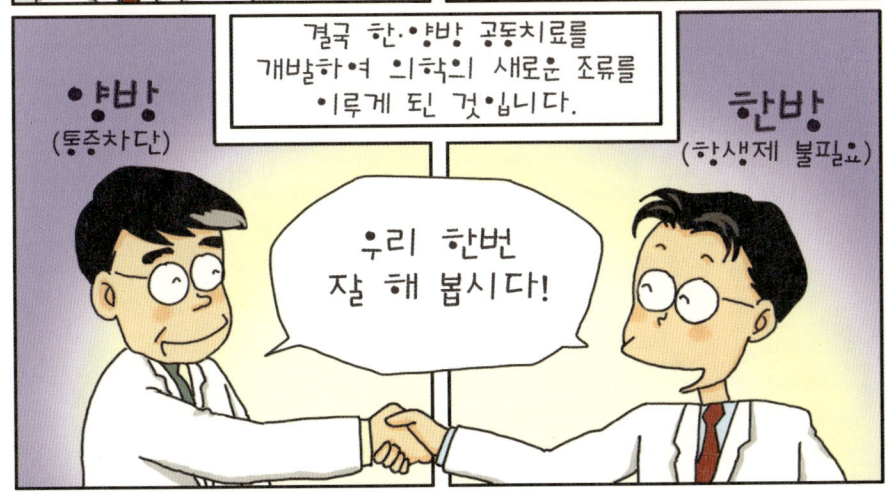

우리 병원의 장점

1. 간단합니다.

일반적으로 치질 수술을 받을 땐 수술 전날 많은 검사를 해야하고 설사약과 장청소약을 먹어야 하는 등 고통이 적지 않습니다.

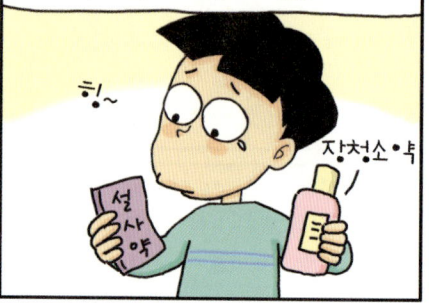

수술 당일도 수술복으로 갈아입고 척추마취 등을 받고 간호사의 도움을 받아 스트레쳐카에 실려 옮겨져야만 움직일 수 있습니다.

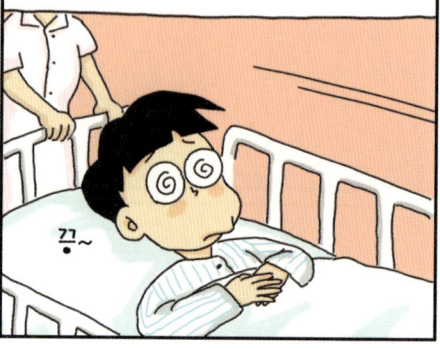

저희 병원에서는 척추마취 등을 할 필요가 없으므로 입고 오신 복장 그대로 15분 정도 치료를 받으시면 바로 퇴원하실 수 있습니다.

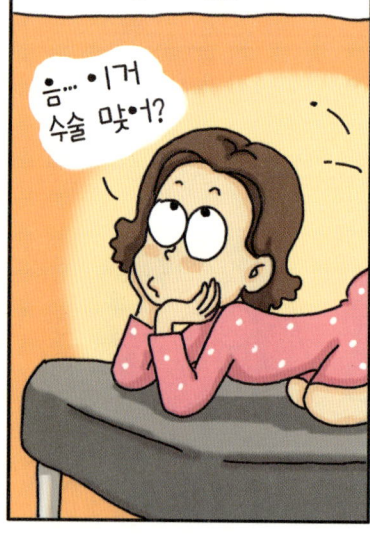

필요할 땐 회복실에서 휴식을 취하면서 음식도 곧바로 드실 수 있으며

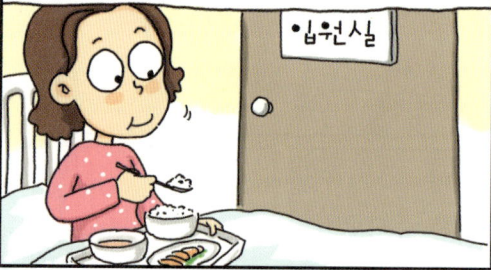

수술 후에도 관장 등의 필요없는 치료는 하지 않아 편안합니다.

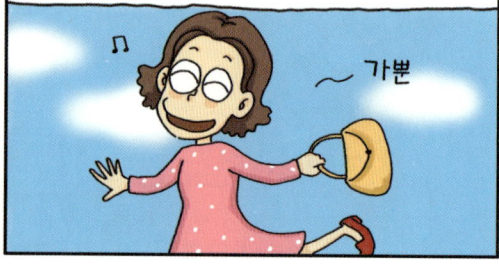

2. 항상 의사와 연락이 될 수 있습니다.

대형 병원에서는 의사를 지정하면 특진비를 따로 받고, 수술 후 의사 얼굴도 보기 힘들며, 의사와는 대화조차 할 수 없습니다.

저희 병원은 수술 후 핸드폰 번호가 적혀있는 명함을 드립니다. 언제든지 궁금한 사항은 의사에게 직접 상담할 수 있습니다.

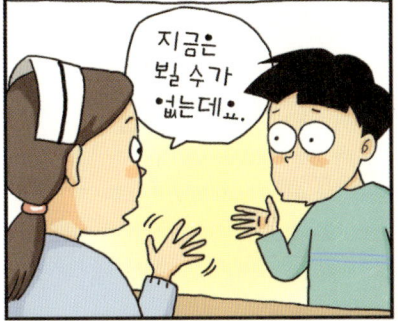

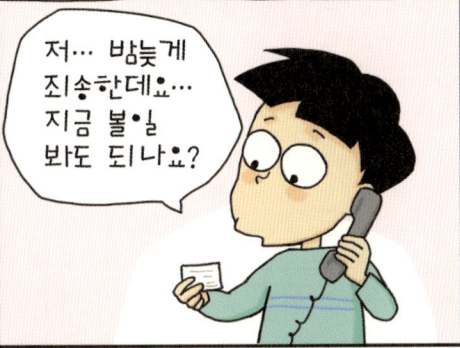

3. 일을 다 보신 늦은 시간이라도 수술하실 수 있습니다.

다른 병원은 수술시간이 정해져 있고 야간에는 수술을 받을 수 없습니다. 하지만 저희 병원은 오후 8시 이후라도 원하시면 수술해 드릴 수 있습니다. 얼굴이 알려져서 일반인들과 접촉하기를 싫어하시는 분이나 부끄러움이 많으신 분들은 야간의 추가비용을 지불하시면 시간제한 없이 수술해 드립니다.

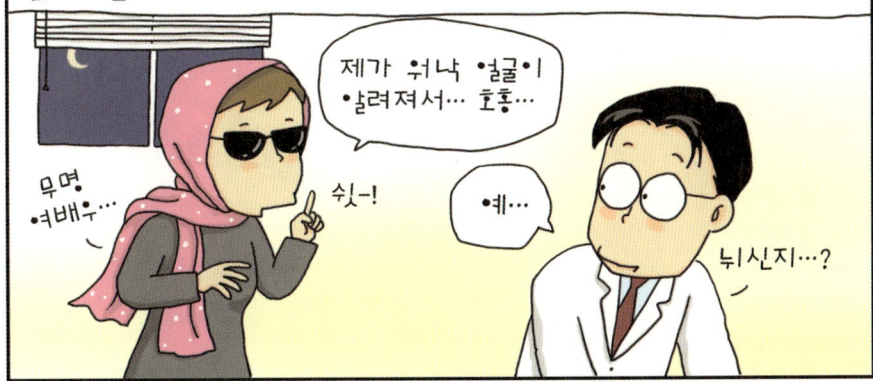

4. 무통마취 장치를 몸에 달지 않아도 통증이 거의 없습니다.

일반병원에서 무통수술이라고 하는 것은, 수술 후 진통제가 일정하게 몸에 투입되도록 무통마취 장치를 혈관에 연결해서 통증을 줄이는 것을 말합니다.

이걸 맨날 가지고 다녀야 하다니...

무통마취 장치

이때 드물게는 무통마취 장치로 인해서 염증이 생겨 통증과 후유증으로 더 고생하는 경우가 있습니다.

아야...

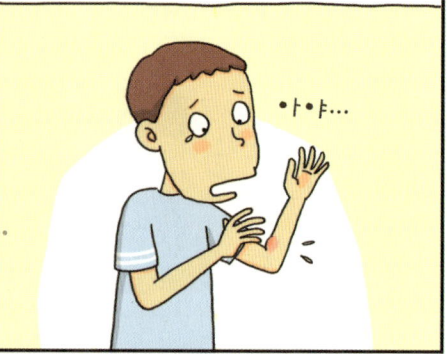

저희 병원에서는 통증 없는 한·양방 협진 수술법을 개발해서 수술 후 이런 장치를 몸에 달지 않아도 통증이 거의 없습니다.

5. 후유증이나 재발이 적습니다.

일반적인 병원들에서도 수술 후 소금물이나 수돗물에 좌욕은 합니다. 하지만 저희 병원에서는 통증을 줄여주고 상처가 빨리 아물게 하면서 염증이 생기지 않는 전통 한방 좌욕약을 처방하여 드립니다.

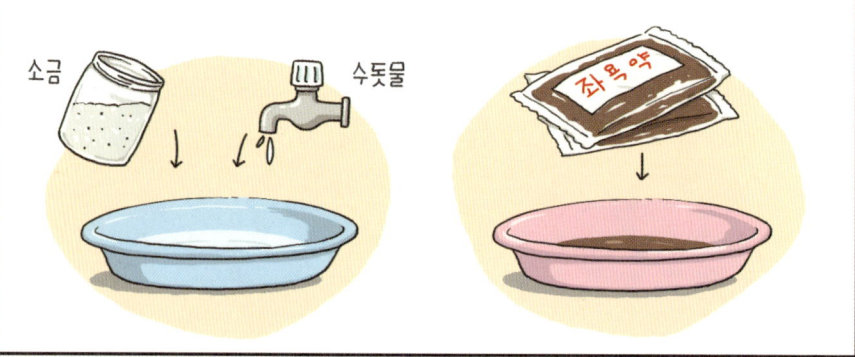

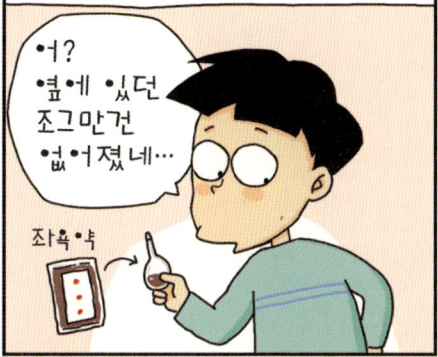
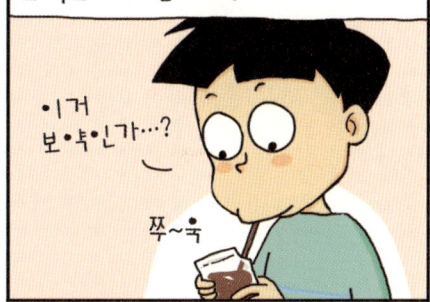

6. 프라이버시 침해가 없습니다.

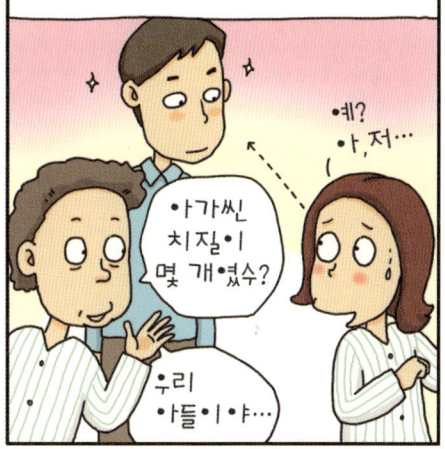
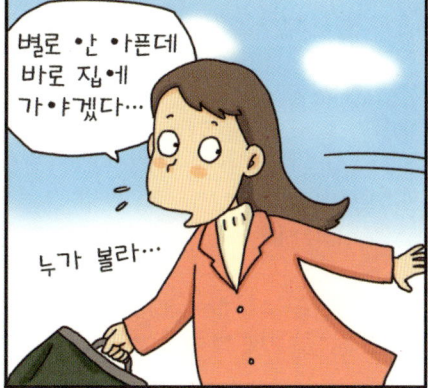

치질 수술비

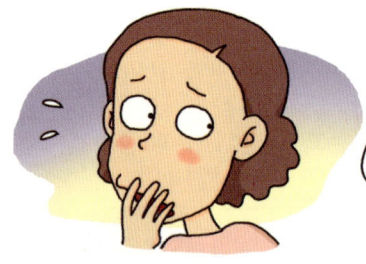

어구머니! 75만원이웃?? 뭐 그렇게 비싸요?

저희 병원은 통증차단 수술비와 한약 값을 포함해서 75만원을 받고 있습니다.

치질 수술에 대한 의술에 있어서 최고라는 자부심을 갖고 수술에 임하고 있으며, 수술 후 환자분들께 항상 연락이 가능한 핸드폰 번호가 적힌 명함을 드리면서 따뜻한 마음을 드리도록 노력하고 있습니다.

마취에 있어서도 건강에 해로운 척추마취가 아닌, 건강을 해치지 않는 간단한 항문부위 마취술을 개발해서 사용하고 있습니다.

수술법도 다른 병원에서는 생각지도 못한, 치질로 가는 신경과 혈관을 차단한 후에 결찰술을 시술하는 통증차단 수술법을 개발하여 시술하고 있습니다. 또한 수술 후에 물로 좌욕하면 염증이 생기기 쉽고 심한 통증을 유발하는 경우가 많지만, 저희 병원에서는 특별한 전통 한방 좌욕약을 사용하여 염증도 생기지 않고 시원한 느낌을 주며 치료기간까지 단축해 주는 효과를 거두고 있습니다. 이 좌욕약을 환자분들께 수술 후 완치될 때까지 드리고 있습니다.

그리고 수술 후 몸살을 방지하고, 변이 묽게 나오며, 상처에 새살이 빨리 돋아나게 하는 효과가 있는, 인삼과 황기가 많이 들어간 한약을 드리고 있습니다. 환자를 진찰함에 있어서도 한의사와 대장항문 전문의가 함께 진료를 합니다. 이런 병원은 아마도 우리나라에서 처음일 것입니다.

환자분들을 위해서 최고의 의료서비스를 제공해 드리기 위한 기본적인 비용이라고 이해해 주시기 바랍니다.

저희 병원은 치질 수술을 그냥 수술로 보지 않습니다.
아름다운 항문을 조각하는 조각가의 심정으로 수술을 하고 있습니다.
치질 수술이 단지 '거추장스럽거나 통증을 유발하는 치질을 정상조직에서 박리하여 떼어낸다.'는 개념일 수 있으나, 아름다운 항문을 만들기 위한 예술가의 입장에서 수술할 수도 있는 것입니다.
차원이 다른 수술이지요. 기능뿐만 아니라 심미적인 요소가 가미된, 그리고 의사의 정신과 철학이 이식된, 그런 수술입니다.

날개가 있다고 모두 새는 아니듯, 물고기라고 발이 없으란 법은 없듯 (가까운 제주도에도 조류에 떠내려가지 않으려고 어초를 발로 잡고 있는 씬벵이라는 물고기가 있더군요), 치질 수술도 모두 같은 것이 아닙니다.

치질 수술을 예술로 승화시킨 병원은 저희 병원이 유일할 것입니다. 그림 값이 화가에 따라 달라지듯, 그냥 수술이 아닌 예술가의 작품을 구입한다는 그런 마음을 환자분들도 가져주셨으면 하는 바램입니다.

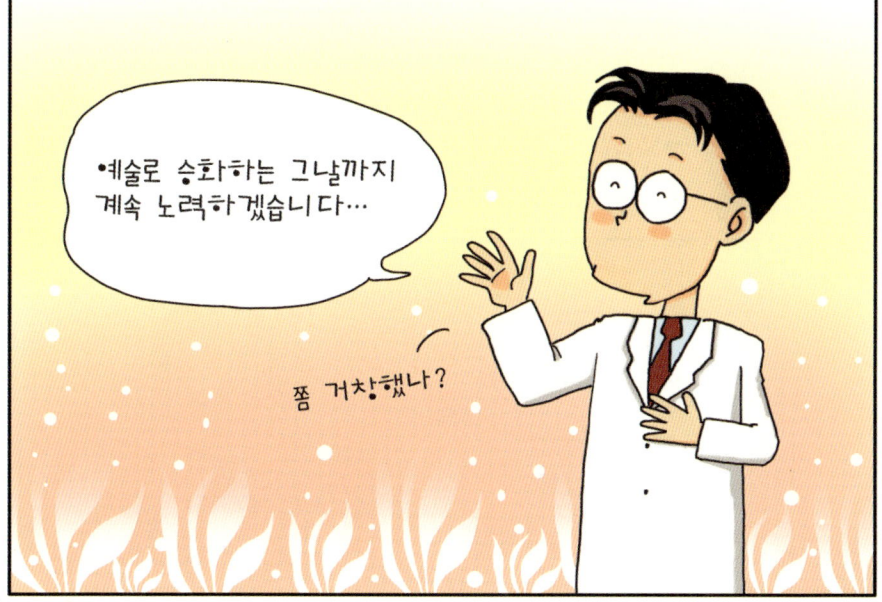

예술로 승화하는 그날까지 계속 노력하겠습니다…

쫌 거창했나?

치질 119 (www.chijil119.com)

병원에 직접 방문하는 것을 꺼려하시는 환자분들께, 먼저 둘러볼 수 있는 홈페이지를 소개합니다. 필요하신 정보를 충분히 읽어보시고 궁금하신 점이 있으시면 Q&A게시판을 통해서 상담해 주십시오. 성의껏 답변해 드리겠습니다.(비공개 상담도 가능합니다.)

많은 질문과 답변 사례, 그리고 수술받으신 분들의 경험담이 있으니 많은 도움이 되실 겁니다.

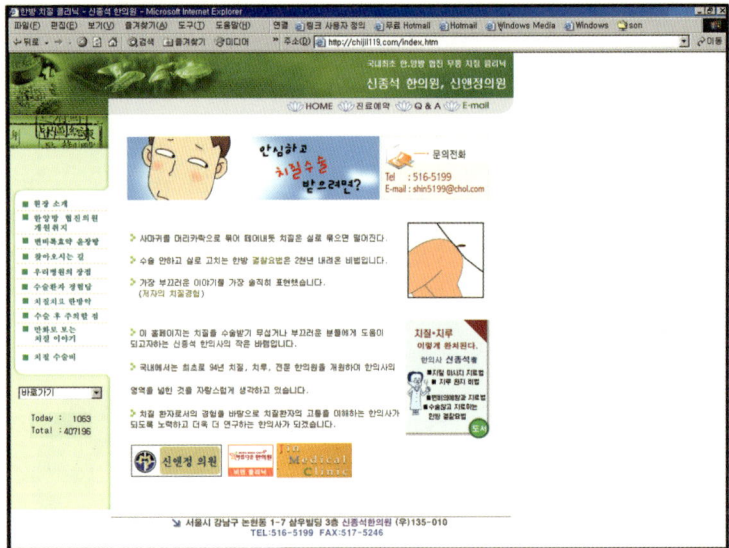

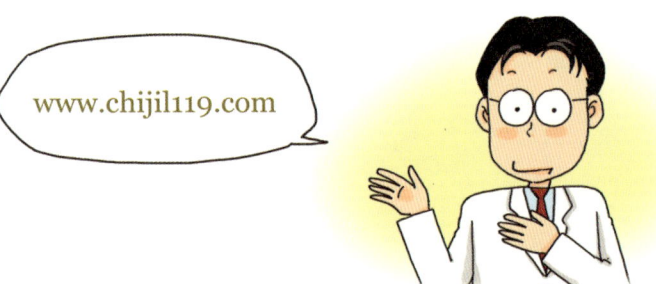

www.chijil119.com

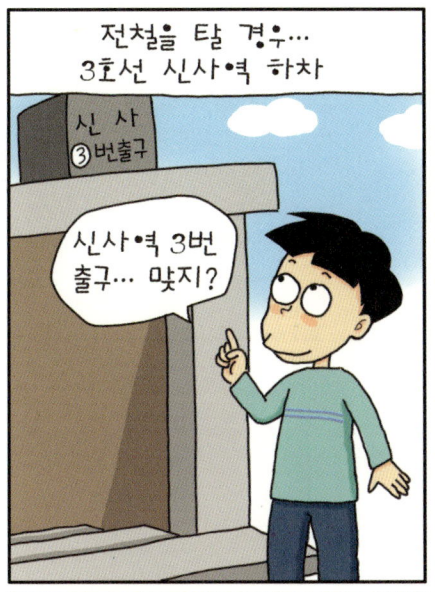
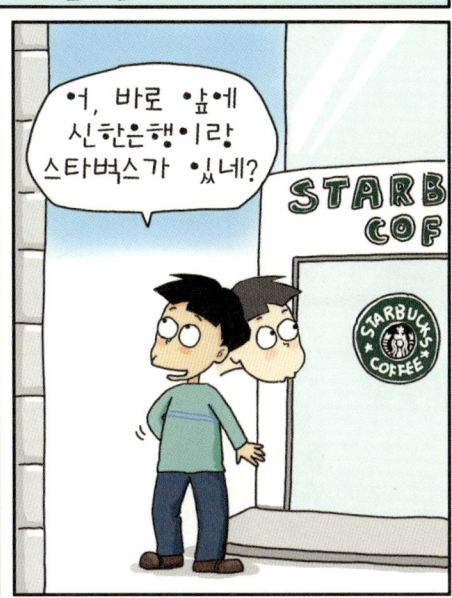
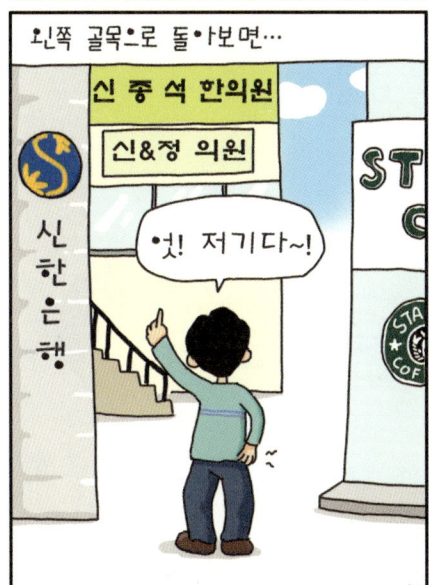
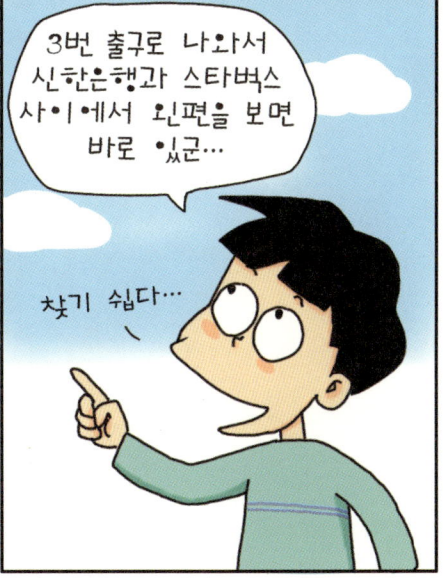

한남대교
LG주유소
우리은행
신사역사거리
오즈시네마
한미은행
신한은행
3번출구
KFC
신종석한의원
삼성증권
스타벅스커피
강남역

찾아오시는길

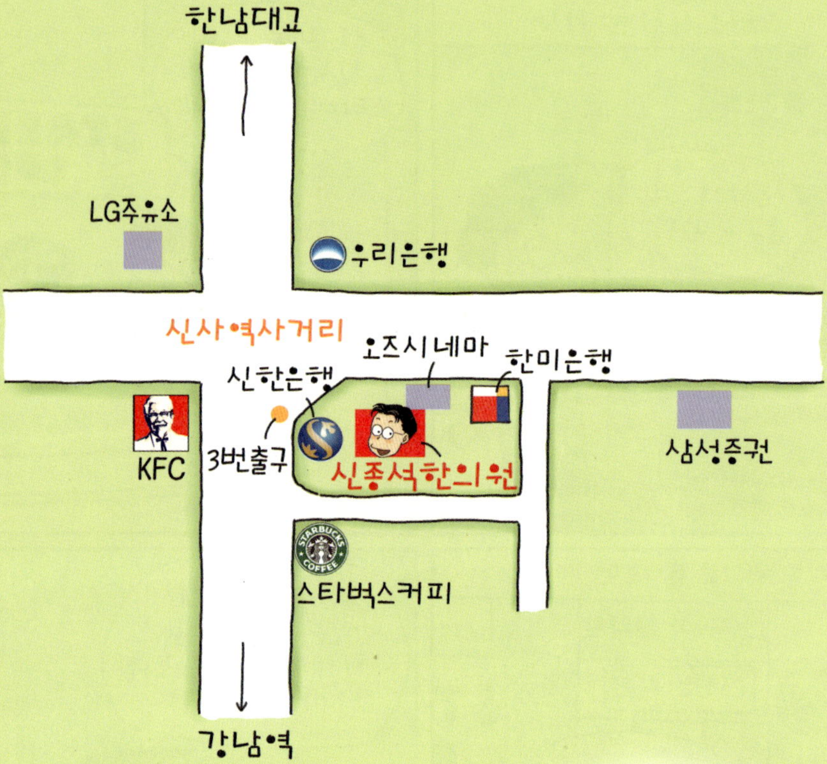

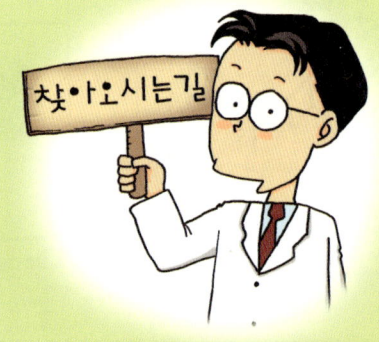

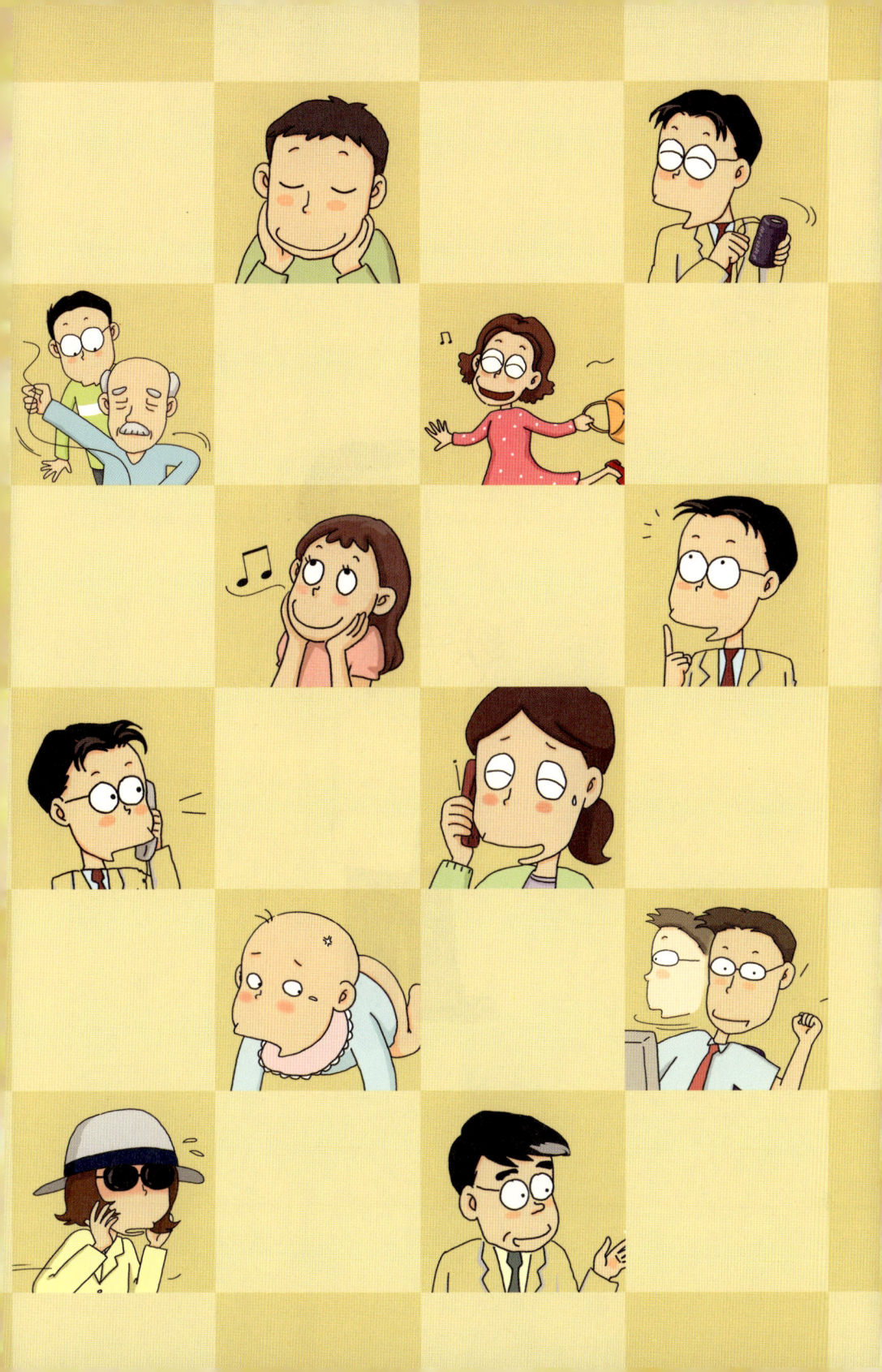

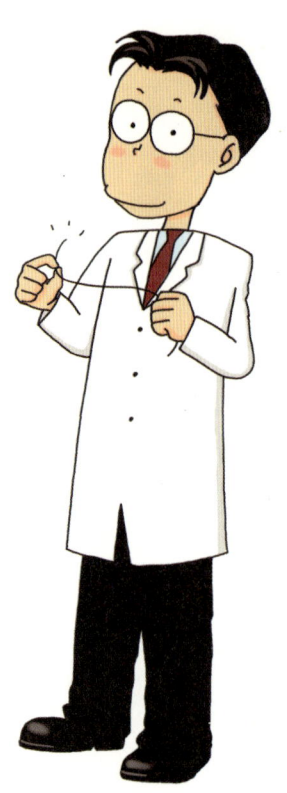